Carl-Auer

Inhalt

Einleitung

1. Zwei Gründe, dieses Buch nicht zu schreiben, und zwei Gründe, es doch zu tun

Es gibt zwei Gründe, kein Buch über die Begegnung von Systemtherapie (ST) und Verhaltenstherapie (VT) zu schreiben. Der erste: Es gibt bereits zahlreiche gute Bücher zu Systemtheorie und Systemtherapie. Der zweite Grund: Innerhalb der Verhaltenstherapie gibt es schon gute und veröffentlichte Ansätze, wie man innerhalb dieser Schule auf Systeme blicken, diese therapeutisch verändern oder Angehörige in Einzeltherapien einbeziehen kann (Hahlweg et al. 1982; Heekerens 2002; Sulz u. Heekerens 2002; Hand 2008; Bodenmann 2004).

Es gibt zwei Gründe, dieses Buch trotzdem zu schreiben: Der erste ist, dass darin ein für verhaltenstherapeutisch sozialisierte und denkende Kolleginnen und Kollegen zugeschnittener Einstieg in die Welt der Systemtheorie formuliert werden soll. Systemisches Denken und Handeln machen sich heute in allen Wissenschafts-, Dienstleistungs- und Wirtschaftsbereichen breit. Der andere Grund: Die erwähnten VT-System-Ansätze arbeiten auf der Basis der verhaltenstherapeutischen Epistemologie. Sie enthalten nicht, was von der System*theorie* an spezifisch Neuem hinzukommt mit für Verhaltenstherapeuten manchmal herausfordernden Innovationen.

Wer ein Buch schreibt, muss auswählen und weglassen. Leitlinie für die hier getroffene Auswahl waren die praktischen und theoretischen Erfahrungen des Autors in der Begegnung beider Schulen auf drei Ebenen: Die erste fand im Kopf des Autors selbst statt und war Schauplatz einiger epistemologischer Krisen. Die zweite, weniger krisenbelastete war die Anwendung beider Schulen in der Arbeit mit Patienten. Die dritte Ebene ist diejenige der lehrtherapeutischen und supervisorischen Zusammenarbeit mit Kollegen. Dieses Buch stellt einen Versuch dar, aus Sicht des Autors die »Quintessenz« dessen zu formulieren, was vom Systemischen für Verhaltenstherapeuten fruchtbar und neu ist. Schulenbegegnungen sind fruchtbarer, wenn

Unterschiede einerseits klar formuliert und andererseits stehen gelassen und keinem Integrationszwang unterworfen werden. Als Therapeut ist man erfolgreicher, wenn man dann seinen eigenen Standpunkt findet und von diesem aus andere anerkennt.

Alles, was in diesem Buch vorgestellt wird, ist vom Autor ausgewählt und von diesem zu verantworten: das Geschriebene und das Weggelassene.

2. Kennzeichen von Therapieschulen ist ihr Denken, nicht ihr Handeln

»Aber das machen wir doch auch!« ist eine Äußerung, die man oft hört, wenn sich Schulen begegnen. Das Problem in diesem Satz ist das »Aber«, weil es eine klare logische Buchführung in Therapieschulenbegegnungen verhindert und es so erschwert, voneinander zu lernen. Kennzeichen von Schulen sind nicht die Handlungen, die ihre Therapeuten ausführen, sondern die Art und Weise, wie sie ihre Handlungen beschreiben und erklären. Die Durchführung eines Rollenspieles oder die Formulierung einer Umdeutung in einer Therapie ist zunächst weder verhaltenstherapeutisch noch systemtherapeutisch. Sie ist einfach das, was sie ist. Allerdings beschreiben und begründen Verhaltenstherapeuten und Systemtherapeuten ihr Tun, auch wenn es das gleiche ist, sehr verschieden. Aus ihren Erklärungen leiten die Schulen Interventionen ab, oder sie begründen damit, was sie getan oder unterlassen haben. Will man einen Kollegen schulenspezifisch zuordnen, sollte man ihn deshalb nicht fragen: »Was tust du …?«, sondern: »Was denkst du über das, was du tust?« Wenn man dann genau hinhört, mit welchen Worten und Erklärungsfiguren geantwortet wird, erkennt man, in welcher Schule er zu Hause ist.

Therapieschulen sind keine Handlungswerkzeugkästen (auch wenn man sie so darstellen kann), sondern Denkwerkzeugkästen. Das schließt nicht aus, dass neues Verhalten durch die damit gemachten neuen Erfahrungen zu neuem Denken führt.

Da es weder »die« Verhaltenstherapie noch »die« Systemtherapie gibt, muss hier eingangs beschrieben werden, welche VT und welche ST der Autor in diesem Buch meint.

3. Die hier (nicht) gemeinte Verhaltenstherapie

Wie in diesem Buch die Verhaltenstherapie charakterisiert und darin vom systemtheoretischen Ansatz unterschieden wird, drückt die Sichtweise des Autors aus. Auch wenn versucht wird, sie zu begründen oder zu belegen, könnte man bei der Charakterisierung der VT auch andere Schwerpunkte setzen und dann zu anderen Unterschieden und Gemeinsamkeiten beider Schulen kommen.

Die Verhaltenstherapie lässt sich heute im klinischen und ambulanten Sektor nicht mehr als Ansammlung von Methoden oder Techniken wie z. B. der systematischen Desensibilisierung, dem Selbstsicherheitstraining oder der Angstexposition beschreiben, sondern als Denk- und Handlungsansatz bei der Beschreibung von Problemen und der Entwicklung von Lösungen. Historisch kann man grob eine erste Phase umreißen, deren Wurzeln bis an den Anfang des 20. Jahrhunderts zurückreichen. Die damalige wissenschaftliche Psychologie, die zur Verhaltenstherapie führte, war durch die Abkehr von einer geisteswissenschaftlichen Orientierung und der Hinwendung zu einer naturwissenschaftlichen gekennzeichnet. Zu den Merkmalen der Letzteren gehörte erstens eine strenge Operationalisierung aller verwendeten Begriffe dahin gehend, dass angegeben wird, wie das, was sie bezeichnen, beobachtet werden kann. Das zweite Merkmal war eine Erklärung psychischer Vorgänge nicht durch geistige oder intrapsychische Mechanismen, also durch sich selbst, sondern durch Gesetzmäßigkeiten, die zwischen Verhalten und Umgebungsfaktoren bestehen. Das mündete in die Lerngesetze des klassischen Lernens (Verhalten als Folge von Auslösefaktoren), des instrumentellen Lernens (Verhaltenssteuerung durch positive oder negative Konsequenzen) und des Modelllernens (Verhaltensaneignung durch Nachahmung). Die Ziele dieser Phase waren eine exaktere Sprache und eine Erklärung menschlichen Verhaltens durch Gesetzmäßigkeiten, die empirisch überprüft werden können.

3.1 Die kognitive Wende der Verhaltenstherapie

Die sogenannte kognitive Wende der VT in den 1970er Jahren hatte zum einen ethische und zum anderen Gründe der therapeutischen Nützlichkeit. In Amerika hatten Fremdkontrollversuche bei der Steuerung von Verhalten zu eklatanten Verletzungen der Menschenrechte geführt, vor allem bei der manipulativen Anwendung von

Instrumentarien der Verhaltensmodifikation bei Gefängnisinsassen. Außerdem stießen Therapeuten mit Fremdkontrollversuchen an Grenzen, zu deren Überwindung sie wieder Modelle und Begriffe einführen mussten, die intrapsychische Variablen betrafen. Es gehört zu den Irrtümern bei der Beschreibung der Wurzeln der Verhaltenstherapie, wenn angenommen wird, die Verhaltenstherapeuten der 70er Jahre hätten psychische Vorgänge »entdeckt« und ihre Vorgänger hätten sie »übersehen«. Als hätte es Skinner nicht bemerkt, dass Menschen denken. Er hatte es gewusst und den bewussten Versuch unternommen, ohne Rekurs auf intrapsychische Vorgänge menschliches Verhalten zu beschreiben, zu erklären und zu verändern. Nun aber waren diese Sprache und diese Erklärungsmodelle in der Arbeit mit Patienten an Grenzen gestoßen. Amerikanische Kollegen, allen voran Fred Kanfer, überschritten diese Grenzen, indem sie das »Selbst« als Erklärung in die Psychologie einführten und damit wieder eine intrapsychische Instanz postulierten, die mit Umweltvariablen interagiert und auf die effektive Therapeuten Bezug nehmen müssten. Fortan waren Motive, innere Konflikte, persönliche Zielsetzungen, Selbstbelohnung und Selbstbestrafung konzeptuell möglich. Diese Entwicklung der Verhaltenstherapie ist vielerorts beschrieben worden (z. B. in Reinecker 1987; Lieb 1995).

In diesem Buch wird nicht auf die aktuelle *»dritte Welle« der Verhaltenstherapie* eingegangen (vgl. Hayes et al. 2004; Heidenreich u. Michalak 2004; Sonntag 2005). Zum einen ist es zu früh, einzuschätzen, wo es sich dabei um eine nachhaltige Erweiterung des VT-Ansatzes, wo nur um eine Mode und wo um alten Wein in neuen Schläuchen handelt. Aus Sicht des Autors stellen etliche dieser neuen Ansätze zudem Denk- und Handlungsmodelle dar, die inkompatibel mit dem klassischen Theoriegebäude der Verhaltenstherapie sind. Das betrifft z. B. die buddhistischen Komponenten des Achtsamkeitsansatzes mit ihrem Verzicht auf Veränderungsintentionen und ihrer wertfreien Wahrnehmung von Phänomenen. Das heißt nicht, dass diese Haltungen und Anleitungen keinen guten Platz in den Therapieräumen tätiger Verhaltenstherapeuten finden könnten. Das tun sie schon, und sie entfalten dort gute Wirkung. Das allein macht sie aber nicht zu Komponenten der Verhaltenstherapie als Verfahren.

3.2 Merkmale der Verhaltenstherapie: Freier Wille und Störungsorientierung

Etwas vereinfacht kann man die in diesem Buch gemeinte Verhaltenstherapie so charakterisieren: Sie unterstellt Menschen Selbstkontrolle und dadurch die Fähigkeit, sich Ziele zu setzen und sich selbst zu verändern. Der »freie Wille« hat deshalb in der VT einen hohen anthropologischen Stellenwert. Mit diesem freien Willen des freien Subjekts entwickeln Therapeuten z. B. »Störungsmodelle«, die ihm, dem Subjekt, ein neues Bild von sich selbst und seinen Problemen vermitteln. Diese Modelle enthalten nicht nur eine Erklärung dafür, wie es zu einer Störung gekommen ist, sondern zeigen auch Möglichkeiten auf, wie man zu Lösungen kommt.

Auf diesem Weg hat sich die Verhaltenstherapie etwa seit Beginn der 90er Jahre durch das weiterentwickelt, was man heute »Störungsorientierung« nennt. Wertfrei betrachtet, bedeutet sie, dass der Verhaltenstherapeut als Experte über Wissensbestände verfügt, die er dem Patienten zur Verfügung stellt. Er weiß, welcher Klasse von Störungen das, was der Patient ihm schildert, zuzuschreiben ist. Er kennt die diagnostischen Verfahren, die Zuschreibung methodisch zu unterlegen. Er hat ein Wissen darüber, wie es dazu gekommen ist. Er weiß, was zu tun und zu lassen ist, um die Störung zu »beheben«. Und er sollte wissen, wie er einen Patienten dazu motivieren kann, an der Behebung mitzuarbeiten. Ob dann noch individuelle Fallanalysen im Sinne von Verhaltens- und Bedingungsanalysen notwendig sind oder ob man darauf verzichten kann, gehörte zur großen Debatte in der VT in den 90er Jahren (vgl. Fiedler 1997). Man kann diese Hinwendung der Verhaltenstherapie zur Störungsorientierung bedauern oder begrüßen. Leugnen kann man sie nicht. Die reine Störungsorientierung ohne individuelle Fallanalysen kommt an ihre Grenzen, wenn es Probleme und Störungen bei Einzelnen deshalb gibt, weil sie eine Funktion in dem System haben, in dem sie auftreten. Wie dann verhaltenstherapeutische Systemanalysen aussehen und welche Erfolge sie mit sich bringen können, hat Hand beschrieben (Hand 2008; vgl. auch Lieb 2009c).

Dieser kurzen Skizzierung der Verhaltenstherapie könnte auch widersprochen werden. Es gibt sicherlich andere Möglichkeiten, sie zu beschreiben. Man sollte aber, wenn man Verhaltenstherapie mit anderen Schulen wie der Systemtherapie vergleicht, sagen, von welcher VT man dabei ausgeht.

Sieht man sich das hier skizzierte Menschenbild der modernen Verhaltenstherapie an und vergleicht es mit dem im nächsten Abschnitt beschriebenen der Systemtherapie, fallen zuerst mehr Ähnlichkeiten als Unterschiede auf. Im Weiteren soll dann aber gezeigt werden, dass es trotz dieser Ähnlichkeiten Unterschiede gibt, die bis in Mikrosituationen der Therapie hereinreichen.

4. Die hier gemeinte Systemtherapie

Der Begriff »systemisch« ist unscharf. Die hier gemeinte Systemtherapie ruht im Wesentlichen auf zwei Fundamenten: auf der Systemtheorie und dem Konstruktivismus (eine komprimierte Zusammenfassung bietet Simon 2008). Begrifflicher Vorläufer der Systemtherapie war die »Familientherapie« – noch heute werden beide Begriffe manchmal synonym verwendet. Die sich in den 50er Jahren entwickelnde Familientherapie war in gewisser Weise ein Kind gescheiterter Therapien mit einer Klientel, die nach damaligen psychoanalytischen Kriterien »wenig introspektiv« war, deren Probleme ursächlich mit schwierigen sozialen Umständen verbunden waren und die sich lange dauernde psychoanalytische Therapien nicht leisten konnten. Diese etwas vereinfachte Darstellung der Nöte damaliger Therapeuten führte zu Bemühungen, neue Konzepte zu finden. Dazu gehörte die Sichtweise, das Problemverhalten Einzelner nicht mehr durch individualpsychologische Konzepte zu erklären, sondern durch sozialpsychologische bzw. systemische. Dieser Ansatz hat sich vor allem in der Arbeit mit Unterschichtpatienten in den USA entwickelt. In der Psychotherapietheorie entwickelten sich Konzepte, die das zu Erklärende (Symptom, Verhalten) als Produkt der Interaktion von Systemelementen (das hieß damals von Familienmitgliedern) ansahen. Eine Konsequenz waren Interventionsformen, deren Adresse nicht mehr die Einzelperson, sondern das System war.

Wie jede Wissenschaft brachte auch dieser Ansatz hervor, was Kuhn (1967) einen »Paradigmenwechsel« nennt, d. h. eine Epoche von neuen kennzeichnenden Fallbeispielen und Metaphern. Die Kernmetaphern dieser neuen Phase waren das Mobile und das Heizungssystem: Alle Elemente sind miteinander vernetzt, können aus dem Gleichgewicht geraten und versuchen, es zu halten oder wiederherzustellen. Diese Epoche brachte ein großes Arsenal neuer diagnostischer und therapeutischer Möglichkeiten hervor: von der paradoxen Intervention, mit der Systeme aus ihrem Gleichgewicht gebracht werden sollen, bis zu positiven Umdeutungen, die ein System verstören sollen (zur Geschichte des Systemansatzes siehe von Schlippe u. Schweitzer 1996).

4.1 Die kognitive Wende der Systemtherapie

Dann kam, was kommen musste und nach der Pionierphase eines neuen Ansatzes immer kommt: Auch diese Phase der strukturellen, strategischen oder systemisch-kybernetischen Familientherapie geriet an ihre Grenzen. Das war in etwa zeitgleich damit, dass die Fremdkontroll-Verhaltenstherapie an ihre Grenzen gestoßen war: Was damals für die Verhaltenstherapie die »kognitive« Wende war, war für die Systemtherapie die Wende von der »Kybernetik erster Ordnung« zur »Kybernetik zweiter Ordnung«. In beiden »Wenden« richtete sich der Blick vom in der Welt Beobachtbaren auf das, was in den Köpfen der Menschen beim Beobachten geschieht – also auf die Kognitionen. Hier kam zur Entwicklung der Systemtheorie der *Konstruktivismus* hinzu. Damit änderte sich in der ST wie in der kognitiven VT der Ausgangspunkt der therapeutischen Theoriebildung: Im Zentrum stand nicht mehr das, was beobachtet wird, sondern der Beobachter selbst. Das galt für beide Richtungen, was Theorien über Patienten betrifft: Man beschreibt nun, wie der Patient oder das System, in dem er lebt, die Welt beobachtet und wie diese im Kopf »konstruiert« wird. Darin unterscheiden sich der systemisch-konstruktivistische Ansatz und der kognitiv-verhaltenstherapeutische noch nicht. Radikaler als die VT hat die konstruktivistische ST diese Theorie dann aber auf sich selbst angewendet, die eigenen Beobachtungen beobachtet und daraus ganz neue Schlüsse gezogen. Während die Verhaltenstherapie ihrer naturwissenschaftlichen Herkunft treu blieb und damit auch dem Anspruch, Verhalten und Denken von Patienten weiterhin objektiv zu beschreiben und mit objektiven Gesetzmäßigkeiten zu erklären, gibt der Konstruktivismus diesen Anspruch auf. Der Therapeut selbst wird Gegenstand seiner Theorie. Das ist ein radikaler Perspektivenwechsel mit großen Auswirkungen auf die Therapietheorie und auf die therapeutischen Interventionen. Denn nun sind für die ST alle Diagnosen, alle Patientenbeobachtungen und Patientenbewertungen Produkte von Beobachtern.

Damit hat sich der erkenntnistheoretische Ausgangspunkt verschoben: Waren die Systemiker der Kybernetik 1. Ordnung wie ihre verhaltenstherapeutischen Kollegen noch vom Beobach*teten* ausgegangen, ist der Ausgangspunkt nun der Beobachtungs*akt*. Lässt man sich auf die Radikalität dieser rückbezüglichen konstruktivistischen Wende ein, entwickeln sich daraus alle weiteren Unterschiede zwischen ST und VT wie von selbst. Zu ihnen gehört der Unterschied zwischen Monokausalität und zirkulärer Kausalität, zwischen Vorhersagbarkeit und Nichtvorhersagbarkeit sowie der zwischen »instruktiver Intervention« und »Perturbation von Selbstorganisation«.

Man kann rückblickend sagen, dass der Unterschied zwischen der Kybernetik 1. und der Kybernetik 2. Ordnung innerhalb der ST im Kern der ist, der die heutige Verhaltenstherapie von der Systemtheorie unterscheidet. Aus Sicht der Systemtheorie ist das Leben selbst eine Form des *Erkennens*. Zum Zwecke des Überlebens erzeugt dabei jedes System sein Bild von seiner Umwelt allein durch sein Reagieren auf die Umwelt, d. h. durch seine Unterscheidungsakte. »So hebt diese Theorie die Unterscheidung in *Theorien über Dinge* und *Theorien über das Erkennen* auf« (von Schlippe u. Schweizer 1996, S. 52; Hervorh. im Orig.). Deshalb werden Systemtherapeuten nach ihrer »kognitiven Wende« zuerst fragen, wie sich der Patient und seine Angehörigen das Problem vorstellen, benennen und erklären, während Verhaltenstherapeuten fragen, worin das Problem besteht, mit welchen Faktoren es objektiv erklärt werden kann und ob die Konstruktionen des Patienten diese Faktoren korrekt berücksichtigen. Die Verhaltenstherapie bietet dazu Theorien über Beobachtetes und über Kriterien »richtiger« Beobachtung an. Systemtheorie und Konstruktivismus bieten Theorien über das Beobachten und über die Beziehung des Beobachters zu seiner Umwelt an.

5. Ist Störungsorientierung ein Unterscheidungsmerkmal von Verhaltenstherapie und Systemtherapie?

Aus guten Gründen hätte man die letzten 20 Jahre hindurch behaupten können, Verhaltenstherapeuten seien störungsorientiert, Systemiker nicht. Richtig daran ist, dass Verhaltenstherapeuten einen enormen Fundus an Wissen über und Änderungsstrategien für spezifische Störungsbilder entwickelt haben (vgl. Herpertz et al. 2008; auch die für den Praktiker wertvolle Reihe »Klinische Fortschritte« des Hogrefe-Verlages). Und richtig ist, dass die VT heute viele Interventionen aus der Zuordnung von Problemen und bekannten Störungsbildern ableitet. Richtig ist auch, dass Systemtherapeuten auf Grund ihrer theoretischen Grundausrichtung die Verwendung störungsspezifischer Diagnosen abgelehnt haben (vgl. eine zusammenfassende Begründung für diese Ablehnung in Schweitzer u. von Schlippe 2007, S. 15–42). Eine gründlichere Betrachtung ergibt allerdings, dass Störungsorientierung kein Unterscheidungsmerkmal der beiden Schulen ist. Zum einen gehören störungsspezifische Behandlungsansätze historisch zu den Ursprüngen der Systemtherapie selbst. Die damals völlig neuen Ansätze zur Erklärung und Behandlung der Schizophrenie mit dem später wieder verworfenen Konzept der »Double-bind-Kommunikation« waren Meilensteine in der Entwicklung der Familientherapietheorie (Bateson et al. 1956). Einige Familientherapeuten hatten psychosomatische Erkrankungen durch ganz spezifische familiäre Kommunikationsstrukturen erklärt und behandelt (Minuchin et al. 1981; Selvini Palazzoli 1982). Die *Heidelberger Schule* um Helm Stierlin hat Psychosen sowie bipolare und schizoaffektive Störungen systemtheoretisch beschrieben, erklärt und erfolgreich behandelt (Stierlin 1984; Simon et al. 1989; Schweitzer u. Schumacher 1995). Systemische Therapeuten haben Konzepte für depressive Frauen (Jones u. Ason 2002) und für Suchtgefährdete (Szapocznik a. Williams 2000) mit zum Teil manualisiertem Vorgehen entwickelt. Der italienische Systemtherapeut Nardone publizierte störungsbezogene, gut evaluierte systemische Behandlungen bei Zwängen, Phobien und Essstörungen (Nardone 1997, 2003). Zurzeit reformuliert sich innerhalb der Systemtherapie auch eine störungsspezifisch-systemische Sichtweise (vgl. Schweitzer u. von Schlippe 2007).

Last, but not least lässt sich aus den systemtheoretisch-konstruktivistischen Grundlagen nicht ableiten, dass Therapeuten sich nicht auf bestimmte Störungsgebiete zentrieren sollten, um gemäß ihrem Theoriegebäude dann auf diesem Gebiet herauszufinden, wie Patienten und Experten diese »Störung« erklären, welche kognitiven und sozialen Interaktionsmuster eines Systems dieses Phänomen hervorbringen und wie es das verhindern kann.

1. Zwei Fallbeispiele[1]

Fallbeispiel 1: Ehepaar W.

Herr W. ist 44 Jahre alt, Rechtsanwalt, verheiratet und lebt in ländlichem Milieu mit seiner Frau und drei Kindern zusammen. Er nimmt Kontakt zum Therapeuten auf, weil er an depressiven Verstimmungen, Erschöpfungszuständen und einer fehlenden Lebensfreude leide. Beruflich komme er mit seiner Kanzlei ganz gut zurecht. Sein familiärer Hintergrund: Frau W., 39 Jahre alt, halbtags als Arzthelferin tätig, hat aus einer ersten Beziehung den heute 15-jährigen Sohn Markus, der bei ihnen lebt. Mit Herrn W. hat sie zwei weitere Kinder: die elfjährige Renate und den 13-jährigen Jonas. Sie wäre nicht auf die Idee gekommen, für sich oder das Paar therapeutische Hilfe zu suchen, obwohl es auch ihr nicht gut gehe: Sie sei oft traurig, habe Angst um den Fortbestand ihrer Familie. Auch sie habe das Gefühl, ihr sei die Lebensfreude abhandengekommen, wofür sie ihn verantwortlich mache.

Aus systemischer Sicht ist zum Paar und zur Familie zu erfahren: Markus hat regelmäßigen Kontakt zu seinem leiblichen Vater. Dieser und Herr W. respektieren sich in ihren jeweiligen Rollen. In der »Familie« (ihr Begriff) bzw. in der »Stieffamilie« (sein nur vorsichtig verwendeter Begriff) gebe es viele Konflikte. Sie will diese offen austragen, er ziehe sich dann lieber zurück. Wenn dann doch gestritten wird, argumentiere er lang und mit vielen Erklärungen; das mache sie wütend. Sie macht ihm heftige Vorwürfe, er behandle sie und die Kinder nicht angemessen. Sie sei besorgt um die Beziehung von Herrn W. zu ihrem Sohn Markus. Zwischen diesen beiden »krisele« es aus ihrer Sicht viel zu oft. Wenn es beim Paar einmal eine gute Zeit gebe, brächen diese Konflikte wie aus heiterem Himmel über sie herein.

Weitere Betrachtungen des Systems ergeben zusätzliche Aspekte, auf deren systemische Bedeutung im Verlauf des Buches eingegangen wird:

---

1 Soweit nicht explizit auf eine andere Quelle verwiesen wird, stammen alle zum Zweck der Anonymisierung personal verfremdeten Fallbeispiele aus der Praxis des Autors.

- In der Familie gibt es verschiedene Rollen: Mann/Frau; Vater und Stiefvater; Mutter; leibliche Kinder; Stiefkind. Im Zentrum der Familie steht die Frau. Herr und Frau W. haben beide das Gefühl, in diesen diversen Rollen ein »nicht gelebtes Leben« zu führen.
- Dafür gibt Herr W. sich zu 40 % die Schuld und ihr zu 60 %. Sie gibt ihm dafür zu 90 % und sich selbst zu 10 % Schuld.
- Zur historischen Perspektive dieser Familie: Frau W. fühlt sich verletzt wegen einer Jahre zurückliegenden Außenbeziehung ihres Mannes. Sie selbst ist ein adoptiertes Kind, das seine leiblichen Eltern nicht kennt. Herr W. hat versucht, seinen außerehelichen Fehltritt wiedergutzumachen – nach seinem Gefühl ohne Erfolg. Er selbst hat erst als Jugendlicher erfahren, dass sein Erziehungsvater nicht sein leiblicher Vater ist. Diesen habe er nie kennengelernt. In der Familie gibt es manchmal folgende »Polarisation«: der Vater auf Seiten seiner leiblichen Kinder und die Mutter auf Seiten ihres Sohnes aus ihrer ersten Beziehung.
- Herr und Frau W. sind sich nicht mehr gewiss, ob der andere innerlich noch zur Partnerschaft steht oder weiter stehen wird. Beide sind sich ähnlich darin, dass sie glauben, ihre jeweilige Autonomie vor dem anderen verteidigen zu müssen. Das Haus der Familie gehört beiden gleichermaßen (Grundbucheintragung). Er besitzt die Macht des leidenden Rückzuges und der langen Argumentation mit »sachlichen« Bewertungen von Frau W. (was diese erzürnt). Sie besitzt die Macht der Anklage und des emotional vorwürflichen Rückzuges. Beide leiden an dieser Situation und sind gewillt, sich helfen zu lassen.

Ein Paar: Verhaltenstherapeutische und systemische Annäherungen

Welches könnten die ersten Fragen eines Verhaltenstherapeuten zum »Fall W.« sein und welches die ersten Fragen eines Systemikers?

Die ersten Fragen eines Verhaltenstherapeuten

Herr W. hatte wegen seiner Depressionen an eine Einzeltherapie gedacht. Einzeltherapeutisch könnte ein Verhaltenstherapeut fragen:

- Welche Gefühle genau hat er, wenn er erschöpft ist? Welche Gedanken hat er, wenn er depressiv ist? Welche, wenn er zornig ist?
- Wie lässt er andere das wissen – wie kommuniziert er darüber?
- Welche »dysfunktionalen Kognitionen oder Annahmen« liegen seinen Gefühlen zu Grunde?
- Hat er Defizite im kommunikativen Bereich: Kann er Wünsche und Erwartungen äußern, kann er welche von anderen hören und akzeptieren?

Käme Frau W. zur Therapie, könnte man sie fragen:

- Wie genau fühlt sie sich in ihrer Traurigkeit, ihrer Angst, ihrer Not?
- Was denkt sie jeweils in diesen Zuständen? Wie kommuniziert sie sie?
- Welche Art von Verstärker fehlen ihr seitens ihres Mannes? (Das könnte man natürlich auch ihn fragen.)
- Welche »dysfunktionalen Kognitionen« stehen hinter ihren Gefühlen?
- Hat sie Defizite in der Kommunikation: Kann sie Wünsche und Erwartungen äußern, kann sie die anderer hören und akzeptieren?

Zur Paarebene:

- Welches sind die zentralen Konfliktthemen im Paar (Erziehung, Sexualität, Haushaltsführung etc.)?
- Welches sind jeweils positive und welches negative Verstärker, die man sich im Paar gibt, erhält oder vermisst?
- Wie wird im Paar darüber kommuniziert: Werden entsprechende Wünsche und Erwartungen geäußert/gehört? Kommt man dann zu Kompromissen? Gibt es »Paardefizite« in der Kommunikation oder im Problemlösestil?

Die ersten Fragen eines Systemikers

Diese Fragen seines verhaltenstherapeutischen Kollegen könnte natürlich auch ein Systemiker stellen. Seine Systemtheorie lässt ihn aber eher auf das Paar als System blicken, womit er einen anderen Themenschwerpunkt hat (auch wenn es systemspezifische Fragen an Einzelpersonen gibt, seien hier die zur Paarebene formuliert):

- Welche »Welten« treffen mit Herrn W. und Frau W. aufeinander: Welche Partnerschafts- und Familienkonzepte bringt jeder mit? Mit welcher Dynamik treffen diese aufeinander?
- In welchem »inneren Kino« sitzt jeder, wenn er seine Sicht der Familie beschreibt, und wie kommen die anderen Systemmitglieder darin vor?
- Was repräsentieren Herr und Frau W. in dieser Weltenbegegnung jeweils: welche Ressourcen, welche Werte, welche Ängste, welche Lösungswege für Paar- oder Familienprobleme? Welches ist ihr Bild von einem idealen Platz in einer Familie, und welches ist sein Bild?
- Wie vertritt jeder seine Position, und welche Dynamik oder welches Interaktionsmuster ergibt sich daraus?
- Welche Lösungen für sich daraus wiederum ergebende Probleme hat das Paar bisher gewählt, was hat geholfen, was nicht (gegebenenfalls inklusive eventueller Vortherapien)?
- Was also wäre hier etwas Neues?

Fallbeispiel 2: Ein Team im Stress

Im Team einer onkologischen Privatklinik mit medizinisch-psychotherapeutischem Gesamtkonzept herrscht seit sieben Jahren schlechte Stimmung. Dafür werden zwei Gründe angegeben. Zum einen hohe Belastungen des Teams: viele Patienten, schwierige Patienteninteraktionen, ein hoher konzeptueller Anspruch, viel Schreibarbeiten. Der andere Grund liege im Team selbst: keine gute Kollegialität. Ein Kollege mache formal mit, ziehe sich aber aus allen Teambelangen demonstrativ zurück; es gebe viele Krankheitsabwesenheiten von Kollegen, die andere ausgleichen müssten, und zwischen einzelnen Kollegen bestünden seit Jahren unbewältigte Konflikte. Alle sind sich einig: »Wir sind kein richtiges Team!« Es werden viel Klagen über die Klinikleitung geäußert: fehlende Leitungspräsenz – mangelnde Wertschätzung. Man unterstellt sich gegenseitig Verletzungen, fehlende Solidarität, innere Kündigungen und Resignation. Es lassen sich Ängste und Schuldgefühle eruieren bei denen, die wegen Krankheit ausfielen, und Ärger bei denen, die sie ersetzen mussten. Beides belaste. Frauen äußern sich eher leise, Männer eher laut.

Ein Team: Verhaltenstherapeutische und systemische Annäherungen

Die ersten Fragen eines verhaltenstherapeutischen Supervisors

Die ersten Fragen dürften folgende Bereiche betreffen:

- die offiziellen und inoffiziellen Konfliktthemen
- die Organisation der Arbeitsabläufe mit vorhandenen oder fehlenden Kooperationen
- die Möglichkeit persönlicher Fehden
- vorhandene oder fehlende Kommunikations- und Problemlösestile
- Ziele der Teilnehmer für die Supervision.

Die ersten Fragen eines systemischen Supervisors

Die ersten Fragen dürften folgende sein:

- Wer oder was gehört zum Team (Verhaltensmuster, Denkweisen, Regeln)?
- Wer oder was gehört nicht zum Team, sondern zur Umwelt des Teams (Klinikleitung, andere Teams, Patienten, Teammitglieder als Personen)?
- Was gehört zur Klinikumwelt (Kostenträger, Medien, Gesellschaft usw.)?
- Was kennzeichnet die Selbstorganisation des Teams?
- Welche expliziten oder impliziten Regeln hat das Team z. B. zur Bewältigung von besonderen Belastungen?
- Welches Selbstbild hat es hierzu?
- Wie definiert das Team ein Team?
- Welche Rollen gibt es rund um das Thema Belastungsbewältigung (»Vielschaffer« – »Krankmacher« – »Gewerkschaftler« ...), wer hat sie in der Vergangenheit besetzt, und wer besetzt sie heute?
- Wenn es Symptome gibt (Krankheiten, Verletzungen, miese Stimmung): Wer gibt wem die Schuld dafür, und wer denkt von wem, dass er daran etwas verändern kann?
- Wer trifft welche teamrelevanten Entscheidungen, oder von wem werden solche erwartet?
- Wer entscheidet über Belegung oder Überbelegung, und wer entscheidet, wie man dann mit der Entscheidung dieser Instanz umgeht?

Wozu dienen Fragen?

Fragen wie die angeführten suchen ganz bestimmte Arten von Informationen und ignorieren dabei notwendig andere. Man kann nie alles fragen. Es geht nicht um eine bloße Ansammlung von Daten und Informationen. Ein Zuviel an Daten und Informationen kann verwirren und lähmen. Gute Fragen führen zu Informationen, die zu guten Erklärungen und Handlungen führen. Die Erstellung einer ICD-Diagnose und die Erfragung von Verhaltensdefiziten bei Patienten führen auf individueller Ebene z. B. zu medikamentöser Behandlung, zur Besprechung von Themen in der Einzeltherapie oder zu einem Skilltraining in der Gruppe. Das kann erfolgreich oder erfolglos sein. Systemische Fragen zu einem Paar und zur Rolle des Therapiesystems führen zu Interventionen im Paar oder dazu, sich als Expertensystem gezielt anders zu verhalten als andere Experten, die sich schon mit dem Fall befasst haben. Man könnte z. B. etwas für gesund erklären, was das Paar und die vorherigen Experten bisher für krank erklärten, oder für »krank«, was bisher als gesund galt. Fragen, Erklärungen und Interventionen bilden eine Einheit. Im Folgenden sollen Verhaltenstherapie und Systemtherapie an verschiedenen Stellen ihrer Therapiekonzeptionen einander gegenübergestellt werden. Das ist von der Frage, welche dieser beiden Schulen für wen in welchem Kontext mehr oder weniger effektiv ist, vollkommen unabhängig. Die empirisch evaluative Frage ist eine andere als die nach Therapieschulenidentitäten.

2. Zehn Unterschiede zwischen Systemtherapie und Verhaltenstherapie – Zehn Kernbereiche jeder Psychotherapietheorie

Der Gegenstand aller psychotherapeutischen Schulen sind die Beschreibung, die Erklärung und die Veränderung von menschlichem Leiden. Um dem gerecht zu werden und um im Sinne der Psychotherapierichtlinien ein »Verfahren« und nicht nur eine bestimmte Methode oder Technik zu sein, müssen Schulen ein in sich geschlossenes und logisches Therapiegebäude vorhalten, aus dem sich therapeutische Handlungen ableiten lassen, die das menschliche Leiden lindern. Alle Psychotherapieschulen oder -verfahren müssen daher explizite oder zumindest logisch erschließbare Positionen zu den wichtigsten Themenbereichen der Psychotherapie haben.

Tabelle 1 gibt für zehn wichtige Bereiche, in denen jede Therapieschule sich positionieren muss, den Unterschied zwischen ST und VT wieder. Jede Positionierung auf einer Ebene ist natürlich eng verwoben mit der auf einer anderen Ebene. Beispielsweise hängt die Art der Zielsetzung, wie sie Therapeuten für ihre Patienten formulie-

Unterscheidungsbereich	**Verhaltenstherapie**	**Systemtherapie**
(1) Erkenntnistheoretischer Ausgangspunkt	das Unterschiedene	der Unterscheidungs-akt
(2) Geltungsbereich der Theorie	»Eine-Welt-Modell«	»Drei-Welten-Modell«
(3) Epistemologie	Objektivität	Konstruktivismus
(4) Sprachverständnis	Wiedergabe von Realität	Realitätserzeugender Interaktionsraum
(5) Aufmerksamkeits-steuerung	Störungsorientierung	Selbstorganisation
(6) Erklärung	Monokausalität/ Ursache – Wirkung	Zirkuläre Kausalität und Autopoiese
(7) Bewertungskriterien	systemexterne Kriterien	systeminterne Kriterien
(8) Therapieziele	Zielorientierung	Zieloffenheit
(9) Veränderungsmodell	Einflussnahme	Perturbation
(10) Wirkvariable	Methode/Technik	Musterunterbrechung

Tab. 1: Systemtherapie/Verhaltenstherapie: Zehn Kernunterschiede

ren, davon ab, wie sie Probleme und Symptome erklären. Die Gliederung in Tabelle 1 beginnt mit den theoretischen Grundannahmen, von denen beide Schulen ausgehen und von denen sich logisch und pragmatisch die danach genannten Positionen ableiten lassen. Nach dieser Logik lassen sich Unterschiede zwischen ST und VT im therapeutischen Mikrobereich auf solche in den Grundannahmen zurückführen.

2.1 Erkenntnistheoretischer Ausgangspunkt: Das Unterschiedene (VT) – der Unterscheidungsakt (ST)

Der Gegenstand psychotherapeutischen Denkens und Handelns sind Probleme oder Symptome, unter denen mindestens eine Person leidet. Dem stimmen alle Systemiker und Verhaltenstherapeuten zu. Wenn sie ihre Aufmerksamkeit auf diese Probleme oder Symptome richten, gehen sie dann aber von verschiedenen Positionen aus. Verhaltenstherapeuten blicken auf das, was »ist«: was ihnen an Leid, Problematik und Symptomatik präsentiert wird. Das wird näher untersucht – manchmal mit dem Ergebnis, dass das zu behandelnde Problem eines Patienten nicht das ist, von dem er berichtet, sondern ein anderes. Für einen Systemtherapeuten gibt es »das Problem« an sich nicht. Für ihn ist alles, was beschrieben und als Problem bewertet wird, eine sprachliche Konstruktion der Personen, die vom Problem erzählen. Zur Veranschaulichung seien in Tabelle 2 Aussagen beider Schulen darüber einander gegenübergestellt, wie sie an ein Problem herangehen.

Diese unterschiedlichen Ausgangspunkte erzeugen verschiedene Arten, Patienten zu befragen. Man wird diesen Unterschied später nicht an einzelnen Fragen oder Äußerungen festmachen können. Manche Äußerungen passen zur einen ebenso wie zur anderen Seite. Dieser Unterschied im Herangehen an ein Problem oder Symptom kann aber als Unterschied angesehen werden, der viele weitere Unterschiede zwischen ST und VT hervorruft. Zur Verdeutlichung soll das auf das Fallbeispiel des Ehepaares W. angewandt werden.

Verhaltenstherapie	Systemtherapie
»In der Verhaltenstherapie wird angestrebt, ein problematisches Verhalten durch die Anwendung psychologischen und psychophysischen Grundwissens systematisch und methodengeleitet zu verändern. Diese Methoden können nur dann differenziert eingesetzt werden, wenn das kritische Verhalten genau beschrieben und erklärt wurde« (Leibetseder u. Greimel 2007a, S. 3).	»Nicht ein System [...] hat das Problem als sozusagen zu ihm gehörendes Strukturmerkmal [...], vielmehr hat man die Dinge auch andersherum zu betrachten: Um ein wie auch immer, möglicherweise sogar zufällig entstandenes Verhalten oder Thema herum entwickelt sich ein durch die Kommunikation über das Problem charakterisiertes Sozialsystem« (von Schlippe u. Schweitzer 1996, S. 102).
»Die komplexen Themen eines/r Klienten müssen strukturiert, d. h. in einzelne Probleme unterteilt [...] werden. Für jedes einzelne Problem ist zunächst eine eigene Verhaltensanalyse zu erstellen« (ebd., S. 4). »Eine problematische Verhaltensweise wird beschrieben: Hinsichtlich ihrer Topographie und ihrer Intensität und hinsichtlich ihrer Frequenz bzw. deren Oszillationen. Je nach ihrer Häufigkeit wird sie einem Typ der Symptomatik zugeordnet« (ebd., S. 6).	»Wenn ein Problem von einer Reihe von Personen als Zustand angesehen wird, ist dies bereits eine gewaltige Selektionsleistung. Aus vielen gleichzeitigen Prozessen wird einer oder werden einige in den Mittelpunkt der Aufmerksamkeit gerückt, es wird ihnen ein Name gegeben, andere Prozesse treten in den Hintergrund. Und dies geschieht nicht nur einmal! [...] Es braucht immer einen oder mehrere Beobachter, die einen Zustand entdecken und beschreiben [...]. Der Zustand wird zumindest von einigen der Beschreiber als unerwünscht bzw. als veränderungswürdig beschrieben.« (ebd., S. 103).

Tab. 2: Wie Verhaltenstherapie und Systemtherapie an ein Problem herangehen

2.1.1 Verhaltenstherapie: Erfassung des Problems

Die Verhaltenstherapie strebt Leibetseder und Greimel zufolge nach einer möglichst klaren und genauen Identifikation eines Problems in den Dimensionen Phänomenologie, Intensität und Frequenz. Sie wird sich im Fallbeispiel der Familie W. eher auf Herrn W. zentrieren, der zunächst als Einzelpatient zur Therapie kommt. Um das Paar oder die Familie geht es zunächst nicht – auch wenn diese später in der Bedingungsanalyse als Auslöser oder Konsequenz für die Symptome von Herrn W. eine Rolle spielen könnten. Sie wird z. B. seine Depressionen und Erschöpfungen genauer nach Art, Häufigkeit und Intensität explorieren. Für seine wichtigste Symptomatik wird sie dann eine »Verhaltensanalyse« erstellen: »Wann fühlt er sich so, was genau denkt er dann, welche Gefühle hat er dann, wie genau verhält sie sich dann? Wie geht es ihm dann selbst? Wie verhält sich seine Umwelt? Gibt es einen Verstärkergewinn, oder fällt etwas Unangenehmes weg (negative Verstärkung)?« Diese Aufmerksamkeit für ein bestimmtes Problem geht aus Sicht eines Systemikers bereits von einer Auswahl aus, die der Patient und dann auch der Therapeut vorgenommen haben: Er ist oder hat das Problem.

2.1.2 Systemtherapie: Erfassung der Problemauswahl

Das Interesse der Systemtherapie gilt primär dem Auswahlprozess, d. h. der sozialen Konstruktion dessen, was hier als Problem präsentiert wird: »Wer beschreibt sein Problem wie? Wer bewertet das Wie? Wie beschreibt und bewertet das der Patient selbst, wie seine Frau und wie die eventuell früheren Therapeuten? Gibt es Unterschiede in diesen Beschreibungen und Erklärungen? Welche Rolle hat Herr W. als Problemträger im System bekommen?« Die Systemtherapie interessiert weniger, »was los ist«, sondern welche Auswahl und Beschreibungen stattgefunden haben. »Wer hat wann in welchem Kontext entschieden, das, was Herr W. tut und nicht tut, so und nicht anders zu beschreiben, zu bewerten und zu erklären?« Damit wird die Tatsache, dass das Problem sinnvoll so zugeordnet und beschrieben werden kann, wie das bisher geschehen ist, nicht geleugnet. Mit dieser Orientierung am Unterscheidungsakt wird der Boden dafür bereitet, später neue Auswahlen vorzunehmen und andere Beschreibungen, Bewertungen und Erklärungen einzuführen.

Dieser Fokus der Systemtheorie auf dem Auswahlvorgang bzw. dem Unterscheidungsakt wird zur Folge haben, dass es auf die Frage nach der »Wahrheit« (»Was hat Herr W. wirklich?«) keine Antwort geben kann, weil diese Frage ihren erkenntnistheoretischen Boden verloren hat. Die Frage, was »wirklich« und welche die »wahre Diagnose« ist, wird ersetzt durch die Frage, welche Perspektiven von wem wann und warum eingenommen werden und welche Konsequenzen diese für die Beteiligten haben.

Verhaltenstherapie und Systemtherapie haben deshalb verschiedene Kriterien, an denen sie die Güte ihrer Problembeschreibungen messen. Die Verhaltenstherapie muss gemäß ihrem naturwissenschaftlichen Ausgangspunkt das Problem möglichst genau erfassen und dabei die Kriterien der Exaktheit und der Objektivität erfüllen. Für die Systemtherapie gilt das Kriterium der Nützlichkeit: Wem nutzen bestimmte

Selektionen, Beschreibungen, Erklärungen und Bewertungen? Wem schaden sie? Welche Folgen haben sie für alle, und gibt es andere, die für manche oder alle heilsamer sind?

Man kann diese beiden Perspektiven in Konkurrenz zueinander bringen und wieder im Sinne der Wahrheitsepistemologie fragen, welche von beiden »die richtige« ist. Diese Frage ist aus systemtheoretischer Sicht unsinnig, weil sie ja wieder vom Wahrheitspostulat ausgeht. Aus systemischer Sicht ist es sinnvoller zu fragen: Welche der beiden Sichtweisen hilft wann wem?

2.1.3 Verhaltenstherapie: Fokus Individuum

Die Entscheidung, sich bei der Problemerfassung auf das Individuum zu konzentrieren oder zumindest von ihm auszugehen, erfolgt parallel zur Entwicklung von Krankheitsklassifikationssystemen. Dem verdankt die Verhaltenstherapie ihr diagnostisches und therapeutisches Störungswissen. Viele Systemiker lernen und profitieren davon. Es hat drei potenziell problematische Folgen: Erstens birgt es die Gefahr der Etikettierung und Pathologisierung Einzelner, zweitens diejenige einer »Betriebsblindheit« für Beschreibungs- und Erklärungsmöglichkeiten auf der Dimension sozialer Interaktionen und drittens diejenige des »Vergessens« der Auswahlakte, die zu den spezifischen Individualansichten geführt haben. Um diese vorgängigen Auswahlakte geht es der Systemtheorie nach ihrer »kognitiven Wende«.

2.1.4 Systemtherapie: Fokus Unterscheidungsakt und Sprache

> »Eine Unterscheidung [...] ist eine linguistische Diskriminierung, die die gelebte Erfahrung und Verhaltensorientierung desjenigen beeinflusst, der die Unterscheidung macht. Es ist eine sprachlich formulierte Beobachtung, die vom Beschreibenden entweder für sich selbst oder gleichzeitig für jemand anders als Beschreibung verwendet wird. Eine Unterscheidung hat sowohl implizit als auch explizit eine Bedeutung. Demnach haben die Unterscheidungen, die wir im täglichen Leben treffen, einen großen Einfluss auf die Kanalisierung unserer Erfahrungen und die Organisation unseres Verhaltens« (Tomm 2001, S. 232).

Diese Unterscheidungsakte betreffen zum einen die Welt der Phänomene: Wir unterscheiden z. B. Rot von anderen Farben, auch wenn wir dafür noch keine Worte haben. Solche Unterscheidungsakte finden bereits im vorsprachlichen Bereich statt. Ein Baby unterscheidet schon früh zwischen »Mutter anwesend« und »Mutter abwesend«. Später werden für diese Unterscheidungen Zeichen verwendet, vor allem sprachliche: »Mama«, »rot«, »doof«.

Therapie ist eine Welt der Sprache. In ihr begegnen wir Unterscheidungen, die Patienten im Bereich ihres Leidens getroffen haben. Die Auswahl dessen, worüber dabei gesprochen wird und worüber nicht, ist eine, die immer in einem sozialen Kontext vorgenommen wird. Sprache entwickelt sich durch koordinierte soziale Interaktion und wird durch zwischenmenschliche Gespräche aufrechterhalten und weiterentwickelt. In der Therapie nehmen Therapeuten aktiv daran teil. »Vor diesem Hintergrund wird individuelles Denken als Prozess verinnerlichter Gespräche angesehen: Jemand spricht implizit mit sich selbst« (Tomm 2001, S. 233). Diese Perspektive geht davon aus, dass der menschliche Geist selbst ein soziales und erst in zweiter Linie ein individualpsychologisches Phänomen ist. Auf getroffene Unterscheidungen folgen notwendig weitere Unterscheidungen, die darauf aufbauen. Weitere soziale Interaktionen »operieren« mit den vorher getroffenen Unterscheidungen. Hat eine Familie sich einmal entschieden, das Verhalten von Thomas »aggressiv« zu nennen und das als das Problem der Familie anzusehen, wird sie ihre weitere Aufmerksamkeit und ihre Veränderungsversuche auf dieser Auswahl aufbauen. Wenn später ein Experte diesen Begriff (»Thomas ist aggressiv«) als Wiedergabe einer gegebenen Realität und nicht mehr als familiären Auswahlprozess ansieht, entscheidet er sich, seine Arbeit auf dieser Vor-Auswahl aufzubauen. Das sieht dann aus, als befasste man sich mit einem »objektiv gegebenen« Problem. Aus systemtheoretischer Sicht handelt es sich aber auch bei der Entscheidung des Therapeuten um eine Auswahl: mit dem vom System Unterschiedenen zu arbeiten und nicht mit anderen Unterscheidungsakten. Tomm verweist darauf, dass interpersonelle und intrapersonelle Gespräche (letztere in Form von Bewusstsein und Denken) sich gegenseitig beeinflussen und bestätigen. Alle Gespräche basieren auf solchen getroffenen Unterscheidungen. Gespräche führen zu Gesprächen. Gespräche beeinflussen Gedanken. Gedanken beeinflussen Gespräche. Psychotherapeuten können ihre Fragen und ihre Interventionen, wenn sie diesen systemischen Gedanken folgen, in zwei Richtungen lenken: Wenn sie (was vor allem Verhaltenstherapeuten tun) vom gegebenen Auswahlbestand und vom »Unterschiedenen« ausgehen, konzentrieren sie sich auf eine genauere Untersuchung dessen, was der Patient als Problem beschreibt, im gegebenen Beispiel auf die »Aggressionen« von Thomas: wie sie aussehen, wann sie auftreten, wie sie beeinflusst werden können usw. Die andere Richtung, die eher Systemtherapeuten einschlagen, stellt dem System Fragen zu seinen Auswahl- oder Unterscheidungsakten selbst: »Wer nennt Thomas aggressiv? Wer nennt sein Verhalten anders? Wer hat ihn als Erstes so beschrieben? Was gilt in diesem System als das Gegenteil von ›Aggression‹? usw.« Therapeutische Veränderung bedeutet dann die Anregung anderer Unterscheidungen. Dann werden »die Interaktionen eines therapeutischen Gespräches [...] eingesetzt [...], um die in einer Familie verwendeten Unterscheidungen zu modifizieren« (Tomm 2001, S. 233). Dazu dienen dann Fragen wie diese: »Wie könnte man das Verhalten von Thomas noch beschreiben? Was ist das Gute daran, dass es in dieser Familie ›Aggressionen‹ gibt? ...«

2.1.5 Was ist eine Unterscheidung?

»Eine Unterscheidung zu treffen heißt, zwischen einer Sache, einem Ereignis, einem Muster oder einem anderen Phänomen und einem Hintergrund zu differenzieren« (Tomm 2001, S. 233).

Tom führt das am Beispiel des »Lächelns« aus:

> »Ein Lächeln ist das Unterscheiden einer bestimmten Konstellation der Muskelbewegungen des Gesichtes, die sich vom Hintergrund der ständigen Gesichtsaktivität unterscheidet. Nicht jede Gesichtsbewegung wird unterschieden, manchmal lässt sich sogar überhaupt kein Gesichtsausdruck erkennen. Wenn man das Lächeln nicht sieht, kann man nicht darauf reagieren (zumindest nicht bewusst)« (ebd.).

Zu dieser Unterscheidung im vorsprachlichen Bereich kommt die Sprache hinzu. Die Beobachtung nimmt ein spezifisches Ereignis (hier das Lächeln) heraus und trennt es vom Hintergrund oder von anderen Ereignissen. Ihm wird nun Beachtung geschenkt. Es kann benannt werden. Es kann erklärt werden (was im Falle von Lächeln vermutlich seltener geschieht als im Falle von »Leid oder Missmut im Gesicht«). Die Bewertung des Unterschiedenen und die zu seiner Bezeichnung gewählten Worte haben Auswirkung auf die Art einer Person, darauf zu reagieren:

> »Dasselbe Lächeln lässt sich beispielsweise charakterisieren als freundliches Lächeln, zärtliches Lächeln, herablassendes Lächeln, nervöses Lä-

> cheln, ironisches Lächeln, falsches Lächeln, geringschätziges Lächeln oder eine andere Art Lächeln [...]. Geringfügige Unterschiede in der Form des unterschiedenen Lächelns führen zu ganz anderen Erfahrungs- und Verhaltensreaktionen im Beobachter. Folglich könnte die darauffolgende Interaktion mit dem Lächelnden in verschiedene Richtungen gehen, je nach bestimmter Form des Lächelns, das unterschieden wurde« (ebd.).

Was wir unterscheiden, worauf wir unsere Aufmerksamkeit richten und wie wir das Beobachtete bewerten und benennen, ist Resultat von Wahrnehmungs- und Sprachgewohnheiten. Es handelt sich zum einen um persönliche Gewohnheiten: Herr X beobachtet bei sich immer »das Schwere und Schlechte«, und wir nennen ihn deshalb »depressiv«, Herr Y beobachtet bei sich immer das Tolle und Großartige, und wir nennen ihn deshalb »narzisstisch«. Zum anderen handelt es sich um soziale Gewohnheiten des Systems, zu dem der Beobachter gehört: Abweichungen vom familiär Üblichen ist in Familie B auf Grund ihrer Geschichte unerwünscht, weshalb das Verhalten der Tochter, lieber in ihrem Zimmer als mit den anderen zu essen, aufmerksam registriert und als »komisch«, »bösartig« oder »krankhaft« bezeichnet wird. Therapeutische Schulen sind ebenfalls eine Ansammlung von Beobachtungs-, Sprach- und Erklärungsgewohnheiten, die nahelegen, was beobachtet, was nicht beobachtet und wie das dann bewertet und erklärt wird. Verhaltenstherapeuten haben z. B. eine hohe Sensibilität, Patienten daraufhin zu beobachten, was diese vermeiden: Für Vermeiden halten sie Beschreibungs-, Bewertungs- und Erklärungsgewohnheiten bereit. Systemtherapeuten beobachten lieber Beziehungsmuster; dafür halten sie wiederum sprachliche Gewohnheiten bereit.

2.1.6 Therapie als Einführung neuer Unterscheidungsmöglichkeiten

Wenn Therapeuten sich nicht um die Unterscheidungsakte selbst kümmern, sondern um das daraus hervorgegangene Unterschiedene – also um »die« Phobie, »den« Zwang, »die« Selbstunsicherheit oder »die ängstlich-vermeidende Persönlichkeit« –, dann richten sie ihr Veränderungshandwerkzeug darauf. Manchmal übernimmt der Patient, nachdem er seine Notlage etwas diffus beschrieben hat, solche Unterscheidungskategorien von seinem Therapeuten. Als er den Therapieraum betrat, nannte er sein Problem noch ein »komisches Gefühl« oder eine »körperliche Krankheit«. Nachdem ihm sein

Therapeut erklärt hat, was da bei ihm »eigentlich« los ist, hält er das beim Hinausgehen für eine »Depression« oder eine »Panikattacke«. Dann hat der Therapeut dem Patienten für das von ihm Berichtete eine neue Benennung mitgegeben, der andere Unterscheidungsakte zu Grunde liegen – z. B. die zwischen »gesund und krank« oder »depressiv und normal traurig« –, welche zu neuen Handlungen führen. Alle Therapeuten gehen von dem aus, was Patienten berichten, und geben dem neue Worte, Deutungen und Erklärungen. Nach einer systemtherapeutischen Stunde hält der Patient sein komisches Gefühl vielleicht für eine noch nicht sprachlich artikulierte Art der Zuneigung oder der Abneigung gegen jemanden oder sein »Herzrasen« vielleicht für den seismografischen Ausdruck einer explosiven Stimmung im familiären System.

2.1.7 Erweiterung der therapeutischen Optionen

Wenn ein Therapeut diese Unterscheidung zwischen Unterscheidungsakt und Unterschiedenem übernimmt, hat er zwei Optionen: Er kann seine Aufmerksamkeit erstens weiter auf das Unterschiedene richten, z. B. auf »die Angst« oder »die Depression«, und nach seiner genaueren Erfassung mit der Anwendung darauf bezogener Veränderungstechniken erfolgreich sein. Er kann zweitens seine Aufmerksamkeit auf die Unterscheidungsakte des Patienten und seiner Angehörigen rund um sein Problem richten und seine Interventionen darauf abstellen, neue Unterscheidungen einzuführen. Leitlinie für diese Wahl sollte das Wohl des Patienten sein.

Karl Tomm führt aus, dass jeder Therapeut hier eine »zweite Unterscheidung auf höherer Ebene« vornehmen muss: Er muss unterscheiden, ob sein Handeln beim Patienten heilende Wirkung hat oder nicht. Diese zweite Unterscheidung *in Bezug auf das Ergebnis dessen, was in der Therapie geschieht,* können Patienten und Therapeuten auch gemeinsam treffen. Wenn Therapieprozesse stagnieren oder unangenehme Nebenwirkungen haben, können beide abwägen: Liegt es an der Art, auf das »Unterschiedene« einzuwirken (wird die Angst mit der falschen Technik behandelt?), und ist die Technik zu ändern, oder liegt es daran, dass auf Unterscheidungsakten aufgebaut wird, die in therapeutische Sackgassen führen? Muss die Arbeit am Symptom verfeinert werden, oder braucht es heilsamere Unterscheidungen? Patienten fordern Therapeuten oft auf, pathologisierende Unterscheidungen zu treffen. Das geschieht, wenn Klienten den Therapeuten Beschreibungen anbieten – und daran festhalten –, mit denen sie sich selbst pathologisieren und in denen sie gefangen sind.

> »Ein Klient, der deprimiert ist, wird sich selbst z. B. als ineffizient, einfallslos, unmotiviert usw. beschreiben. Wenn der Therapeut diese Sichtweise übernimmt und sich entsprechend verhält, wird er vermutlich zu einer weiteren Verstärkung oder Stabilisierung der Depression beitragen. Das wird zwar von den Klienten selten beabsichtigt, aber es passiert doch« (Tomm 2001, S. 238).

Fallbeispiel: Kritische Blicke und ein heilsamer Blick auf die kritischen Blicke

Zu diesem »Spiel« mit Unterschiedenem und Unterscheidungsakten ein Fallbeispiel aus einer *Teamsupervision*: In einem Team eines gerontopsychiatrischen Heims, bestehend aus einem Psychologen, einer Hauswirtschafterin, einem Kunsttherapeuten, einer Verwaltungsfachfrau, einer Sozialarbeiterin und einem ärztlichen Leiter hat die Hauswirtschafterin ein Problem. Sie berichtet, emotional bewegt, von ihrem heftigen Stress in der Einrichtung. Dort werden gerade die Räume renoviert, und es gibt zahlreiche Probleme mit den Handwerkern: unerledigte Arbeiten, Staub, fehlende Möbelteile ... Ihr Stress nimmt zu, wenn der Heimbesitzer »auftaucht«, das »sieht« und moniert. Er kommt mit einem kritischen Blick.

In der Teamsupervision starten alle Anwesenden Hilfsaktionen für diese gestresste Kollegin. Jeder gibt ihr einen Tipp. Der Leiter. »Entspanne dich organisatorisch. Nimm dir am Morgen fünf Minuten Zeit, und strukturiere deinen Tag ...« Die Kollegen: »Du bist zu perfektionistisch! Sei gelassener! Nimm das doch nicht als persönliche Kritik ...!« Die Haushälterin nimmt das alles dankend an. Man sieht ihr aber an, dass ihr das nichts bringt. Wenn der Supervisor hier nicht vom Unterschiedenen ausgeht (Staub; schief hängenden Bildern; einem kritisierenden Heimbesitzer; einer aufgewühlten Haushälterin; einem helfenden und am Helfen scheiternden Team), sondern von den Unterscheidungsakten, die dem zu Grunde liegen, kommt er zu einem »Blick von außen auf kritische Blicke im Team«. In diesem Fall stellte er dem Team die Frage: »Wer richtet hier welche kritische Aufmerksamkeit auf wen, und in welchem Kontext des Heims wird dieser Fokus gewählt?« Es geht ihm dabei um das System als Ganzes und nicht um die Haushälterin als Problemfall. Dabei stellt sich heraus, dass sich der kritische Blick des Besitzers – der unangemeldete Visiten abstattet und dabei nicht zimperlich mit seiner Kritik ist und von dem alle wissen, dass er mit seinem Heim auf dem Markt mit anderen Heimen konkurriert und um dessen Überleben ringt – auf das Team richtet. Auf ihn wiederum richtet sich der kritische Blick der Kostenträger, die »sein Heim« finanzieren und für die Sauberkeit und Ästhetik ein wichtiges Kriterium ist. Und dafür ist die Haushälterin zuständig! Es geht also, wenn es um Sauberkeit und schief hängende Bilder geht, um den Ruf des Hauses.

Gedanklich hier angelangt, merken die wohlwollend ratgebenden Kollegen, was sie bei ihrem kritisch-helfenden Blick auf die Haushälterin außer Acht gelassen hatten: Dass ihr Tun und Lassen in dieser Firma, z. B. ihre Therapiegespräche, keinem kritischen öffentlichen Blick unterworfen ist. Sie haben das »Glück«, im Verborgenen zu arbeiten.

Der Blick von außen auf kritische Blicke in der Organisation zeigt nun neue Unterschiede zwischen »Gesehenem« und »Verborgenem« und neue Gemeinsamkeiten, z. B. zwischen Haushälterin und Teamleiter, denn beide unterliegen besonders dem kritischen Blick des Heimbesitzers. Diese beiden werden von ihm verantwortlich gemacht, wenn etwas nicht gut läuft oder wenn es »unordentlich« aussieht. Aus systemischer Sicht kann man das ursprünglich markierte Problem der Haushälterin nun so beschreiben, dass der Stress der Haushälterin nicht zu ihr als Person, sondern zu ihrer Rolle im System gehört und dass ihre Kollegen gerade dabei waren, in ihren Beschreibungen und Wertungen das als ein persönliches Problem von ihr zu rekonstruieren. Diese Systemsicht zeigt, dass die Gelassenheit der einen auf dem Stress der anderen beruht! Weil eine Rollenträgerin Angst vor kritischen Blicken hat, können andere im stillen Kämmerchen unbeobachtet tun und lassen, was sie wollen. Als diese Sicht in der Supervision eingenommen wird, entspannt sich die Haushälterin sichtlich. Auch die Beziehung zwischen ihr und dem Teamleiter verändert sich: Beide haben nun ja das gleiche Problem der kritischen Observation durch den Heimbesitzer. Jetzt ergeben sich in der Supervision ganz andere Lösungsvorschläge als die ersten, personenbezogenen Tipps der Kollegen: Das Team kann und wird ihr helfen, das »zu sehen«, was für den Besitzer oder die Kostenträger problematisch sein könnte – für Staub ist nun jeder verantwortlich. Heimbesitzer, Teamleiter und Haushälterin sind nun Rollenträger, die das gleiche Problem haben: Jeder wird kritisch beobachtet; wenn man das sieht, kann man sich leichter gegenseitig helfen.

2.1.8 Beobachten erster Ordnung – Beobachten zweiter Ordnung: Therapie als Beobachtung von Beobachtungen

In Bezug auf das Beobachten gibt es zwei Positionen: (1) Ein Beobachter beobachtet ein Etwas. (2) Ein zweiter Beobachter beobachtet diesen bei seinen Beobachtungen. Ersterer ist mit dem Etwas beschäftigt, das er sieht, also mit dem Unterschiedenen. Der Zweite kann sich mit dem beschäftigen, was der Erste sieht, was er dabei notgedrungen nicht sieht und von welchen Beobachtungskategorien er ausgeht – also mit dessen Unterscheidungsakten.

> »Wenn wir vom Beobachter und vom Beobachteten sprechen, empfiehlt es sich, die beiden unterschiedlichen Typen von Beobachtern bzw. des Beobachtens zu unterscheiden: das Beobachten eines Gegenstandes (Beobachter 1. Ordnung) und das Beobachten des Beobachtens (Beobachtung 2. Ordnung). In der Regel ist sich der Beobachter, der einen Gegenstand [oder ein Problem; H. L.] beobachtet, nicht der Prinzipien, die er dabei anwendet, bewusst; ja, es erscheint ihm so, als sei sein Beobachten ein passiver Vorgang, das Aufnehmen von Informationen, die irgendwo da draußen in der Welt [oder bei Selbstbeobachtungen in sich selbst; H. L.] *gegeben* sind. Wie er ein Objekt wahrnimmt, scheint durch dessen Eigenschaften determiniert. Er schreibt die Ursache für seine Wahrnehmung dem Objekt zu. Betrachtet man diesen Vorgang der Beobachtung eines Gegenstandes [oder eines Problems; H. L.] aus der Perspektive des Beobachters des Beobachters, zum Beispiel der eines Hirnforschers, so erweist sich, dass diese Idee des Imports von Informationen problematisch ist« (Simon 2008, S. 43 f.; Hervorh. im Orig.).

Der Beobachter zweiter Ordnung sieht dem Beobachter erster Ordnung beim Beobachten zu. Im Grunde ist das die Rolle des Therapeuten: Er beobachtet mit seinen Methoden und Fragen die Art und Weise, wie der Patient sich selbst, andere und seine Umwelt beobachtet. Der Beobachter zweiter Ordnung kann aus dieser Perspektive erkennen, von welchen Unterscheidungen der Beobachter erster Ordnung bei seinen Beobachtungen ausgeht. Er sieht auch, was der andere nicht sieht. Nach Gregory Bateson wird dem Beobachter zweiter Ordnung erstens deutlich, dass die »Informationen«, die der Beobachter erster Ordnung aufnimmt, »notwendig die Aufnahme einer Nachricht von einem *Unterschied* ist« (1979, S. 39; Hervorh. im Orig.), und zweitens, dass dieser Unterschied (also die Information selbst) nicht in der Welt lokalisiert ist, sondern im Kopf des Beobachters:

> »Unterschiede sind ihrer Natur nach Beziehungen und daher nicht in der Zeit oder im Raum lokalisiert. Wir sagen, dass der weiße Fleck dort in der Mitte der Tafel ist, aber der Unterschied zwischen dem Fleck und der Tafel ist nicht dort. Er ist nicht in dem Fleck, er ist nicht in der Tafel, er ist nicht in dem Raum zwischen der Kreide und der Tafel« (ebd., S. 122).

Die Information ist im Kopf des Beobachters »lokalisiert«. Er hat Fleck und Hintergrund unterschieden. Alles, was der Patient an Problemen berichtet, resultiert aus solchen Unterscheidungsakten.

Ein Beispiel: Herr S. berichtete trotz stationärer und ambulanter Therapien vom Fortbestand seines Leidens (»somatoforme Störungen« und »Depressionen«). Die Suche nach den diesen Berichten zu Grunde liegenden Unterscheidungen ergab, dass die »Produktion seines Leidens« aus einem beständigen Vergleich seines gegenwärtigen Lebens mit seinem unwiederbringlich vergangenen Leben hervorging, in dem er ein bekannter Fußballspieler war und seinen Arbeitsplatz noch hatte. Dieses Vergleichsaktes selbst war er sich nicht bewusst. Eine »Wende« in der Therapie ermöglichte es, dass er sich dessen bewusst wurde: Sie lag darin, dass er nun andere Vergleiche anstellen konnte: den seines Leidens mit schlimmeren Schicksalen anderer Menschen oder den seines jetzigen Lebens mit einer fiktiven, viel schlimmeren Katastrophenversion seines Lebens. Die »Information«, dass Herr S. trotz Therapien weiterlitt, war aus systemtheoretischer Sicht also das Produkt eines in seinem Kopf unternommenen Unterscheidungsaktes.

2.1.9 Eine Information ist in der Verhaltenstherapie etwas anderes als in der Systemtherapie

Etwas zugespitzt könnte man an dieser Stelle zur Unterscheidung von Systemtherapie und Verhaltenstherapie sagen, dass eine »Information« für beide Schulen etwas anderes ist. Für die Verhaltenstherapie besteht eine Information üblicherweise aus der Mitteilung oder der Erhebung eines »Faktes«: Was liegt vor? Wie lange schon? Wie intensiv? Wie häufig? Deshalb sind viele VT-Fragen solche nach Fakten, nach Tatbeständen, nach Häufigkeiten. Aus systemtheoretischer Sicht erzeugt sich der Therapeut seine Informationen selbst in seinem Kopf, indem er Unterscheidungen findet oder erfindet. Simon formuliert das als eines der »Zehn Gebote des systemischen Denkens«: »*Wenn du Informationen (be)schaffen willst, triff Unterscheidungen!*« (Simon 2008, S. 113; Hervorh. im Orig.)

»Meine Frau sagt, ich würde sie nicht genug lieben«, sagt der Patient. »Wie unterscheidet ihre Frau zwischen genügender und ungenügender Liebe?«, fragt der *System*therapeut. »Ich habe Schlafstörungen«, sagt der Patient. »Seit wann und welche Art von Schlafstörungen?«, fragt der *Verhaltens*therapeut. »Welchen Unterschied macht es am nächsten Tag, ob sie in der Nacht zuvor viel oder wenig geschlafen haben?«, fragt der unterscheidende Therapeut.

2.1.10 Die Beziehung des Beobachters zu seinen Beobachtungen

Die Beziehung zwischen Beobachter und Beobachtetem, auch im Bereich der Selbstbeobachtung, ist ...

> »... in der sequenziellen Abfolge menschlicher Erfahrung und sozialer Interaktion äußerst wichtig. So impliziert etwa der Akt, den Blick eines anderen als missbilligendes Urteil zu deuten, dass man gleichzeitig unangenehme Emotionen wie Furcht hervorruft sowie eine Tendenz zu ablehnendem oder vermeidendem Verhalten dem anderen gegenüber. Wenn man dagegen den Blick als Kompliment für das eigene Aussehen interpretiert, impliziert das eine angenehme Erfahrung, und man erwartet eher Anerkennung und eine Tendenz zur Annäherung« (Tomm 2001, S. 236).

Ein Patient fühlte sich von seinen Kollegen »gemobbt« und konnte zahlreiche »Belege« dafür bringen. Eine genaue Untersuchung der »Beobachtungen seiner Kollegen« zeigte, dass er Ereignisse wie »Eine Kollegin geht an mir vorbei und blickt mich nicht an« als Belege seiner These verwendet, dass Kollegen ihn zu ignorieren oder gar kleinzukriegen trachten. Um den Kollegen zu zeigen, dass ihnen das nicht gelinge, blickte er sie deshalb auch nicht an und ging mit stolz erhobenem Haupt an ihnen vorüber. Man muss nicht lange nachdenken, um den hier in Gang gesetzten interaktionellen Teufelskreis zu erkennen: Seine Beobachtungen und Interpretationen (also seine Unterscheidungsakte) »erzeugten« schließlich das, was er beobachtete: wegblickende Kollegen.

Auch die *kognitive Verhaltenstherapie* untersucht und modifiziert die Art und Weise, wie Patienten ihre Welt beobachten, interpretieren, bewerten und danach handeln. Es liegt also in der Natur dieses Ansatzes, dass kognitive Verhaltenstherapeuten nach der kognitiven Wende der VT ebenso wie ihre systemtherapeutischen Kollegen nach deren »kognitiver bzw. konstruktivistischer Wende« zu ähnlichen Sichtweisen und Methoden kamen. Beide »hinterfragen« die Art und Weise der kognitiven Weltkonstruktionen ihrer Patienten. Sie unterscheiden sich dann aber doch deutlich, wenn kognitive Verhaltenstherapeuten in sogenannten »irrationalen« Kognitionen eine Art »falscher Realitätsabbildung« sehen und damit ihre objektiv-naturwissenschaftliche Orientierung kundtun und systemtherapeutische Konstruktivisten nach Kontexten fragen, in denen diese »irrationalen« Kognitionen als sinnvolle Überlebensstrategien entstanden sind, und die Bezeichnung »dysfunktional« oder »irrational« selbst als eine wertende soziale Konstruktion ansehen (vgl. dazu Abschnitt 2.7).

2.2 Geltungsbereich der Theorie: »Eine-Welt-Modell« – »Drei-Welten-Modell«

Unserem Alltagsverständnis ebenso wie dem Wissenschaftsverständnis der Psychologie folgend, steht »der Mensch« im Mittelpunkt psychologischer Theoriebildungen. Die Systemtheorie kommt hier zu etwas anderen und diesem Alltagsverständnis widersprechenden Ergebnissen.

Ein fiktives Fallbeispiel vorab: Im Vorstand eines Vereins gibt es Streit zwischen zwei (männlichen) Mitgliedern. In dessen Verlauf schlägt der eine wütend auf den Tisch und verlässt den Raum. Der andere staunt und schweigt. Stellt man »den Menschen« in den Mittelpunkt der Erklärung, muss man sich fragen, warum der eine so und der andere anders reagiert. Dazu bieten sich viele Erklärungsebenen an, die man berücksichtigen müsste und die zusammen genommen einen nicht mehr überschaubaren und später in der therapeutischen Praxis nicht mehr verwertbaren Komplexitätsgrad erreichen: Man kann Vorstand und Verein als System von Personen untersuchen und z. B. nach offenen oder verdeckten Konfliktthemen zwischen ihnen fragen, nach der sozialen Organisationsstruktur (welche Rolle hat die Leitung usw.), nach Spielregeln für Konflikte, nach Kommunikationsstilen usw. Man kann auch die Psyche der Vorstandsmitglieder untersuchen nach Emotionen, kognitiven Schemata und Persönlichkeitsstilen. Man kann zur Erklärung des Wutausbruches des einen und des Staunens des anderen auch organisch-physiologisch-biologische Erklärungen heranziehen: Hormoneller Status? Ernährungszustand? Archaisch-physiologisch angelegte Überlebensprogramme? Oder man blickt ins Private: Hat einer vielleicht Probleme mit seinem Ehepartner zu Hause und agiert das hier aus?

2.2.1 Das Eine-Welt-Modell

Die Verhaltenstherapie wird oft definiert als wissenschaftliche Therapie, die durch »Anwendung aller für das menschliche Verhalten relevanten wissenschaftlichen Erkenntnisse« gekennzeichnet sei, was zu den »biopsychosozialen« Erklärungsmodellen führt. Diese gehen davon aus, dass somatophysische, psychische und soziale Faktoren direkt aufeinander einwirken. Diese Wissenschaftsperspektive ist charakterisiert durch das Merkmal Komplexitätsvielfalt.

> »In der Verhaltenstherapie wird angestrebt, ein problematisches Verhalten durch die Anwendung psychologischen und psychophysiologischen Grundlagenwissens systematisch und methodengeleitet zu verändern« (Leibetseder u. Greimel 2007a, S. 3).

Vom Eine-Welt-Modell gehen auch jene Hirnphysiologen aus, die Psychisches durch hirnphysiologische Vorgänge erklären. Im bekannten Selbstmanagementmodell von Kanfer, Reinecker und Schmelzer (1991) werden das Soziale, Psychische und Biologische als »Alpha«-Welt (physikalische und soziokulturelle Umwelt), »Beta«-Welt (Vorgänge in der Psyche) und »Gamma«-Welt (genetische und biologische Faktoren) bezeichnet. In ihrer Theorie ist gelegentlich von gegenseitigen »Determinierungen« dieser Welten die Rede, was bedeutet, dass man sie dem »Eine-Welt-Modell« zuordnen könnte.

Was das philosophisch-wissenschaftliche »Leib-Seele«-Problem bzw. das »Geist-Materie«-Problem betrifft, kommt die Verhaltenstherapie im Rahmen einer einheitswissenschaftlichen Orientierung zum »Einheitsgebot«: Leib und Seele, Geist und Materie gehören als Subsysteme einer Welt an. Sie wirken in dieser direkt aufeinander ein.

Im Zentrum psychologischer Theorien steht »der Mensch«, bestehend aus Soma und Psyche, beide Teil sozialer Systeme. Diese, z. B. Familien und Unternehmen, bestehen in dieser Theorie aus einzelnen Menschen. Das ist die klassische, die meisten Therapieschulen leitende Vorstellung. Dieser Logik zufolge ist die Welt hierarchisch angelegt. Jede Einheit besteht aus kleineren Teilen und diese wiederum aus noch kleineren. Die größeren Einheiten setzen sich aus den kleineren zusammen. So entstehen immer größere Strukturen und »Ganzheiten«. Man kann in diese Hierarchie wissenschaftlich einsteigen, wo man will, und von dort nach oben oder unten gehen. In unserem *Fallbeispiel*: Man kann bei den Vorstandsregeln einsteigen, beim Verhalten des Einzelnen oder auch bei seiner hormonell-physiologischen Verfassung. Man kann sich stets »nach oben« oder »nach unten« analysierend weiterbewegen, da man sich in einem zusammengehörigen Eine-Welt-Modell befindet. Die Ordnung dieser Welt ist »vorgegeben«. Man kann sie wissenschaftlich beschreiben und erklären. So weit, so gut.

Nun gibt es mit diesem Modell aber ein wissenschaftliches Problem, auf das wir noch zurückkommen, und vor allem ein pragmatisches Problem. Im Bereich menschlichen Verhaltens nimmt diese Eine-Welt-Theorie nämlich eine Komplexität an, die praktisch nicht mehr zu bewältigen ist. Man merkt das beispielsweise in Supervisionen, in denen viele Professionen vertreten sind (Mediziner, Sporttherapeuten, Psychologen, Sozialarbeiter und vielleicht auch noch ein Philosoph, ein Soziologe oder ein Priester). Der an der Einheitswelt orientierte Supervisor ist dann gehalten, möglichst alle Fachgebiete zu Wort kommen zu lassen. Der Falleinbringer wäre erschlagen (es sei denn, er beherrscht die Kunst, nicht immer zuzuhören).

2.2.2 Das Drei-Welten-Modell: System/Umwelt statt Teile/Ganzes

Die moderne Systemtheorie kommt zu anderen Schlussfolgerungen, was das Verhältnis von Teilen und Ganzem und das von Soma, Psyche und sozialer Welt betrifft. Diese widersprechen unserem abendländischen Denken und sind daher zunächst schwer verdaulich.

Ihr Ausgangspunkt ist das Problem der Komplexität: Luhmann hält es für einen unbestreitbaren Tatbestand, dass die …

> »… allen vertraute Differenzierung der Disziplin in Psychologie und Soziologie (und man müsste hinzufügen: Biologie, Neurobiologie, Medizin, Chemie …) und mehr als 100 Jahre fachverschiedener Forschung […] zu einem nicht mehr integrierbaren Wissen über psychische, soziale, biologische, neurologische, organmedizinische Systeme geführt haben. In keinem der Fächer überblickt irgendein Forscher den gesamten Wissensstand. Aber so viel ist klar, dass es sich um hochkomplexe strukturierte Systeme handelt, deren Eigendynamik für jeden Beobachter intransparent und unregulierbar ist. Trotzdem gibt es noch Begriffe oder sogar Theorien, die diesen Tatbestand ignorieren und ihn geradezu systematisch ausblenden« (Luhmann 2005, S. 42).

Das oben skizzierte Einheitsmodell unterscheidet zwischen »Teil und Ganzem« und versteht das Ganze als Summe seiner Teile: Die Familie besteht aus Individuen, diese aus Psyche und Soma, Letzteres aus Organen, diese aus Zellen usw. Die Systemtheorie, früher selbst Vertreter dieser Teile-Ganzheit-Theorie, hat sich davon in den 70er und den 80er Jahren verabschiedet und eine andere Unterscheidung in den Mittelpunkt ihrer Theoriebildung gestellt: Die zwischen »System« und »Umwelt«. Dieser »kleine Unterschied« hat enorme Auswirkungen auf Theorie und Praxis. Eine der wichtigsten ist die dadurch mögliche Komplexitätsreduktion. Einer der bedeutendsten Vertreter dieser Theorie ist Niklas Luhmann. Das Ergebnis seiner Theorienbildung hat Simon (2008, S. 90 f.; Hervorh. im Orig.) so zusammengefasst:

> »Bezogen auf Humansysteme lassen sich insgesamt drei Typen autopoietischer Systeme unterscheiden, die als gegeneinander abgegrenzt und jeweils operational geschlossen [d. h. nicht hierarchisch aufeinander aufgebaut, sondern voneinander isoliert; H. L.] zu betrachten sind: der Organismus, die Psyche und das soziale System. Jeder dieser drei Systemtypen entsteht auf Grund einer anderen Art von Operationen: biologische Systeme durch *biochemische Reaktionen*, psychische Systeme durch *Gedanken und Gefühle* und soziale Systeme durch *Kommunikationen*. Und alle drei Systeme sind füreinander direkt nicht zugänglich, d. h., ein Gedanke wird

> nie Element eines sozialen Systems, es sei denn, er wird ausgesprochen und verstanden, also kommuniziert. Und auch biologische Prozesse werden nie Elemente psychischer Prozesse, sondern die Psyche kann immer nur ihren eigenen Strukturen entsprechend darauf reagieren (z. B. mit Schmerzerleben auf körperliche Verletzungen). Die drei Typen von Systemen sind dabei nicht unabhängig voneinander, sie sind in ihrer Entwicklung miteinander gekoppelt, weil sie sich gegenseitig perturbieren und koevolutive Einheiten bilden können. Aber ihre Beziehung ist in dieser Modellbildung niemals ein Einschlussverhältnis, bei dem das eine System das andere umfasst, sondern immer ein *Ausschluss*verhältnis, d. h., was innerhalb des *einen* Phänomenbereiches geschieht, geschieht *nicht* innerhalb des *anderen*«.

Von dieser Drei-Welten-Theorie seien hier vier Aspekte aufgeführt, die besondere praktische Auswirkungen auf die Psychotherapie haben.

2.2.2.1 Selbstorganisation und Autopoiese

Der erste Aspekt ist das »Prinzip der Selbstorganisation«. Es besagt, dass sich jede dieser drei Welten insofern selbst organisiert, als sie die zu ihr gehörenden Operationen oder Vorgänge ständig wiederholt und sich dadurch erhält. Das bedeutet, dass ein System immer nur auf Vorgänge im eigenen System reagieren und nur daran anschließen kann und nicht auf Vorgänge in der anderen Welt. Vorgänge in anderen Welten müssen erst in Vorgänge der eigenen Welt »übersetzt« werden. Gedanken können nur an Gedanken anschließen und nicht an hormonelle Vorgänge. Nervenaktivitäten schließen an Nervenaktivitäten an. Ein radikaler und noch weiter gehender theoretischer Schritt, den sowohl Luhmann (2002) als auch Maturana und Varela (1985) vollzogen haben, ist die Theorie der »Autopoiese« (griechisch *auto* = »selbst«, *poiein* = »machen«). Dieser zufolge erhalten lebende Systeme sich durch Wiederholung ihrer Operationen nicht nur, sondern erzeugen sich dadurch auch selbst. Mit anderen Worten: Systeme produzieren die Elemente, aus denen sie bestehen, selbst. Eine Nervenzelle erzeugt ihre eigene Grenze in Form einer Membran. Die Psyche besteht aus Gedanken und Gefühlen, die sie selbst erzeugt. Kommunikation besteht aus durch Kommunikation erzeugter Kommunikation. Für Soma, Psyche und soziale Welt (z. B. Kommunikation) gelten auf abstrakter Ebene die gleichen Prinzipien der Systemselbstorganisation. Für den Bereich des Soma oder der Biologie gilt:

> »In der Biologie [und im Bereich des Soma; H. L.] sind die so gebildeten Einheiten Zellen und Organismen. Sie sind gegenüber der Umwelt *offen*, was den Austausch von Materie und Energie angeht, aber sie sind [...] *operational geschlossen*. Damit soll gesagt sein, dass das Netzwerk der Interaktionen, das die Grenzen des Systems kreiert und dadurch das System als abgegrenzte Einheit hervorbringt, in sich und gegenüber dem Rest der Welt abgeschlossen funktioniert. *Systeminterne Operationen schließen immer an systeminterne Operationen an.* Ereignisse im Körperinnern schließen an Ereignisse im Körperinnern an und bilden so die körperinternen Prozesse. Aus der Perspektive eines Beobachters dieses Körpers ließe sich sagen: Was drinnen ist, ist drin, und was draußen ist, ist draußen. Die Grenze ist klar und eindeutig gezogen, und sie wird vom Körper durch seine Aktivitäten selbst aufrechterhalten – was natürlich nur geht, wenn die Umgebung das zulässt und es mit dem Leben vereinbar ist (denn es gibt auch Umwelten, die Lebensprozesse unmöglich machen)« (Simon 2006, S. 34; Hervorh. im Orig.).

2.2.2.2 Konstruktivismus

Der zweite Aspekt betrifft den konstruktivistischen Teil dieser Theorie, der logisch aus der Selbstorganisationstheorie folgt. Was immer Patienten und Therapeuten an »Problemen/Störungen/Krankheiten« beschreiben, sind demnach Produkte ihrer eigenen Autopoiese. Ihre »Köpfe« erzeugen, was sie sehen und wie sie das beschreiben, benennen, bewerten und erklären. Eine Diagnose ist aus dieser Perspektive keine Wiedergabe einer äußeren oder objektiv erfassbaren »Realität«. Auf der Ebene der Hirnphysiologie bedeutet das, dass das Hirn nicht etwas »abbildet«, was in einer »äußeren Realität« vor sich geht. Die Idee, das Hirn importiere Informationen, kann nicht mehr gehalten werden:

> »Denn in den Aktivitäten des Gehirns gibt es keine Qualitätsunterschiede der neuronalen Aktivitäten, die mit Qualitätsunterschieden in der Lebenswelt des jeweiligen Individuums korrelieren. Alle aus der Perspektive der Beobachtung 2. Ordnung [z. B. eines Hirnforschers, der ein Hirn dabei beobachtet, wie es mit seiner Umwelt interagiert; H. L.] identifizierbaren physikalischen Unterschiede oder Eigenarten eines Gegenstandes in der Umwelt eines lebenden Systems werden von seinem Gehirn auf dieselbe Art und Weise kodiert, d. h., sie werden in Aktivitäts-Inaktivitäts-Muster von Nervenzellen ›übersetzt‹« (Simon 2008, S. 44).

»Rot« gibt es nur innen, im psychischen Erleben. Im Hirn gibt es dazu nur chemische und physiologische Prozesse und »draußen« nur Lichtwellen.

2.2.2.3 Ohne Umwelt kein Überleben

Beim dritten Aspekt geht es um die Beziehung eines Systems zu seiner Umwelt. Selbstorganisation und Autopoiese bedeuten nämlich nicht Unabhängigkeit von der Umwelt bzw. von den anderen Welten. Im Gegenteil: ohne Soma keine Psyche. Ohne »Psychen« (im Plural) kein soziales System. Ohne Sauerstoff kein Leben. Jedes System braucht eine Umwelt und ist für andere selbst eine Umwelt. Der Körper kann nicht ohne eine Psyche leben, die sich um die Erfüllung seiner Grundbedürfnisse (z. B. Nahrung) und um die Erhaltung seiner Gesundheit kümmert. Eine Psyche ohne Körper ist metaphysisch denkbar, in unserer Welt aber nicht lebensfähig. Eine Firma braucht die Psyche der Mitarbeiter, um existieren zu können. Die Psyche entwickelt sich nur im Kontext sozialer Bindungen und Beziehungen.

2.2.2.4 Kein instruktives Einwirken einer Welt auf die andere – aber pflegliches Umgehen mit ihr empfohlen

Der vierte Aspekt verweist auf die Grenzen des Wirkens von Systemen. Wenn jedes System selbstorganisiert ist, kann ein anderes System nicht determinieren, was in ihm geschieht. Die drei Welten können nicht instruktiv aufeinander einwirken. Sie können allerdings den Optionsraum der anderen Welt einschränken. Wenn die Psyche fliegen oder im Dunkeln sehen will, ermöglicht ihr der Körper das nicht. Der Körper kann aber nicht bestimmen, was die Psyche bei Licht sieht oder wohin sie geht. Wenn die Verfassung der Psyche aller Mitglieder eines Teams so ist, dass es überarbeitet, erschöpft und müde ist, kann das Team als System keine guten Leistungen erzielen. Ein Team oder eine Teamleitung tut daher gut daran, diese Umwelt nicht zu gefährden. Deshalb muss jedes System darauf achten, dass es pflegsam mit seinen Umwelten umgeht, sonst geht es ihm selbst schlecht, oder es stirbt im schlimmsten Falle.

Aus systemtheoretischer Sicht muss von einem Beobachter entschieden werden, welchem der drei Welten oder Systeme er ein Phänomen zuordnet. Er wird mit seinen Interventionen dann versuchen, diese Welt zu Änderungen anzuregen bzw. in jener Umwelt Änderungen vorzunehmen, auf die das System reagiert. Aus theoretischen und pragmatischen Gründen wird er sich dabei von folgenden Fragen leiten lassen:

- Welches System erzeugt das zu erklärende Phänomen als Element seiner eigenen Operationen (Selbstorganisation und Autopoiese)?
- Welche seiner Operationen erzeugen das Phänomen?
- Wie lässt sich das System zu neuen Operationen oder zur Unterlassung alter anregen, von denen vermutet wird, dass sie Einfluss auf das Veränderungsziel haben?

»Chronisches Krankheitsverhalten«

Die Entscheidung, welchem System ein Phänomen zugeschrieben wird, ist bei sogenanntem chronischem Krankheitsverhalten von besonderer Bedeutung. Die Aussage »Frau K. ›hat‹ seit vielen Jahren Depressionen und Zwangsgedanken« bezieht sich auf ein anderes System (auf die Psyche) als »Frau K. befindet sich seit vielen Jahren in der Kranken- und Herr K. in der dazu komplementären Helfer-Rolle«. In einem Fall wird man die Krankheit durch psychische oder organische Faktoren bei Frau K. erklären. Im anderen Fall würde man sich im Drei-Welten-Modell auf jene kommunikativ-interaktiven Prozesse im Paar und im gesamten vorbehandelnden System konzentrieren, die diese Rolle hervorgebracht haben und aufrechterhalten. Die Vorgänge in der Psyche des Mannes und der Frau könnten nicht durch diese interaktionellen Muster und diese nicht durch die psychische Verfassung der Beteiligten kausal erklärt werden. Therapeutische Interventionen im Bereich der Psyche wären ganz andere als solche im Bereich der sozialen Interaktionen. Da beide Systeme Umwelten füreinander sind und miteinander interagieren, kann man mit Veränderungen in einem System rechnen, wenn in einem anderen erfolgreich interveniert wird.

2.2.3 Kommunikation und Psyche

Deutlich wird der Unterschied beider Modelle, wenn man sie auf Kommunikation anwendet. Im Eine-Welt-Modell wird Kommunikation durch Personen erzeugt: Demnach teilt A einen Inhalt mit, und B empfängt diesen Inhalt. Nach diesem Modell hätte A auch dann kommuniziert, wenn B diesen nicht empfängt. In diesem Fall hätte A hinsichtlich seiner Sendeinteressen Pech gehabt. Im Drei-Welten-

Modell von Luhmann kann eine Person allein gar nicht kommunizieren, weil Kommunikation keine Angelegenheit einer Person ist, sondern ein rein sozialer Vorgang. Dieser besteht in seiner kleinsten Einheit (1) aus der Absicht einer Mitteilung, (2) der Mitteilung, (3) dem Verstehen, dass etwas mitgeteilt werden soll, und (4) dem Verstehen oder Missverstehen des Inhalts (wobei Missverstehen nur eine Form des Verstehens ist). Erst wenn all dies stattgefunden hat, hat Kommunikation stattgefunden. Dann schließt die nächste Kommunikationseinheit an diese Kommunikationseinheit an. Nach Luhmann kann nur Kommunikation an Kommunikation anschließen. Die Psyche selbst kann nicht kommunizieren. Nur Kommunikation kann kommunizieren. Diese Sichtweise ist für die Eine-Welt-Theorie unverständlich oder »menschenleer«.

In der Psychotherapie ist das Verhältnis von sozialkommunikativer und psychischer Welt von besonderer Bedeutung. Unserem Alltagsverständnis folgend, begibt sich die Psyche durch Kommunikation in die soziale Welt hinein. Für die Systemtheorie sagt Luhmann, dass »das eigene Bewusstsein wie ein Irrlicht auf den Worten herumtanzt« (2005, S. 60), in der Kommunikation selbst aber gar nicht auftreten kann. Es verwende zwar intern neben anderem (z. B. Bildern) auch Sprachsymbole, bestehe aber aus viel mehr, z. B. einer »eigentümlich-hintergründigen Tiefe der Bewusstseinsaktualität, auf der die Worte wie Schiffchen schwimmen, aneinandergekettet, aber ohne selbst das Bewusstsein zu sein. Irgendwie beleuchtet, aber nicht das Licht selbst« (ebd.). Bewusstsein ist nach Luhmann »in Umfang und Qualität der Kommunikation überlegen«. Man merke das daran, dass niemals alles, was im Bewusstsein vor sich gehe, kommuniziert werden könne. Während die Einzelelemente der Psyche schwerer zu identifizieren sind (Gedanken, Bilder, emotionale Stimmungen ...), sind die Einheiten in der Kommunikation »frakturierter«, hier gibt es nach Luhmann »traktierbare Entscheidungen«: Sie bestehen in Ja oder Nein, Rückfragen, eventuell Verzögerungen. Psyche oder Bewusstsein auf der einen und soziale Interaktion und Kommunikation auf der anderen Seite sind Umwelten füreinander und können sich gegenseitig stören oder befruchten. Der Anspruch einer »authentisch-kongruenten Kommunikation« geht von einer »Passung« oder inhaltlichen Übereinstimmung beider Bereiche aus. Diese ist in der Drei-Welten-Theorie aber nur ein Sonderfall in der Koevolution von Psyche und Kommunikation. Es kommt »nie zu einer Vermischung der Autopoiese der Systeme und doch zu einem hohen Maß an Koevolution und eingespielter Reagibilität« (ebd., S. 63).

Im Eine-Welt-Modell kann die schlechte Verfassung eines Teams oder einer Familie ursächlich auf eine Person dieses Systems zurückgeführt werden, die auf Grund ihrer Eigenschaften alles dominiert. Das Drei-Welten-Modell verbietet solche kausalen Rückführungen von Zuständen eines Systems auf ein anderes. Im einen Modell würde man versuchen, eine Person zu verändern, im anderen die Kommunikation rund um und über diese Person. Diese folgt keinen außerhalb ihres Systems liegenden Gesetzen, sondern nur ihren eigenen. Man darf der Kommunikation auch keinen von ihr unabhängigen und ihr von außen angetragenen Zweck auferlegen:

> »Die Kommunikation hat keinen Zweck, keine immanente Entelechie. Sie geschieht oder geschieht nicht – das ist alles, was man dazu sagen kann ... Selbstverständlich lassen sich innerhalb von Kommunikationssystemen zweckorientierte Episoden bilden, insofern die Autopoiese [d. h. die Selbstorganisation der Kommunikation; H. L.] funktioniert. So wie ja auch das Bewusstsein sich episodenhaft Zwecke setzen kann, ohne dass diese Zwecksetzung der Zweck des Systems wäre« (Luhmann 2005, S. 52).

Karl Tomm (2001, S. 241) schildert dazu ein Fallbeispiel: Die Mutter/Ehefrau einer Familie hat schwere Depressionen und Angstzustände. Der Therapeut (Karl Tomm selbst) konzentriert sich als »Systemtherapeut« nicht auf diese Person, sondern auf Interaktionen zwischen Personen im Blick auf das System und stellt »als erste in diesem Fall vom Therapeuten getroffene bedeutsame Unterscheidung« fest, dass im System die Frau als Person von allen pathologisiert wird, und sieht darin ein im System (und nicht in der Person) zu lokalisierendes Kommunikationsmuster. Dabei kooperiert das Ehepaar »gut«, weil es sich einig ist: Nicht nur der Mann hält die Frau für »das Problem«, sondern auch sie sich selbst. Diese »Kooperation in diesem pathologisierenden sozialen Muster war unbeabsichtigt und dem Ehepaar nicht bewusst (bis der Therapeut sie charakterisierte und explizit beschrieb)«.

Die Genese dieses Musters war angesichts der traumatischen Lebenserfahrungen der Ehefrau und ihres psychischen Zustandes verständlich, aber nicht selbstverständlich. Die Ehefrau stimmte dieser Konstruktion zwar zu (= soziale Welt), hatte aber ein intuitives Gefühl der Ungerechtigkeit angesichts dieser Zuschreibung (= psychische Welt). Deshalb wurde sie von Zeit zu Zeit zornig auf ihren Ehemann. Wenn sie dabei schrie, war das für alle wieder ein Zeichen ihrer Pathologie. Ihre Bemühungen, gegen dieses Muster zu protestieren, verwendete das Muster des Systems als Zeichen ihrer Individualpathologie und erzeugte sich so wieder selbst (Autopoiese). Als Systemtherapeuten lag dem Therapeuten Karl Tomm an einer Unterbrechung dieses sozialen Musters: Ein Therapeut müsse eine Haltung gegen das Fortdauern dieses Musters einnehmen, auch wenn es ihm vom System (und früheren Experten) nahegelegt wird. Er empfiehlt, die Beteiligung der Systemmitglieder an solchen Mustern nun nicht selbst auch noch zu pathologisieren und die Mitglieder dafür anzuklagen. Es sei besser, das Ganze als unbeabsichtigte und verständliche Entwicklung eines sozialen Musters anzusehen, das keinen ihm von irgendwem auferlegten Zweck verfolgt, sondern dem System gute Dienste erwiesen und leider ungute Auswirkungen auf einen Teil dieses Systems, nämlich auf die Psyche der Frau, hat. Der Therapeut habe dann die Aufgabe, anstelle pathologisierender Zuschreibungsmuster andere, heilsamere anzuregen oder anzubieten.

Ein System besteht also nicht aus Personen, sondern aus Kommunikation und Interaktion:

> »[...] was das System aufrechterhält, ist aber nicht die Kontinuität der Person, sondern die Kontinuität der Kommunikation, d. h., wenn sie nicht fortgesetzt wird, endet das soziale System« (Simon 2008, S. 115).

Wenn man ein soziales System kennenlernen will, muss man sich deshalb seine Kommunikationen und Interaktionen ansehen und nicht seine Personen.

2.2.4 Ein Team im Stress: »Eine-Welt-Supervision« oder »Drei-Welten-Supervision«

Blicken wir mit den Augen eines Supervisors auf die Probleme des in Kapitel 1 (Fallbeispiel 2) vorgestellten Teams. Der Aufmerksamkeitsfokus im Eine-Welt-Modell ist ein anderer als im Drei-Welten-Modell: Der erste ist sehr weit gestellt, der zweite zentriert auf eine – hier die soziale – Welt.

Da die Aufmerksamkeitsbereiche des Eine-Welt-Supervisors potenziell unbegrenzt sind, zwingt ihn das zu einer von seiner Theorie selbst nicht vorgegebenen Auswahl. Er könnte z. B. jedes Mitglied eines supervidierten Teams nach seiner persönlichen Verfassung befragen, nach seinem derzeitigen physiologischen Zustand (rein theoretisch könnte er sogar nach Laborwerten fragen). Die Stimmung des Teams könnte, wenn man diesem Modell folgt, ja kausaldeterminiert sein durch den Zustand der Personen und dieser wiederum durch ihre Physiobiochemie. Er könnte auch hier eine Auswahl treffen und sein Augenmerk nur auf die »auffälligen« Teammitglieder richten (weil diese besonders laut oder besonders still sind). Da es im Team um Überlastung und gegenseitiges Be- und Entlasten mit entsprechenden Gefühlen geht, würde seine Theorie nicht ausschließen, die Teammitglieder nach ihren Lebenserfahrungen zu diesem Thema zu befragen. Er könnte ebenso seine sozialpsychologischen oder soziologischen Kenntnisse auf die kommunikativen oder interaktionellen Spielregeln des Teams anwenden und diese erforschen. Weil laut Theorie alles möglich wäre, muss er eine individuelle Auswahl treffen. Da diese nicht theoriegeleitet ist, hängt sie sehr von anderen Aspekten ab: von persönlichen Vorlieben, guten und schlechten Vorerfahrungen mit solchen Teams, bevorzugten Methoden in Therapien und Supervisionen, Geheimaufträgen, die er in der Tasche hat, usw.

Der Drei-Welten-Supervisor hat es da mit seiner Theorie einfacher: Physiologie und Psychologie der Teammitglieder gehören seiner Theorie zufolge nicht zum Team. Die Psyche einzelner Personen kann er vielleicht einmal als relevante Umwelten in Betracht ziehen. Seine Aufmerksamkeit richtet sich aber primär auf die formale Teamstruktur (z. B. Hierarchie und Rollen), auf das kommunikative Geschehen im Team (Inhalte) oder auf interaktionelle Muster.

Der hier tätige Supervisor erhebt zur sozialen Welt folgende »Informationen«. Zur formalen *Teamstruktur*: Der Teamleiter will möglichst wenig leiten. Ein Kollege kommt selten zu Teamsitzungen, auf Grund seiner langen Geschichte in dieser Klinik nimmt er sich viele Sonderregelungen heraus. Der Leiter erlaubt ihm das. Zur *Kommunikation*: Bei der Bearbeitung der allseitigen Be- und Überlastungen ist man sich einig, dass das Team von der Institutsleitung ein Zuwenig an Wertschätzung und ein Zuviel an Anforderungen erhalte. Dem widerspricht der Teamleiter nicht, was der Supervisor als schweigende Zustimmung deutet. Das Ausmaß an

Arbeitspensum und Belastung sind im Team verschieden verteilt, weil manche Kollegen lange krank waren und andere deren Arbeiten zu übernehmen hatten. Hierüber wird entweder nicht gesprochen oder wenn, dann äußern die, die krank waren, Angst- und Schuldgefühle, und die, die gesund blieben, Unmut bis Zorn. Angesichts der Teamregel »Wir sind ein solidarisches Team – also mach deinen Kollegen die Arbeit nicht schwerer, als sie ohnehin ist« verzichten die Gesunden darauf, den Kranken Vorwürfe zu machen und Forderungen zu stellen. Die Kranken bekennen sich nicht dazu, wegen Krankheit für das Team weniger geleistet zu haben, und danken den anderen nicht für die Lastenübernahme. Man kann einige nonverbale Vorgänge als Kommentare dazu deuten – ausgesprochen wird hierzu nichts. Wenn trotzdem solche Unterschiede und Meinungen offenbar werden, greift das Team auf eine nicht seltene Bewältigungsstrategie in psychosozialen Teams zurück: auf gegenseitiges Deuten. Den häufig Kranken wird dann entweder ein heimlicher Krankheitsgewinn unterstellt oder, wenn sie Schuldgefühle haben, eine Unfähigkeit, Entlastung anzunehmen. Denen, die für andere Lasten getragen haben, wird ein Abgrenzungsproblem unterstellt. Wer aggressiv werde, dem fehle es an Teamsolidarität, und wer sich still zurückhalte, dem mangele es an Konfliktfähigkeit.

Die Aufdeckung dieser Muster im Team, für die es in der Drei-Welten-Theorie keine »Verursachung durch Personen«, also auch keine »Schuldigen« gibt, ermöglichte es dem Team, andere Kommunikationsformen und -inhalte und neue Interaktionsmuster einzuführen: Kranke können sich beim Team für übernommene Entlastungen bedanken und werden so schuldgefühlsfrei. Die »Mehrlastenträger« dürfen auch mal »eine Rechnung aufmachen« und etwas als Gegenleistung einfordern. Gegen psychologische Deutungen von Kollegen darf man sich verwahren. Auf der Ebene der Teamregeln landet man dann bei der Anerkennung von Ungleichheit statt bei den alten problemerzeugenden Gleichheitsregeln.

Ein Supervisor der Eine-Welt-Theorie mag hier zu ähnlichen, vielleicht aber auch zu ganz anderen Erkenntnissen und Interventionen gelangen. Am Handeln allein könnte man die theoretische Richtung des Supervisors nicht erkennen. Das potenzielle Spektrum der Interventionen ist beim Eine-Welt-Supervisor um ein Vielfaches größer. Er kann bei einer Person des Teams ansetzen, bei Teamregeln oder -mustern, beim Führungsstil des Leiters oder bei den inhaltlichen Belastungen und Bewältigungsformen des Teams. Er kann damit ebenso viel oder wenig Erfolg haben wie ein Drei-Welten-Kollege. Seine Theorie wird ihm aber nicht sagen können, was er außer Acht lassen darf.

2.3 Epistemologie: Objektivität – Konstruktivismus

2.3.1 Verhaltenstherapie: Objektivität und Reliabilität

Die Rolle des Erkennenden und die Maßstäbe für die Güte des Erkennens sind bei Verhaltenstherapeuten andere als bei Systemikern. Wie in Abschnitt 1.1 ausgeführt, gehen Verhaltenstherapeuten vom »Unterschiedenen« aus, d. h. von dem, was »ist«. Für sie »gibt« es Phobien, Depressionen oder Persönlichkeitsstörungen. In einer stärkeren Variante hält die Verhaltenstherapie deren Erkennen für das objektive Erfassen einer Realität (Objektivität). In einer gemäßigteren Variante (z. B. im Kritischen Rationalismus) verzichtet sie auf den Objektivitätsanspruch, ist aber sehr bemüht, für das Erfassen des »Unterschiedenen« strenge Beobachtungs- und Diagnosekriterien einzuführen (Reliabilität). Hierzu kann sie auf ein breites Spektrum psychotherapeutischer Beobachtungsinstrumente zurückgreifen, z. B. auf störungsspezifische Fragebogen oder strukturierte Interviews, die sich an mehr oder weniger klar operationalisierten Kriterien orientieren. Sie richtet ihre Fragen am Anfang einer Therapie gezielt danach aus, festzustellen, ob diese oder jene Krankheit vorliegt. Ein Verhaltenstherapeut »weiß«, was zur sozialen Phobie gehört und was sie differenzialdiagnostisch ausschließt. Deshalb untersucht er genau, was vorliegt und was nicht. Diese »objektiven« Beobachtungs- und Diagnosekriterien helfen ihm bei der Entscheidung, um welche Krankheit es geht. Er als Experte kann das dann dem Patienten mitteilen. Viele Patienten sind froh, nun zu wissen, was »eigentlich« mit ihnen los ist, und haben das Gefühl, beim richtigen Experten zu sitzen. Das ist ein großer Vorteil dieses Objektivitätsanspruches. Viele Therapien gelingen deshalb gut, weil der Therapeut diese Expertenrolle einnehmen kann und sie einzunehmen bereit ist.

Das gilt auch für kognitive Verhaltenstherapeuten: Auch sie haben eine Liste von Gedanken, Selbstinstruktionen oder Grundannahmen parat, die problembelastete Menschen im Allgemeinen und bestimmte Störungsbilder im Besonderen kennzeichnen, anhand derer sie Krankheitstypen oder kognitive Schemata diagnostizieren können, um ihre therapeutischen Interventionen darauf abzustimmen. Ob der kognitive Verhaltenstherapeut philosophisch dabei ein Anhänger des »Objektivismus« ist, erkennt man daran, ob er das problematische Denken eines Patienten (»Ob ich liebenswert bin, hängt davon ab, ob ich von ... geliebt werde«) nach objektiven Kriterien (z. B. Logik, Empirie, Übereinstimmung mit der Realität) bewertet oder »nur« danach, welchen Nutzen ein bestimmter Gedanke für einen Patienten hat. Im letzteren Falle liegt eine rein nützlichkeitsorientierte Bewertung im Hinblick auf die psychische Selbstorganisation des Patienten vor, im ersteren eine Beurteilung anhand externer Kriterien. Dann kann er von »an sich« irrationalen oder dysfunktionalen Gedanken sprechen. Den Kriterien der Objektivität einer Diagnose und der Reliabilität ihrer Erstellung liegt die Idee zu Grunde, dass der Beobachter vom Beobachteten getrennt zu denken ist. Subjekt und Objekt sind voneinander unabhängig. Für Anhänger des »Objektivismus« gilt: Wenn jemand ein rotes Auto sieht, dann ist das Rot am Auto. Der Beobachter nimmt diese objektive Eigenschaft des »Rotseins« nach diesem Modell erkennend auf.

2.3.2 Systemtherapie: Sozialer Konstruktivismus und Strukturdetermination

Im systemischen Konstruktivismus entsteht die Farbe Rot im Kopf des Beobachters. Am Auto selbst gibt es kein Rot, sondern Strukturen von Materie. Die physikalischen Eigenschaften von Lichtwellen, die davon ausgehen und im Beobachter zum Empfinden »Rot« verarbeitet werden, sind von ganz anderer Art als die Vorgänge im Kopf des Beobachters. In ihrer Beziehung zur Welt haben sich Beobachter nur geeinigt, ihre Empfindungen (die sie untereinander nie auf Gleichheit überprüfen können) mit dem Begriff »Rot« zu belegen. In der Theorie des Konstruktivismus erzeugt der Beobachter seine Beobachtungen selbst in seiner Interaktion mit der Welt. Seine Weltkonstruktionen bestehen aus drei Teilen: Beobachten – Erklären – Bewerten (Simon 2008). Das Beobachten ist ein Unterscheidungsakt (siehe Abschnitt 2.1) und damit eine Auswahl des Beobachters. Er erklärt sich zusammen mit anderen dann, wie das Beobachtete zu Stande kommt. Aus seinen Erklärungen leitet er Lösungsansätze ab, wenn er das Erklärte negativ und als veränderungsbedürftig bewertet. Der

»soziale Konstruktivismus« (Gergen 1985, 1990, 1996) beschreibt diese Vorgänge so, dass dabei kein Beobachter seine Beobachtungen isoliert betreibt, sondern in kulturell-sozialen Gemeinschaften. Wahrnehmungauswahl, Bewertung und Erklärung werden geprägt von dem, was kulturell vorgegeben wird: Was gilt als wert, beobachtet zu werden? Was als gut, was als schlecht? Welche Worte sollen dafür verwendet werden? Die menschliche Sozialisation im Allgemeinen und die professionellen Sozialisationen in Therapieschulen im Besonderen sind solche prägenden Kulturen.

Aus diesen Gedanken folgt, dass kein Beobachter eine Position »außerhalb« seiner eigenen Beobachtungen und seiner Kultur einnehmen kann. Und wenn es kein Außerhalb gibt, gibt es keine Objektivität. Maturana und Varela haben dafür den Begriff der *Strukturdetermination* eingeführt: Jedes beobachtende System bestimmt das, was es sieht, bewertet und erklärt durch die in ihm vorhandenen Strukturen. Es ist von diesen determiniert. Es kann über deren »Verwendung« nicht entscheiden, weil auch diese Entscheidung strukturdeterminiert wäre. Man landet hier in einer unentrinnbaren Zirkularität: Beobachtetes und Beobachter befinden sich in unentrinnbarer Wechselwirkung. Auch die Selbstbeobachtung eines Systems geht von eigenen Systemprämissen aus. Was ein System für seine Vergangenheit hält, ist das Produkt seiner Gegenwart. Jedes Produkt dieser Gegenwart ist strukturdeterminiert von der Vergangenheit des Systems.

Professionelle Beobachter müssen ihre eigenen Beobachtungen beobachten und bewerten. Für Verhaltenstherapeuten sind Objektivität und Reliabilität dafür maßgebliche Kriterien. Für systemische Konstruktivisten sind es systempragmatisch »nur« *Passung, Viabilität* (von Foerster), *Nützlichkeit*. Auch aus systemischer Sicht ist es aber nicht beliebig, wie wir uns unsere Welt konstruieren. Es gibt notgedrungen Falsifikationen: Manche Annahmen lassen sich nicht mit den Erfahrungen im Umgang mit der Welt oder mit dem Überleben vereinen und müssen im Sinne des Falsifikationsprinzips von Popper (1935) aufgegeben werden. Wer annimmt, Feuer sei für die Haut unschädlich, muss das korrigieren, wenn er unverletzt überleben will. Mit Simon (2008) kann gesagt werden: Auch aus konstruktivistischer Sicht gibt es Weltkonstruktionen, die untauglich und nicht viabel sind. Zugespitzt formuliert: Es gibt sehr wohl »Falsches«. Es gibt aber, da keine Position »außerhalb« existiert, keine Möglichkeit zu sagen, was »richtig« ist.

2.3.3 Beziehung als Ausgangspunkt des Erkennens

Systemtheorie und Konstruktivismus haben erkenntnistheoretisch einen *fundamental beziehungsorientierten Ausgangspunkt*: Alles, was wahrgenommen und bezeichnet wird, steht in einer Beziehung zu dem, wovon es unterschieden wird. Der Beobachter steht durch seine Konstruktion des Beobachteten in einer aktiven Beziehung zum Beobachteten. Diese Beziehung unterliegt, wie andere Beziehungen auch, zirkulären Wechselwirkungen zwischen Beobachter und Beobachtetem einschließlich der emotionalen Qualitäten dieses Beziehungsgeschehens. Das gilt für die Naturwissenschaften ebenso wie für die Sozial- und Geisteswissenschaften. Man muss sich die Beziehung zwischen Beobachter und Beobachtetem als Prozess vorstellen, bei dem ein Subjekt in »praktischem emotionalem Engagement« und in »Sorge um sich und die Welt« tätig ist.

Dass dieses Engagement im Umgang mit anderen Personen und mit der Natur notgedrungen auch mit einer »vorgängigen Anerkennung« des Wertes der anderen Personen und der Dinge für den Beobachter verbunden ist, hat A. Honneth (2005) mit Rückbesinnung auf Heidegger, Lukács und Dewey ausgeführt. Nach diesen Autoren ist ein Subjekt stets kognitiv und emotional in das »eingeschrieben«, was es anderen als Eigenschaften zuschreibt:

> »Stets stellen derartige Prädikationen (d. h. Eigenschaftszuschreibungen) [...] nur das Resultat einer objektivierenden Umformulierung der Ängste, Sorgen oder Hoffnungen dar, die wir Personen gegenüber empfinden, wenn wir ihnen gegenüber in der gewöhnlichen Einstellung der Anerkennung begegnen« (Honneth 2005, S. 44).

Wenn A über B denkt, B sei »dominant«, ist diese Bezeichnung demnach ein Produkt der Gefühle von A gegenüber B und damit Bestandteil einer emotionalen Beziehung.

2.4 Sprachverständnis: Wiedergabe von Realität – realitätserzeugender Interaktionsraum

2.4.1 Sprache und Sprechen – Sender und Empfänger

Sprache ist das primäre Medium der Psychotherapie. Nach üblichem Verständnis werden dabei Informationen ausgetauscht. Das Medium besteht dann nicht nur aus gesprochenen oder geschriebenen Worten, sondern auch aus nonverbalen »Botschaften«. Dieses auch in der Verhaltenstheorie verwendete Modell ist ein »Sender-Empfänger-Modell«, vgl. Abbildung 1.

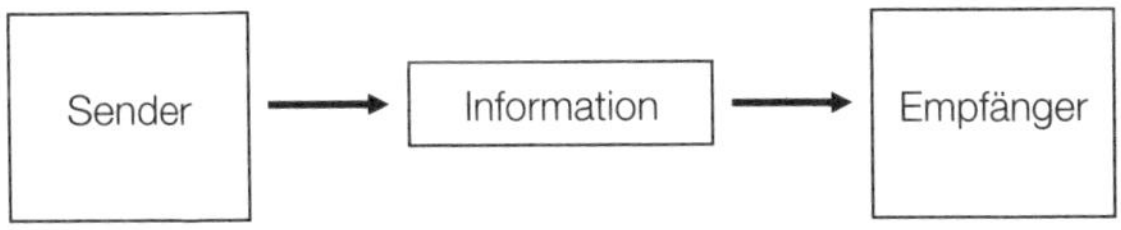

Abb. 1: Das Sender-Empfänger-Modell

In der Therapie sind Therapeut und Patient mal Sender, mal Empfänger von Informationen und Botschaften. Es spielt keine Rolle, ob dieses Senden und Empfangen bewusst oder unbewusst stattfindet. Therapeuten stellen eher Fragen und teilen gelegentlich etwas mit. Patienten teilen viel mit und stellen gelegentlich Fragen. Durch Fragen bringt der Therapeut Patienten dazu, ihm Informationen zu »senden«. Die Frage enthält als Sendung eine Bitte um Informationsrücksendung. Eine Ausnahme bildet der »sokratische Dialog« in der kognitiven Therapie: Hier tut der Therapeut so, als bitte er um die Sendung von Informationen. In Wirklichkeit sendet er in Fragen verpackte Informationen »in den Kopf« des Patienten. Wichtig beim Sender-Empfänger-Modell ist, dass man sich die Information, die Botschaft, das gesendete Signal als von Sender und Empfänger unabhängige Entität vorstellt. Deshalb kann man fragen, ob der Empfänger die Botschaft »richtig« verstanden hat. Diese Frage wird im systemtheoretischen Sprachverständnis ihre Berechtigung verlieren, weil es im Konstruktivismus keine »Information an sich« gibt. Der Empfänger ist da ein sich die empfangenen Botschaften selbst generierender Akteur. Er ist eine auf Grund seiner »Strukturdeterminiertheit« alles, was er empfängt, selbst erzeugende Einheit. Mit anderen Worten: Der Sender bestimmt seine Botschaft, und der Empfänger bestimmt, davon unabhängig, die Botschaft, die er empfängt, vgl. Abbildung 2.

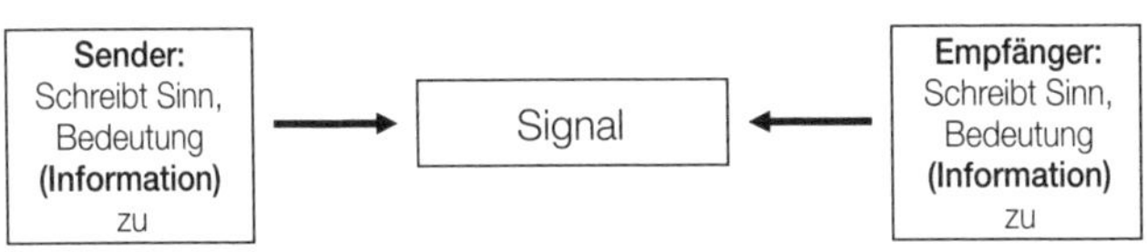

Abb. 2: Sender und Empfänger als generierende Akteure (nach Simon 2008, S. 57)

Fiktives Beispiel: Patient: »Meine Probleme begannen 1997.« Therapeut: »Gab es damals wichtige Ereignisse in Ihrem Leben?« Patient: »Meine Eltern haben sich in diesem Jahr getrennt.«

Diese kleine Sequenz könnte verhaltenstherapeutisch so ausgewertet werden, dass der Therapeut nun die »Information« hat, die Problemgenese korreliere irgendwie mit der Trennung der Eltern des Patienten. Der Therapeut hat das mit seiner Frage »herausbekommen«, der Patient hat nichts getan, als eine Information weiterzugeben. Aus systemischer Perspektive sieht das anders aus: Wir betrachten hier zwei »Hirne«, über Sprache aneinandergekoppelt. Man kann von außen nicht erkennen, welchen Sinn und welche Bedeutung Therapeut und Patient diesen ausgetauschten »Signalen« (hier: Worten) jeweils geben. Wir können hierzu als Außenbeobachter dieser Therapiesequenz nur Hypothesen bilden (die wir allerdings überprüfen könnten): Vielleicht konstruiert sich der Therapeut gerade einen Patienten, dessen Probleme durch die Trennung der Eltern »verursacht« wurden, und je nach therapeutischem Modell könnte er deshalb planen, das mit dem Patienten zu »verarbeiten«. Vielleicht konstruiert sich der Patient gerade selbst zum ersten Mal einen Zusammenhang zwischen seinem heutigen Problem und der damaligen Trennung. Vielleicht hat er auch keine Ahnung, was der Therapeut mit »Informationen« dieser Art anfangen wird, und wartet darauf, dass er heilende Interventionen daraus macht. Es könnte in beiden Hirnen aber auch etwas völlig anderes geschehen.

2.4.2 »Land und Landkarte«

Diese von Korzybski (1933) stammende »Metapher« meint mit »Land« das »wirkliche Leben« oder »die reale Welt« und mit »Landkarte« das vom Beobachter konstruierte Bild, das er sich davon macht. Sprache, Worte und Wörter gehören zur Landkarte. Sowohl Verhaltenstherapie wie Systemtheorie legen Wert darauf, dass »Landkarte« (Sprache) und »Land« (Realität) zwei verschiedene Dinge sind und ein Therapeut deshalb prüfen muss, was ein Patient konkret mit einem bestimmten »Landkartensymbol« (z. B. mit »Angst« oder »Eifersucht«) meint. In der Verhaltenstherapie nennt man das die »Operationalisierung von Begriffen«. Wenn ein Patient sagt, er habe »Angst«, fragt der Verhaltenstherapeut, was das konkret an Körperreaktionen, Gefühlen, Gedanken oder Verhaltensweisen bedeute. Gleiches gilt für den Systemiker.

Die Beschreibungen, mit denen Patienten über ihre Probleme berichten, stellen Landkarten dar. Ihr dabei verwendetes Sprachspektrum reicht von einer idiolektischen (also persönlich geprägten) Wortwahl bis zur Verwendung von Fachtermini, die sie von Experten übernommen haben. Das, was »tatsächlich« in ihnen oder um sie herum geschieht, wenn das Symptom oder das Problem auftritt, entspricht in dieser Metapher der Landschaft. Wörter oder Worte, die das benennen, entsprechen der Landkarte. Von Bedeutung ist, dass die Art der Landkarte (z. B. die Wortwahl) ihrerseits Wirkung auf das Leben, also auf das Land, hat. Therapeuten reagieren wie andere Menschen auch als Erstes nicht auf die Landschaft, sondern auf die Landkarte. Wenn der Patient sagt: »Ich bin selbstunsicher«, und der Therapeut daraus schließt, hier helfe ein Selbstsicherheitstraining, dann hat er ausschließlich auf die Landkarte reagiert. In der Regel kennen Therapeuten die Landkarte »Problembeschreibung« von Patienten, aber nur selten das damit Beschriebene.

Letzteres lernen sie nur kennen, wenn sich das Problem in der Therapiestunde selbst »ereignet« (»Problemakzentuierung« in der Therapie nach Grawe 2004).

Die verschiedenen Therapieschulen haben eigene Sprachstile und Sprachspiele entwickelt zur Untersuchung des mit der Landkarte beschriebenen Patientenlandes und zur Unterscheidung von Landschaft und Landkarte.[2] In Abschnitt 2.1 wurde auf den Unterschied zwischen Unterscheidungsakt und Unterschiedenem hingewiesen. Die Sprache, die das Unterschiedene (in der Metapher: die Landschaft) untersucht, ist faktenorientiert und um Operationalisierung von Begriffen bemüht. Das ist uns vertrauter. Schwieriger ist es, Sprachstile zu entwickeln, mit denen die Landkarten selbst studiert werden, mit denen erforscht wird, wie und mit wem Patienten ihre Landkarten erstellt haben und in welchem Verhältnis sie zum Land

2 Hier ist eine Anmerkung zur logischen Buchführung angebracht. Aus konstruktivistischer Sicht ist auch das, was der Beobachter bei der direkten Beobachtung des Landes sieht, seine Konstruktion und damit schon eine Landkarte; streng genommen gibt es in der Therapie also nur die Begegnung von Landkarten und die Entwicklung von Landkarten von Landkarten. In der Therapie geht es dann nicht um den Vergleich von Landkarte und »realem Land«, sondern um die Untersuchung der Konstruktionsprinzipien verwendeter Landkarten.

selbst stehen. Letzteres muss bei klarer logischer Buchführung so beschrieben werden: Es wird untersucht, nach welchen Prinzipien die Landkarte konstruiert ist, auf der Patienten ihre Probleme darstellen. Zum Ersten gehören eher faktenorientierte Fragen, zum Letzteren eher reflexive, konjunktivische oder kontextorientierte Fragen. »Wann tritt Ihre Angst auf, und was genau geschieht dann in Ihrem Körper?« ist eine das Land selbst untersuchende Faktenfrage. »Wie unterscheiden Sie zwischen Ihrer kranken Angst und einer normalen Angst?« ist eine reflexive Frage. (Zur Unterscheidung dieser Fragetypen siehe Abschnitt 3.3.10.) »Wer hat die Art Ihrer Tochter, zu essen, als Erstes ›anorektisch‹ genannt?« ist eine Frage, die die Entstehung der Landkarte erforscht.

2.4.3 Therapeutenlandkarten von Patientenlandkarten

Man kann sich selbst bei der Verwendung einer bestimmten Landkarte nur in reflexiven Ausnahmesituationen zusehen. Wir haben einfach gelernt, das Verhalten von Onkel Karl als »verrückt« zu bezeichnen. Man muss, um diese Landkarte zu verwenden, nicht wissen, wer sie über Onkel Karl wann erstellt und weitergereicht hat. Sie wird einfach verwendet. Auf einer logisch höheren Ebene haben und brauchen Therapeuten ebenso mit Selbstverständlichkeit verwendete Landkarten von den Landkarten ihrer Patienten. Wenn ein systemischer Konstruktivist einem Patienten bei dessen Darstellung der Probleme zuhört, geht er gemäß seiner Landkarte davon aus, dass der Patient ihm damit seine Landkarte und nicht das Land selbst zeigt. Ein Verhaltenstherapeut geht gemäß seiner Landkarte davon aus, dass ihm der Patient einen Teil seines Landes zeigt. Für ihn ist Sprache eher ein Abbild von Realität. Für den Systemiker ist sie Konstruktion und Erzeugung von Realität. Für beide Schulen gilt, dass man die Macht von Therapeuten, Landkarten von und für Patienten herzustellen oder deren Landkarten als gut oder schlecht zu bewerten, nicht unterschätzen sollte. Patienten hören sehr genau, welche Worte und welche Erklärungen ein Therapeut für ihr Problem benutzt und wie er ihre Problemschilderungen bewertet. Wenn Therapeuten ihren Patienten neue Landkarten für ihr Leben mitgeben, hat das, wenn diese sie bei ihrer weiteren Navigation durch das Leben benutzen, Auswirkung auf ihr Leben.

2.4.4 Das Verhältnis von Sprache und Realität

»This does not mean, that there is nothing outside language.«
(McNamee a. Gergen 1992, p. 5)

Zum Verhältnis von Sprache/Landkarte und Realität/Land gibt es – auch innerhalb der Systemtheorie und des Konstruktivismus – verschiedene Positionen. Man kann Sprache als Abbild der Realität ansehen. Man kann beides als voneinander getrennte Bereiche ansehen und davon ausgehen, dass das Leben in Sprache eine eigene, »konsensuelle« soziale Welt ist. Und man kann sich Sprache und Welt als aneinandergekoppelte Bereiche vorstellen. Aus sozialkonstruktivistischer Sicht tut man gut daran, sich Letzterem anzuschließen. Dann bedeutet Konstruktivismus nicht den in sich widersinnigen Versuch, die Existenz einer »Realität« (eines Landes) zu leugnen. Denn wie sollte man den Betriff »Leugnen« verwenden, ohne von etwas Geleugnetem auszugehen?

Dass das Gehirn mit anderen zusammen sich seine Realität erzeugt, heißt nicht, dass es außer Sprache keine Realität gibt. Sprache kann Leid und Glück erzeugen. Es gibt aber Leid und Glück auch ohne oder jenseits von Sprache. Die Frage, ob es »eine Realität unabhängig von Bewusstsein und Sprache« gibt, ist, wie angemerkt, einerseits in sich widersprüchlich, weil sie das unterstellt (die Realität), nach dessen Existenz sie fragt. Mit ihr begibt man sich auf das erkenntnistheoretische Glatteis. Diese Frage ist aber nicht nur von philosophischem Interesse. Sie verweist darauf, dass, wie alle Therapeuten, auch die radikalen Konstruktivisten gar nicht anders können, als von dieser Annahme auszugehen: dass ein *Wissen* von der Welt und das *Reden* über sie *gleich ursprünglich* sind und dass sie deshalb nicht identisch sind. Das heißt: Sprache erzeugt ihre eigene Sprachwirksamkeit, und sie bezieht sich auf ein *Etwas* in der Welt. Ohne diese Annahme würde Sprache sinnlos. Der Psychotherapeut und Philosoph Gendlin hat sich in seinen Werken dieser Verbindung von Sprache und nichtsprachlichem Erkennen gewidmet (1993). Er hat den von ihm so bezeichneten »felt sense« als explizit außersprachliche Form von Wissen bezeichnet. Der *kleine* Unterschied zwischen Konstruktivisten und Anhängern von *Abbildtheorien* bezieht sich *nur* auf das, was im *Sinnesorgan* geschieht. Der Konstruktivist geht davon aus, dass das mit seinen Sinnesorganen wahrnehmende System sich aus den eingehenden Stimulierungen eine eigene Welt erzeugt. Der

Abbildtheoretiker stellt sich vor, dass mit den Sinneseindrücken die Qualitätsmerkmale der Welt selbst direkt in das Hirn gelangen und sich dort wiederfinden. Für die einen ist Psychotherapie Dekonstruktion und Rekonstruktion von Weltbildern, für die anderen Veränderung von Realitäten.

2.4.5 Die Logik der Sprache ist nicht die Logik des Lebens

»Die implizite Logik von Zeichensystemen, d. h. von Symbolen, Abbildungen, Metaphern, Sprachen, Texten, Formen usw., ist in der Regel anders als die der abgebildeten oder bezeichneten Phänomene oder Gegenstände; wenn beides verwechselt wird, besteht die Gefahr, dass auf Eigenarten der Beobachtungsmethode und ihrer Ergebnisse bzw. des Beobachters statt des beobachteten Sachverhaltes reagiert wird« (Simon 2008, S. 113).

Die »Sprachlandkarten« geben dem Leben oft eine Logik vor, die ihm nicht angemessen ist. Das logische Gebäude des Zeichen- oder Sprachsystems enthält z. B. oft die Logik des Entweder-oder (Liebe oder Hass – Trennung oder Bleiben – wahr oder falsch). Fühlen und Verhalten entsprechen aber nicht dieser Entweder-oder-Logik, sondern dem Sowohl-als-auch (»Ich will bleiben und gehen – Ich mag dich und mag dich nicht – Ich finde das richtig und finde es falsch«). Die kognitive Verhaltenstherapie hat viele Prämissen in kognitiven Systemen identifiziert, die Probleme erzeugen, weil sie dem Leben eine lebensfeindliche Logik aufdrängen.

»Das Ideal der zweiwertigen Logik, wonach Aussagen entweder ›wahr‹ oder ›falsch‹ [oder im moralischen Bereich: gut oder schlecht; H. L.] zu sein haben bzw. sind und etwas Drittes nicht möglich ist, ist ein typisches Landkartenphänomen, d. h. ein Merkmal des Zeichensystems, ein Artefakt, das durch den Beobachter produziert wird; die tatsächlich existierende Welt ist immer voller Widersprüche, Antagonismen, Unklarheiten, Vieldeutigkeiten und Oszillationen; daher ist die Ambivalenz eigentlich die für jeden Beobachter angemessene Normalverfassung« (ebd., S. 116).

Therapeuten tun gut daran, unter diesem Gesichtspunkt ihre therapieschulenspezifischen Landkarten zu überprüfen. Diese enthalten nämlich oft auch Logiken oder Wertungen des Entweder-oder: Bedürfnisse wahrnehmen ist gut, sie übergehen schlecht; konstruktiv streiten ist gut, manipulieren ist schlecht; sich Ängsten stellen ist gut, sie vermeiden ist schlecht; sich verstehen ist gut, sich nicht verstehen ist schlecht; Lösungsorientierung ist gut, Problemorientierung ist schlecht usw. Das sind gute therapeutische Landkarten für bestimmte Kontexte. Sie folgen aber nicht immer der »Logik des Lebens«. In der Therapie kann es darum gehen, in den Patientenlandkarten solche Entweder-oder-Aussagen der zweiseitigen Logik zu entdecken und sie durch eine lebensfreundlichere Sowohl-als-auch-Logik zu ersetzen.

2.4.6 Ereignissprache – Handlungssprache

Sprache hat suggestive Kraft. Wenn die Sprache suggeriert, Symptome oder Probleme seien Ereignisse, denen Patienten ohne ihr Mitwirken ausgesetzt sind, resultiert daraus das Gefühl von Ohnmacht und die Erwartung, irgendjemand möge etwas tun, um diese Ereignisse aus der Welt zu schaffen. Wenn Sprache suggeriert, dass Patienten entscheiden und handeln, werden aus Ereignisopfern Handelnde. Die Verhaltenstherapie bedient sich beider »Sprachspiele«. Die Systemtherapie bevorzugt in der Regel das handlungsorientierte Sprachspiel. Das gilt auch für Verhaltenstherapeuten, die selbst systemisch denken und handeln, z. B. die Vertreter der »funktionalen Familientherapie« (Heekerens 2002) oder der strategisch-systemischen Verhaltenstherapie von Hand (2008). Flexible Therapeuten beherrschen beides. Kein Sprachspiel ist per se gut oder schlecht. Zur Erläuterung seien in Tabelle 3 einige Beispiele beider »Sprachspiele« einander gegenübergestellt.

2.4.7 Datenerhebung oder Erzeugung von Unterschieden

Man kann auf sehr allgemeiner Ebene zwei Typen von therapeutischen Fragen unterscheiden: Das sind solche, die sich nach Fakten oder Tatbeständen erkundigen, und solche, durch deren Beantwortung man sich Veränderungen bei denen erhofft, die sich auf die Fragen einlassen. Im ersten Fall gibt der Befragte Auskunft, ohne sich dabei zu verändern. Im zweiten Fall veranlasst die Frage einen Akt der Selbstbeobachtung mit Veränderungspotenzial. Auch wenn jede Schule sich beider Fragetypen bedient, bevorzugt die Verhaltenstherapie Typ 1 und die Systemtherapie Typ 2. Der theoretische Hintergrund liegt auf der Hand. Die Verhaltenstherapie geht vom Unterschiedenen aus und holt sich weitere Daten dazu: Wann tritt das Symptom wie auf, in welcher Situation usw.? Die Systemtheorie geht von den Unterscheidungsakten des Patientensystems aus und beleuchtet diese. Dabei erhofft sie sich, dass diese Akte sich dadurch ändern. Fragen nach den Unterscheidungsakten werden daher selbst

Ereignisorientiertes Sprachspiel	Handlungsorientiertes Sprachspiel
»Wann tritt das Symptom auf?«	»Wann zeigen Sie Ihr Symptomverhalten?«
»der Patient«	»der identifizierte Patient«
»der Kranke«	»der Symptomträger«
»Auftreten des Symptoms«	»Symptomwahl«
»das Symptom als Ausdruck einer Krankheit«	»das Symptom als Frühwarnsignal«
»Herr X ist aggressiv.«	»Herr X zeigt seine aggressive Seite.«
»Ihre Tochter hat eine Anorexie.«	»Ihre Tochter zeigt Ihnen ihre Hungerseite und schickt Ihnen eine darin verschlüsselte Botschaft.«
»Seit wann haben Sie Ihre Depression?«	»Seit wann sind Sie Ihrem Mann gegenüber in einen depressiven Streik getreten?«
»Auf Grund der Belastung dekompensierte der Patient.«	»Angesichts der Belastung entschied sich der Patient für einen Rückzug ins Bett.«
»Was hat das Problem verursacht?«	»Wer kann was tun, damit sich Ihr Problem zum Besseren oder Schlechteren verändert?«

Tab. 3: Ereignisorientiertes vs. handlungsorientiertes Sprachspiel

zu Interventionen. Im klassischen verhaltenstherapeutischen Verständnis stellt der Therapeut Fragen, und der Patient gibt Auskunft. Durch diese Auskunft verändert er sich selbst nicht. Therapeut: »Wie fühlen Sie sich in dieser Situation?« Patient: »Traurig.« Hier verändert sich etwas im Therapeuten: Er hat eine Information erhalten, die sein Bild vom Patienten bestätigt oder verändert. Beim Patienten ändert sich hier zunächst nichts: Er hat etwas gesagt, was er schon weiß. Nach der Frage ist für ihn vor der Frage.

Die Fragen der Systemtheorie zielen darauf ab, dass sich beim Patienten dadurch, dass er sich darauf einlässt, etwas verändert. Sie sollen in ihm einen Unterschied zu seinen bisherigen Sichtweisen erzeugen, dem dann weitere Veränderungen bzw. Unterschiede folgen. Therapeut: »Wenn Sie traurig sind: Wie erklärt sich Ihre Frau Ihre Trauer?« Hat der Patient schon häufig über diese Fragen nachgedacht und mit seiner Frau darüber gesprochen, ist diese Frage nicht neu, und sie führt zur Auskunft, aber nicht zur Veränderung (»Ich glaube, sie fühlt sich dann schuldig«). Ist diese Frage für den Patienten oder das Paar neu, kann sie neue Erkenntnisse erzeugen: Er erfährt etwas z. B. über sein bisheriges Bild von seiner Beziehung zu seiner Frau, sie erfährt etwas über sein Bild von ihr. Bei Fragen vom Charakter der Fakten- oder Datenerhebung (auch wenn es dabei nur um »Meinungen« geht) kann sich der Therapeut an einen vorher festgelegten Fragenkatalog halten. Bei Fragen, die ein System zu Selbstreflexionen anregen sollen, hängt die nächste Frage des Therapeuten davon ab, was der Patient vorher geantwortet hat. Die Sequenz Frage – Antwort – Frage – Antwort usw. nimmt dann den Charakter eines Prozesses an, dessen Verlauf und Ereignis niemand vorhersagen kann. Wenn der Patient angibt, er vermute Schuldgefühle bei seiner Frau ihm gegenüber, ergibt sich daraus als nächste Frage eine andere (etwa: »Wollen Sie das so, oder würden Sie Ihrer Frau das gerne ersparen?«), als wenn er antwortet: »Ich glaube, meine Trauer interessiert sie nicht.«

Gadamer, der der *Frage* in seinem Lebenswerk *Wahrheit und Methode* (1990) ein eigenes Kapitel gewidmet hat, kommt daher zu dem Schluss, dass nicht der Fragende und der Antwortende ein Gespräch führen, sondern dass beide selbst vom Gespräch geführt werden. Die Differenz zwischen Faktenfragen und unterschiederzeugenden Fragen spürt man manchmal am »Gesprächsklima«: Da Faktenfragen auf Sachverhalte aus sind, entsteht oft ein sachlich-nüchternes Klima. Wenn im Modus des anderen Fragentypus bisherige Sichtweisen mit Humor oder provokativ in Frage gestellt werden, entsteht oft ein »Klima der Veränderung«. Abschnitt 3.3 widmet sich ausführlich den verschiedenen Fragetypen und ihren Wirkungen.

2.5 Aufmerksamkeitssteuerung: Störungsorientierung – Selbstorganisation

Wenn es darum geht, worauf eine Therapieschule ihre Aufmerksamkeit richtet, dann sind Verhaltenstherapeuten Experten für »das Land der Störungen«. Für das Wahrnehmen, Beobachten und Beschreiben von Störungsbereichen haben sie genaue Beobachtungsinstrumente, Interviewleitfäden, Fragebogen, reliable Kriterien zur Vergabe von Diagnosen.

Die Steuerung der Aufmerksamkeit im systemtheoretischen Ansatz gehorcht einer anderen Logik. Dieser folgend, nimmt der Therapeut bewusst oder unbewusst eine Auswahl vor und entscheidet, in welcher der drei Welten er das zu behandelnde Phänomen ansiedelt: in der medizinisch-biologischen, psychischen oder sozialen Welt. Gemäß seiner Selbstorganisationstheorie (ein System erzeugt sich seine Systemelemente selbst) untersucht der Systemtherapeut dann jene Operationen in dieser Welt, die das beschriebene Phänomen hervorbringen. Die anderen »Welten« werden so zu Umwelten jenes autopoietischen Systems, das das Problem erzeugt hat. Bei einer Zwangssymptomatik kann als die das Symptom erzeugende Welt ebenso die psychische angesehen werden (intrapsychische Muster in Denken, Fühlen und Verhalten) wie die soziale (Zwangsverhalten als Element sozialer Interaktionen). Das Bestreben des systemischen Ansatzes ist es, Komplexität zu reduzieren und »nur« jene Wiederholungsmuster zu identifizieren, die sowohl hohen Erklärungswert wie hohes Veränderungspotenzial haben.

Fallbeispiel
Eine 17-jährige Frau wird wegen anorektischer Symptomatik, Alkoholmissbrauch und gelegentlicher Diebstähle stationär in einer psychosomatischen Klinik behandelt. Ihre Eltern sind deshalb in Angst und Sorge um ihre Zukunft. Zum familiären Hintergrund ist zu erfahren, dass es vor diesem Mädchen eine Totgeburt gegeben hat und dass der Vater seit einigen Jahren nach einem Schlaganfall »wesensverändert« sei. Der sie behandelnde Kollege geht einzeltherapeutisch vor und bearbeitet mit der jungen Frau ihr anorektisches Verhalten vor allem durch Psychoedukation betreffend typische anorektische Kreisläufe und mit einem Essensmodifikationsprogramm. Zum Alkoholkonsum und zum Diebstahl werden Verhaltensanalysen erstellt und daraus einzeltherapeutische Verhaltensziele abgeleitet. Damit hat er den Aufmerksamkeitsfokus auf die Welt der Psyche der Patientin gerichtet und bezieht natürlich deren Umwelten ein: wie ihr Körper auf das durch die Psyche gesteuerte anorektische Hungern reagiert und wie umgekehrt die Psyche auf die vom Körper erzeugten Heißhungerzustände. In den Verhaltensanalysen der Problembereiche »anorektisches Hungern/Alkoholkonsum/Diebstahl« spielt erwartungsgemäß das soziale Umfeld eine wichtige Rolle: Die Patientin reagiert auf sozialen Stress (Stimulus), und das Sorgeverhalten der Eltern ist für die junge Erwachsene unangenehm (Konsequenzen). In einer Supervision berichtet der Kolle-

ge, dass dieser individualtherapeutische Fokus auf die Welt der Psyche bei dieser Patientin nicht wie sonst zum Erfolg führt. Deshalb wird die Aufmerksamkeit auf die soziale Welt und hier auf das familiäre System gerichtet. In einer Live-Arbeit mit der Tochter und den Eltern wird mittels einer Supervision das Symptomverhalten der Patientin als Element und Produkt sozialer und familiärer Interaktionen rekonstruiert und ihm in dieser Welt Bedeutung zugeschrieben. Dazu gehören: Das Verhalten der Patientin zieht Aufmerksamkeit und Energie der Eltern auf sich. Mutter und Vater sind hoch engagiert und bringen das deutlich zum Ausdruck. Vor dem Hintergrund der traumatischen Erfahrungen in der Familie mit Tod und Krankheit und der seitdem im System vorhandenen Angst vor weiteren Schicksalsschlägen wird das »Krankheitsverhalten« der Tochter in Anwesenheit der ganzen Familie so gedeutet, dass sich darin die Sorge dieses Kindes um die Eltern, vor allem um den Vater, ausdrückt. Indem das Kind dem Vater – zum Teil provokativ – Anlass zu heftigsten Sorgen gibt, halte es diesen am Leben und lenke die Eltern vom Schmerz wegen des toten Geschwisters ab. Die Familie ist von dieser Deutung berührt. Sie ermöglicht, neue kommunikative Umgangsformen für die Angst der Tochter um den Vater ebenso wie für die Angst der Eltern um die Tochter zu entwickeln – nach dem Motto: »Das Symptomverhalten der Tochter hat seinen Dienst getan.«

2.5.1 Therapeutische Steuerung der Patientenaufmerksamkeit

Therapeuten steuern nicht nur ihre eigene, sondern auch die Aufmerksamkeit ihrer Patienten. In Psychoanalysen beginnen Patienten, ihre Träume zu beobachten. In Verhaltenstherapien registrieren sie Häufigkeiten ihres Verhaltens, auslösende Situationen, dysfunktionale Gedanken oder S-R-C-Sequenzen (Verhaltensanalyse). Systemtherapeuten lenken die Aufmerksamkeit ihrer Patienten vor allem auf zirkuläre interaktionelle Abläufe, d. h. auf Interaktionsmuster und ihre intrapsychischen Deutungen, auf Rollen in Systemen und auf die vom System bisher gewählten Problemlösungen.

Diese Beschreibung schulenspezifischer Aufmerksamkeitssteuerungen erfolgt hier ohne Bewertung. Die eine ist nicht besser als die andere. Verhaltenstherapeuten sind Experten in der Beobachtung von Störungsphänomenen und bringen das ihren Patienten bei. Dadurch werden sie für viele ihrer Patienten zu vertrauenswürdigen Experten, die über Störungswissen verfügen und dieses weitergeben (Psychoedukation). Wenn in Verhaltenstherapien die Aufmerksamkeit auf die Störung nicht zu Heilung oder Linderung führt, kann der Blick auf die Autopoiese der Psyche oder der sozialen Interaktionen zu Lösungsansätzen führen, die sich aus dem Blickwinkel der Störungsorientierung nicht ergeben. Das obige Fallbeispiel schildert einen solchen Wechsel der Blickrichtung.

2.5.2 Aufmerksamkeitssteuerung durch den Kontext

Beobachtet man Therapeuten beim Steuern ihrer eigenen Aufmerksamkeit, wird deutlich, wie sehr sie dabei von ihrem Arbeitskontext gesteuert werden. Wer in einem klinischen Kontext Diagnosen vergibt, weil die Kostenträger nur die Behandlung durch Diagnosen identifizierter Krankheiten bezahlen, oder wessen therapeutische Erfolge danach beurteilt werden, ob die Arbeitsfähigkeit eines Patienten wiederhergestellt wird, weil die Therapie Teil einer medizinischen Rehabilitation ist, wird in seiner Selbst- und Patientenwahrnehmung davon geprägt – ob er will oder nicht. Wer ein verstricktes Ehepaar vor sich hat, wird das Verhalten des Mannes oder der Frau auch daraufhin beobachten, ob es den Normen entspricht, die er für Eheverhalten gelernt hat: christliche, abendländische, therapieschulenspezifische oder von der eigenen Herkunftsfamilie geprägte Konzepte von gutem und schlechtem Verhalten in Partnerschaften. Wer Kinder und Jugendliche behandelt, zu deren Problemen Leistungsstörungen, Leistungsverweigerung oder »antisoziales Verhalten« gehören, wird in seinen Patientenbeobachtungen nicht unbeeindruckt sein von Vorstellungen dessen, was »gute« und was »schlechte« Schüler sind, oder von Ideologien, die die Förderung von Fähigkeiten und Fertigkeiten moralisch höher bewerten als die Akzeptanz und die Integration von Behinderung oder von Fremdem.

Die Aufmerksamkeit therapeutischer Systeme kann sich auch auf solche Kontextvariablen und ihre Auswirkung auf Aufmerksamkeitssteuerungen selbst richten. Sie muss dann eine Beobachter-zweiter-Ordnungs-Position zu sich selbst einnehmen. In der Systemtheorie wird das ein Reentry genannt: Man beobachtet sich dann selbst, wie man andere beobachtet und welche Beobachtungskategorien man dabei verwendet.[3]

2.6 Erklärung: Monokausalität – zirkuläre Kausalität

2.6.1 Erklärungsmodell als Schulenidentität

Zur Identität einer Therapieschule gehört: Wie erklärt sie, wodurch es zu den von ihr behandelten Problemen gekommen ist? Davon hängt ab, was sie zu ihrer Lösung tut oder unterlässt.

Therapeutische Erklärungen beziehen sich fast ausschließlich auf Phänomene, die negativ bewertet werden. Was psychotherapeutisch erklärbar erscheint, gilt als durch psychische oder soziale Aktivitäten veränderbar. Therapeutische Erklärungen stillen zudem das Bedürfnis, schmerzlichen Phänomenen Sinn zu verleihen. Deshalb sind gute Erklärungsmodelle für viele Patienten schon per se effektive Wirkvariablen. Schmerz und Leid können durch sinnstiftende Erklärungen erträglicher werden.

2.6.1.1 Auch das Unauffällige bedarf aus systemtheoretischer Sicht der Erklärung

In der Regel suchen wir nach Erklärungen, wenn etwas unerwartet ist oder ungut läuft. Die Systemtheorie verlangt Erklärungen auch für das, was wie erwartet und gut läuft. Wenn wir der autopoietischen bzw. Selbstorganisationstheorie folgen, stellt ein System alle Elemente, die zu ihm gehören, selbst aktiv her – auch die für das alltägliche Wohlbefinden und die für den Beobachter des Systems unauffälligen und still-stabilen. Was unscheinbar und stabil erscheint, bedarf deshalb genauso der Erklärung wie das, was unangenehm ist und auffällt. Eine gesunde und wohltemperierte Körperhaut ist für unser Alltagsbewusstsein »einfach da« und bedarf ebenso wenig einer Erklärung wie der problemlose Familienalltag. Aus systemischer Sicht wird beides aktiv erzeugt. Man kann und muss dann fragen: Wie stellt der biologische Organismus oder das familiäre System die-

3 Diese Sensibilität, sich der unausweichlichen Kontexte bewusstzuwerden, die die therapeutische Aufmerksamkeit steuern, wurde vom Autor andernorts »Kontextsensibilität« genannt. Man kann diese lernen und einüben, wodurch sie zu einer »systemischen Wirkvariablen« aus der Position der Beobachtung zweiter Ordnung wird (Lieb 2009a).

sen Normalzustand her? Wie schafft Familie Huber es, kein Problem zu haben? Mit welchen Aktivitäten erzeugt Herr B. seine Gelassenheit? Die Auswahl dessen, was einer Erklärung bedarf, ist bereits eine theoriegeleitete Auswahl.

Man kann auch die zu Erklärungen führenden Auswahlvorgänge selbst erklären. Wenn z. B. Eltern ihr Kind als problematisch beschreiben und das dadurch erklären, dass sie in der Erziehung etwas falsch gemacht haben, kann man nach einer Erklärung dafür suchen, warum die Eltern dieses Erklärungsmodell wählen. Andere Eltern würden andere Erklärungen bevorzugen, z. B. eine negative Beeinflussung des Kindes durch »schlechte Gesellschaft«. Verhaltenstherapie und Systemtherapie bevorzugen verschiedene Erklärungsansätze mit unterschiedlichen Auswirkungen auf ihre Aufmerksamkeitssteuerung, auf die Worte, mit denen sie ihre Beobachtungen beschreiben, und auf ihre Veränderungsansätze.

2.6.2 Verhaltenstherapeutisches und systemtheoretisches Erklären

Die *Verhaltenstherapie* bevorzugt zwei Arten von Erklärungen: *kausale Warum-Erklärungen* und *teleologisch-funktionale Wozu-Erklärungen*. Mit Kausalerklärungen führt sie Problemphänomene mit Bezug auf biologische, psychologische oder soziale Gesetze auf vorausgehende Ursachen zurück. In als »Funktionsanalysen« bezeichneten Ansätzen wird ein Problemverhalten mit einem »Wozu-ist-das-da?«, d. h. teleologisch (griechisch *telos* = »Zweck, Ziel«), erklärt. Ein Phänomen *systemtheoretisch* zu erklären bedeutet, jene sich wiederholenden Prozesse eines Systems zu identifizieren, die das zu erklärende Phänomen als Produkt der eigenen Operationen hervorbringen (vgl. ausführlicher Maturana u. Varela 1985, S. 3 f.; Maturana u. Varela 1970). Auf grundsätzlicher Ebene kann der Unterschied im Erklären zwischen VT und ST so formuliert werden: In der Verhaltenstherapie wird etwas entweder kausal durch etwas anderes Vorausgehendes erklärt oder teleologisch durch das, wozu es da ist oder wofür es eine Funktion hat. In der Systemtheorie wird etwas ausschließlich dadurch erklärt, wie das System, zu dem dieses »Etwas« gehört, dieses durch seine wiederholten Operationen selbst erzeugt.

Jede Erklärung stößt an ihre Grenzen. Keine Erklärung kann alles erklären. Die Zeit der großen wissenschaftlichen Entwürfe, die alles erklären und die das Ideal der Aufklärung waren, ist vorbei. Jedes verhaltenstherapeutische Modell zur Erklärung von Störungen enthält systemtheoretische Versatzstücke – meistens in Form von problemerzeugenden zirkulären »Teufelskreisen«. In der Therapie depressiver Patienten bekannt ist zum Beispiel der »Teufelskreis« zwischen depressivem Fühlen und behavioraler Inaktivität, durch den die Depression erklärt wird. Die verhaltenstherapeutische Behandlung von Panikstörungen bedient sich der systemtheoretischen Erklärung durch einen Aufschaukelungsprozess von Körpersensation und deren angstbezogener Deutung. Umgekehrt verwenden Systemtherapeuten in ihren Erklärungen oft monokausale Versatzstücke. Trotzdem hat jede Therapieschule ein Grundmodell an Erklärungen, aus dem sich ihre Identität speist.

Nicht selten führen Erklärungen, die sich als falsch erwiesen haben, zu guten Therapien. Die erfolgreiche verhaltenstherapeutische Behandlung von Phobien durch Angstexpositionen wurde z. B. aus dem Erklärungsprinzip der sogenannten Habituation abgeleitet. Dem zufolge wird die Angst als konditionierte Reaktion auf einen Angststimulus nach längerer Exposition[4] mit diesem Stimulus gelöscht. Nach neueren hirnphysiologischen Kenntnissen stimmt das nicht. Man muss eher eine Art Inhibition der Angstbereitschaft und der Angstreaktion annehmen und nicht eine Löschung. Systemtherapeuten führen viele ihrer Erfolge auf die Anwendung spezifischer systemischer Techniken, wie z. B. das »Reframing« (Umdeutung) oder auf therapeutisch induzierte Musterunterbrechungen (z. B. Verschreibungen oder Hausaufgaben), zurück und erklären sich das durch eine »Systemverstörung« (»Perturbation«). Aber wer weiß: Vielleicht sind da manchmal ganz andere Wirkvariablen heilsam, die einer ganz anderen Erklärung bedürften.

Ein *Fallbeispiel* für verhaltenstherapeutisches und systemisches Erklären

Herr N., 63 Jahre alt, kommt »gezwungenermaßen« zur Therapie. Er ist in erster, kinderloser Ehe geschieden und hat aus zweiter Ehe drei erwachsene Kinder. Er ist wegen sexuellen Missbrauchs eines Mädchens angeklagt und auf Bewährung verurteilt worden.

4 Exposition: eine Methode der Angstbehandlung, bei der man so lange in einer Angstsituation verweilt, bis die Angst nachlässt.

Sein Arbeitgeber, ein großes Transportunternehmen, will ihm deshalb kündigen. Auf Initiative seines Rechtsanwaltes lässt sich dieser auf den Fortbestand des Arbeitsverhältnisses ein, wenn Herr N. sich therapeutisch behandeln lasse. Grund für diese Arbeitgebereinlassung war auch das Engagement des Hausarztes des Patienten, der alle Beteiligten vor einem Suizid des Patienten im Falle einer Kündigung warnte. Still, in sich zusammengesunken, geplagt von Rückenschmerzen und depressiv getönt, berichtet dieser, er habe die Tat, die zur Verurteilung geführt hat, nicht begangen. Vor zehn Jahren sei er schon einmal wegen sexuellen Missbrauchs verurteilt worden. Diese Tat habe er tatsächlich begangen und auch gestanden. Der jetzt erneut auf ihm liegende und in dem Dorf, in dem er lebt, bekanntgewordene Verdacht und das Urteil hätten dazu geführt, dass er in seiner Wohngegend und am Arbeitsplatz stigmatisiert sei. Er habe seinen Wohnort daher verlassen. Seine Frau sei dortgeblieben – das Paar lebe also getrennt. Seine Kollegen würden ihn meiden. Das Ganze endet, trotz Therapie, dann doch in einer fristlosen Kündigung.

Auswahl 1: Problemdefinition: Wer »hat« das Problem bzw. definiert hier, was als Problem anzusehen ist? Das Gericht sieht einen überführten Straftäter und definiert eine Straftat. Demzufolge bedarf es einer Strafe, keiner Therapie. Der Arbeitgeber sieht ebenfalls einen überführten Sexualstraftäter, dessen Weiteranstellung dem Renommee des bundesweit tätigen Unternehmens abträglich und den Kollegen nicht zumutbar sei. Herr N. selbst sieht sich als einen zu Unrecht Stigmatisierten und Entlassenen und erklärt sich das als langfristige Folge der vor zehn Jahren begangenen und verbüßten Straftat (»Vorverurteilungsurteil«).

Welcher Sicht soll sich der Therapeut hier anschließen? Folgt er der Sicht des Patienten, fällt er aus Sicht anderer auf die Tatverleugnung eines Straftäters herein. Folgt er deren Sicht, stimmen seine und des Patienten Problemdefinition nicht überein. Soll er sagen, angesichts solcher Auftragsprobleme sei Psychotherapie nicht möglich? Beginnt er eine solche, muss er entscheiden: Behandlung einer Pädophilie? Einer depressiven Suizidalität? Einer selbstunsicheren Persönlichkeit? (»Wenn er tatsächlich unschuldig ist: Warum wehrt er sich dann nicht und geht in Revision«?)

In welcher der »drei Welten« siedelt er das von ihm schließlich identifizierte Problem an und wird Erklärungen dafür suchen: Biophysiologie? Psyche des Patienten? Soziale Welt?

Auswahl 2: Erklärungsmöglichkeiten: Ein Verhaltenstherapeut wird das, was er als Problem definiert, nicht autopoietisch durch sich selbst, sondern durch »etwas anderes« erklären: Welche Faktoren X erklären das Problem Y? Aus seiner Sicht kann ein Problem ja nicht aus sich selbst heraus entstehen. Je nach Problemdefinition kämen als kausale Faktoren hier in Frage: biologische oder psychologische Faktoren, die Herrn N.s Sexualität determinieren. Das Gerichtsurteil, die Anzeige, das Untersuchungsverfahren und die Stigmatisierung könnten als externe Ursachen für den depressiven Zustand des Patienten angesehen werden. Im Falle verleugneter Schuld könnten Angst vor einem Geständnis oder latente Schuldgefühle die Ursache seiner Depressionen sein. Sein devotes Verhalten (er nimmt die aus seiner Sicht ungerechte Stigmatisierung sichtlich klaglos leidend hin) könnte man durch eine entsprechende Persönlichkeitsstruktur (oder »-störung«) erklären. Teleologisch-funktional könnte sein Verhaltensmuster verschieden erklärt werden: als Selbstbestrafung, weil er sich unbewusst doch für schuldig hält bzw. tatsächlich schuldig ist? Das »hinnehmende« Verhalten könnte teleologisch durch ein bewusstes oder unbewusstes Ziel des Patienten erklärt werden, in einer Märtyrerrolle moralischen Gewinn einzufahren. Wenn man weiß, dass seine Eltern in einer Diktatur wegen ihrer politischen Ansichten in Haft waren und dieses Land später durch Flucht verließen, könnte man dieser Leidensrolle teleologisch auch die unbewusste Funktion zuschreiben, die Zugehörigkeit »zum System Verfolgter« und damit zu seinen Eltern zum Ausdruck zu bringen.

In Fällen wie diesem leiden Therapeuten nicht am Mangel an Auswahlmöglichkeiten, sondern an einem Problemdefinitions- und Erklärungsüberhang. Sie müssen also wählen.

Auch ein Systemtherapeut muss wählen. Seine Autopoiese-/ Selbstorganisationstheorie will, dass er zuerst das System bzw. die Welt identifiziert, in der er das Problem ansiedelt (Biophysiologie/ Psyche/soziale Welt). Dann will sie, dass er die sich in diesem

System wiederholenden Muster beschreibt, die die von ihm ausgewählte Problemversion hervorbringen.

Auswahl 3: Interventionen: Im vorliegenden Fall intervenierte der Therapeut mal auf der Ebene der Autopoiese der Psyche, mal auf der des sozialen Systems. Zu Letzterer haben sich Therapeut und Patient einmal dessen Sozialverhalten als Element in seiner sozialen Welt angesehen: gebückte Haltung gegenüber anderen/kein Protest gegen empfundene Ungerechtigkeiten/auf stille Weise sichtbar gemachtes Leiden. Vorausgegangen war die Beleuchtung seiner intrapsychischen Autopoiese zum Umgang mit Schuld mit dem für ihn wichtigen Ergebnis, dass er nur dann mit Kraft eine Unschuld vor sich und anderen vertreten könne, wenn diese zweifelsfrei bestehe und wenn er zu »100 %« die Schuld für eine tatsächlich begangene Straftat übernehme und nicht, wie er geglaubt hatte, zu »ca. 90 %«. Als interaktionelle Muster in seiner sozialen Welt konnten dann identifiziert werden: Eine Gruppe (Richter, Arbeitgeber, Kollegen) beschuldigen den Patienten. Ein Teil der sozialen Welt meidet ihn. Der Patient reagiert darauf mit einem devoten Duldungsmuster: Er entschuldigt sich z. B. bei Kollegen dafür, dass diese das Vertrauen in ihn verloren hätten. Systemisch wird damit nur ein Muster beschrieben, ohne dass einer der Seiten dieses Interaktionsgefüges einseitig die Verursachung dafür zugeschrieben ist. Es zeigte sich ein sich autopoietisch selbst aufrechterhaltendes Muster, das jede Seite unterbrechen könnte. Nachdem der Patient das einmal erkannt hat, entdeckt er, dass sich auch seine Eltern und der Staat, der sie eingesperrt hatte, nach diesem Muster verhalten haben; auch in der Beziehung zwischen seinem Vater und seiner Mutter und zum Teil sogar in der zwischen Patient und Therapeut konnte isomorph (»gleichgestaltet«) diese Figur entdeckt werden. Eine Seite ist aktiv ausgrenzend, die andere passiv bis masochistisch. Aus Sicht der Systemtheorie gibt es hier keinen »Faktor X« außerhalb dieses Musters, der es erzeugt. Das Muster erzeugt sich selbst: Aktivität erzeugt Passivität und Passivität erzeugt Aktivität.

Einer verhaltenstherapeutischen Erklärungslogik folgend (»Etwas erzeugt etwas«), würde versucht werden, in das »Etwas« zu intervenieren, das als Faktor X das Problem hervorbringt: Interventionen in den Persönlichkeitsstil oder in die »Persönlichkeitsstörung«, in die Kognitionen, die das depressive Fühlen hervorbringen; in das Bewusstsein des Patienten durch Bewusstmachung einer eventuell unbewusst eingestandenen und bewusst verleugneten Schuld. Systemtheoretisch gibt es keine Arbeit an einem außerhalb des Problemmusters liegenden Faktor X. Der Systemtherapeut interveniert in das problemerzeugende autopoietische System selbst. Im Falle von Herrn N. wurde auf sozialer Ebene das kommunikative Verhalten des Patienten – provokativ überzogen – mit dem Bild eines »devoten Hündchens« karikiert, das seine Umwelt durch demonstrierte Demut steuere. Das war der konstruktivistische Teil der Intervention (eine Umdeutung). Dem folgte eine interaktionelle Musterunterbrechung. Sie bestand darin, dass der Patient entschied, die Rolle des »Hündchens« zu verlassen, und in der Arbeitswelt »auf Augenhöhe« seinem Chef und seinen Kollegen erklärte: »Das alte Urteil und die damalige Strafe waren gerecht. Das neue ist es nicht. Ich akzeptiere eure Entscheidung, mir zu misstrauen. Ich weiß, dass ich unschuldig bin. Wenn ihr mich loswerden wollt und ich hier ungewollt bin, gehe ich von mir aus.« Nonverbal übte sich der Patient im wahrsten Sinne des Wortes im »aufrechten Gang«. Aus systemischer Sicht handelte es sich dabei um eine Musterunterbrechung durch ein Element eines Systems. Hier bedeutet sie, dass Aktivität mit Aktivität beantwortet wurde.

Beide Therapieschulen und Erklärungsansätze – VT wie ST – können hier zu guten Ergebnissen für den Patienten kommen. Beide könnten scheitern.

2.6.3 Erklären des Erklärens

Versteht man unter wissenschaftlicher Erklärung, dass die Welt objektiv beschrieben und nach allgemeingültigen und daher »wahren« Gesetzen erklärt wird, ist »Erklären« Sache wissenschaftlicher Experten. Geht man davon aus, dass wissenschaftliches Erklären nur eines neben anderen ist (auch wenn es gewisse Vorzüge hat), kommt auch anderen Erklärungsformen eine Berechtigung zu. Das gilt auch für die Erklärungen, die Patienten in die Therapie mitbringen. Man fragt in Therapien dann nicht nur nach den Problemen, sondern danach, wie diese vom System erklärt werden. Man untersucht dann diese Erklärungen und ihre Einflüsse auf die Probleme, die sie erklären. Man kann in einem weiteren Schritt auch nach hypothetischen Erklärungen suchen, die die Wahl der Erklärungen im System erklären. Das ist z. B. wichtig, wenn wir es mit Klienten zu tun haben, die aus anderen Kulturen kommen und denen unsere psychologischen Erklärungen ebenso fremd sind wie ihre Erklärungen uns: Manche Kulturen kennen Erklärungen von Symptomen dadurch, dass die betroffene Person von »bösen Geistern« in Besitz genommen wurde. Für manche gibt es ausschließlich somatische Erklärungen. In der Arbeit mit einem türkischen Vater, der zusammen mit seiner Frau verzweifelt über das »ungehorsame« Verhalten seiner 20-jährigen Tochter berichtete, kam es in der Therapie zunächst zu einem subtilen Kampf zwischen der kommunikativ-systemisch ausgerichteten Erklärung des Therapeuten (»Das Verhalten Ihrer Tochter hat interaktionell-kommunikative Bedeutung«) und der des Vaters (»Unser Kind ist krank!«). Diese Erklärungskonkurrenz war wenig fruchtbar. Hilfreicher war die genauere Beleuchtung der Erklärung des Vaters selbst: ihre Wurzeln, ihre Folgen für das Handeln von Vater und Mutter und dann vor allem die Entdeckung eines Widerspruches innerhalb des väterlichen Erklärungsmodells. Er fand selbst – irritiert – heraus, dass sein Verhalten der Tochter gegenüber seinem Krankheitserklärungsmodell widersprach: Er appellierte täglich an sie, ihr Verhalten zu ändern. Das aber widerspricht auch aus seiner Sicht einem Krankheitsmodell – man fordert auch in seiner Kultur Kranke nicht auf, sich gesund zu verhalten. Auch Verhaltenstherapeuten fragen regelmäßig nach den Erklärungsmodellen ihrer Patienten. In ihrer Ausbildung lernen sie aber eher, diese dann im Rahmen einer »Psychoedukation« durch »angemessenere« Erklärungen zu ersetzen (vgl. hierzu ausführlich Fiedler 1997).

2.6.4 Systemisch funktionale Erklärungen in der Verhaltenstherapie

Systembezogene Erklärungen innerhalb der Verhaltenstherapie sind solche, die ein Problem entweder kausal oder teleologisch-funktional auf Systemvariablen zurückführen. Sie gibt es in der Verhaltenstherapie schon lange und zum Teil ohne jeden Bezug auf die System*theorie*. Teleologisch-funktionale Ansätze spielen dabei eine größere Rolle als kausale. Interessanterweise kommen damit arbeitende Therapeuten innerhalb der VT praktisch zu ähnlichen Schlussfolgerungen wie Systemtherapeuten (vgl. Heekerens 2002; Hand 2008). Danach konzipierte Therapien sind eher Kurzzeittherapien, verwenden keine Kausalhypothesen, sondern teleologisch-funktionale (»Welche Funktion hat das Verhalten für das System?«). Hinsichtlich der Interventionen legen sie wie Systemtherapeuten großen Wert auf die Umdeutung von Symptomen. Dabei wird, den teleologischen Hypothesen folgend, dem Problemverhalten ein systemerhaltender Sinn zugesprochen und dem System diese Deutung angeboten. Aus solchen Umdeutungen können Therapeuten oder Patienten dann neues Verhalten ableiten, das ökonomisch einerseits die gleiche Funktion erfüllen kann wie das Problemverhalten und andererseits weniger Leid erzeugt. (Die Praxis dieses systemischen VT-Ansatzes wird näher beschrieben in Hand 2008; Lieb 2009c.)

Dieser verhaltenstherapieinterne teleologisch-funktionale Ansatz hat eine eigene wissenschaftstheoretische Tradition, in deren Mittelpunkt der Begriff der *Funktion* steht. Er hat darin eine andere Bedeutung als in der Mathematik oder in der klassischen »funktionalen Verhaltensanalyse«, wo im Sinne einer Gleichung (x = 2y) die eine Seite durch die andere erklärt wird. Im teleologischen oder systemisch-interaktuellen Ansatz bedeutet der Funktionsbegriff, dass das Symptom einen Systemzustand aufrechterhält. Es hat dabei systemerhaltende Funktion wie das Atmen für den Organismus. Solche funktionalen Erklärungen sind in der Wissenschaft im Allgemeinen und in der Psychotherapie im Speziellen anerkannt (Groeben 1986). Teleologisch-funktionale Erklärungen verlieren nicht ihre Gültigkeit, wenn dabei subbewusste, nicht bewusste oder unbewusste Funktionen unterstellt werden. Die Unterstellung von bewussten Zwecksetzungen oder bewusster Zielverfolgung ist nicht notwendiger Bestandteil dieses Ansatzes. Manche Funktionen müssen sogar im Zustand der Nichtbewusstheit bleiben, weil sie bei Bewusstwerdung ihre Funktion im System nicht mehr erfüllen könnten. Damit arbeitende Behandler verwenden gelegentlich die Methode der »Verschreibung« von Symptomverhalten in der Hoffnung, dass das System dadurch wohlwollend irritiert und zu Veränderungen angeregt wird (zum wissenschaftstheoretischen Hintergrund des funktionalen Ansatzes siehe von Wright 1991; in Abschnitt 3.4.7 wird näher auf die praktische Arbeit mit dieser Erklärungsfigur eingegangen).

2.7 Bewertungskriterien: systemexterne – systeminterne

2.7.1 Von der therapeutischen Kunst, gleichzeitig positiv und negativ zu bewerten

Niemand kommt wegen seines Glückes zur Therapie. Eine negative Bewertung von Verhalten oder Zuständen ist Ausgangspunkt jeder Psychotherapie. Meistens nimmt diese der Patient selbst vor. Manchmal kommt ein Patient, weil andere sein Verhalten negativ bewerten. Der negativen Bewertung des Ist-Zustandes steht dann stets eine positive eines durch Psychotherapie für erreichbar gehaltenen Soll-Zustandes gegenüber. Die meisten Therapeuten teilen inhaltlich diese Bewertungen – zumindest am Anfang der Therapie. In Supervisionen kann man oft feststellen, dass Therapieprozesse stagnieren, weil Patient und Therapeut sich unbewusst darauf geeinigt haben, die Veränderung ausschließlich positiv, den Status quo nur negativ zu konnotieren. Das nimmt nicht wunder, denn Therapeuten haben ihren Beruf ja gewählt, um etwas zum Besseren hin zu verändern. Wer bei der Beschreibung oder Erklärung von Problemen mit Krankheitsbegriffen arbeitet oder arbeiten muss, ist damit gezwungen, eine negative Bewertung des Status quo vorzunehmen. Andererseits lernen Therapeuten, es sei wichtig, Patienten und ihr Verhalten positiv zu bewerten, zu würdigen, wertzuschätzen. Sie stehen dann vor der Aufgabe, diese Gleichzeitigkeit einer negativen Bewertung des Zustandes des Patienten mit einer positiven seiner Person oder seines Verhaltens zu verbinden. Man sollte als Therapeut ja seinen Patienten nicht negativ bewerten und ihn nicht kritisch dafür verantwortlich machen, dass er in einen veränderungswürdigen Zustand geraten ist. Das würde der Beziehung und der Therapie schaden. Tut ein Therapeut das innerlich doch, besteht eine Lösung darin, dass er anders redet, als er denkt. Offiziell werden der Patient und sein Verhalten dann positiv konnotiert, heimlich wird darüber ziemlich kritisch gedacht. Das ergibt manchmal einige Verrenkungen, vor allem wenn der Therapeut dabei auch noch das Gebot der Transparenz verfolgen soll. Vor diesem Problem stehen Therapeuten aller Schulen. In ihrer professionellen Sozialisation lernen Systemiker für solche Bewertungsseilakte oft das Gegenteil von dem, was ihren verhaltenstherapeutischen Kollegen beigebracht wird: Wo diese negative Krankheiten sehen (dürfen!), »müssen« sie alles positiv deuten. Das auch Systemtherapeuten innewohnende negative Bewerten und Deuten von Verhalten oder Personen kann dann in den unbewussten Untergrund gehen, dort weiterwirken und schließlich auf Umwegen wieder in die Kommunikation mit Patienten hereinkommen. Es lohnt sich deshalb für beide Schulen, sich des Themas des Bewertens anzunehmen.

2.7.2 Bewerten aus systemtheoretischer Sicht

Im Lichte der Systemtheorie gehört der »Wert«, der in einer Bewertung zum Ausdruck gebracht wird, zum Bewerter und nicht zum Bewerteten. Aus dieser Sicht kann ein System nur überleben oder nicht überleben: Was Ersterem dient, ist dann gut für das System, Zweiteres schlecht.

> »Autopoiese [d. h. Selbstorganisation und Selbsterzeugung; H. L.] ist ein Prozess, der nach dem Alles-oder-nichts-Prinzip funktioniert, d. h., es gibt kein ›besser‹ oder ›schlechter‹. Man kann nicht ein bisschen schwanger sein, und es ist nicht möglich, ein bisschen autopoietisch zu funktionieren. Dasselbe gilt dementsprechend für die Anpassung an die Umwelten; sie ist entweder gegeben – das Leben geht weiter –, oder sie ist nicht gegeben – das Leben findet sein Ende. Bewertungen wie ›besser angepasst‹ oder ›schlechter angepasst‹ müssen daher aus der Perspektive der Autopoiese-Theorie dem Beobachter zugerechnet werden, d. h., sie sagen etwas über dessen Bewertungskriterien aus und nichts über die autopoietische Organisation des jeweiligen Systems« (Simon 2008, S. 53 f.).

Begriffe wie »pathologisch, dysfunktional, irrational, defizitär, maladaptativ« usw. sind aus systemischer Sicht daher keine Merkmale von Patienten oder ihrer Systeme. Sie sagen nichts über sie, sondern über die sie beobachtenden Therapeuten und ihre Bewertungskriterien aus. Sie haben ihren Ursprung in den Menschenbildern, Theorien oder manchmal auch persönlichen Lebensstilen dieser Beobachter.

Das gilt auch für die Selbstbeobachtung und die Selbstbewertung eines Systems. Wenn ein Patient sich selbst negativ beschreibt und bewertet, drückt das nur dic von ihm selbst entwickelten oder von anderen übernommenen Bewertungskriterien aus und sagt nichts über die Merkmale seines beobachteten und bewerteten Verhaltens selbst aus. Wie immer man sich verhält: Aus systemtheoretischer Sicht ist das Teil des Überlebens – nicht mehr und nicht weniger. Das ist die theoretische Basis für eine der wichtigsten Interventionen der Systemtherapie: das Umdeuten. Diese enthält fast immer eine positive Bewertung jener Verhaltensweisen, die bisher vom System selbst oder von anderen negativ bewertet worden sind und nun im Lichte der autopoietischen Theorie positiv als Beitrag zum Erhalt einer Person oder einer Beziehung beschrieben und bewertet werden. Im systemischen Ansatz gibt es keine objektive und unabhängige Bewertungsposition »außerhalb«: Alle Bewertungen stammen »von jemandem«. Und dieser »Jemand« ist stets selbst Teil eines autopoietischen Systems. Seine Bewertungen dienen seinem eigenen Überleben.

Moralphilosophisch kann man mit Gilligan (1985) zwei Arten von Bewertungskriterien unterscheiden: Die eine wird von ihr »Care-Ethik«, die andere »Prinzipienethik« genannt. Das wichtigste Bewertungskriterium der Care-Ethik heißt: Dient ein Verhalten dem Überleben? Leben bzw. Überleben ist hier der wichtigste Wert. In der Prinzipienethik geht es um die Frage: Entspricht ein Verhalten einem Prinzip wie z. B. Gerechtigkeit, Perfektheit oder Aufrichtigkeit? Diesem wird dann manchmal ein höherer Wert zugesprochen als dem Leben selbst. Dann kann das Leben einem Wert auch einmal geopfert werden.

2.7.3 Bewertung durch Therapeuten

Die *Verhaltenstherapie* kennt heute drei primäre Bewertungsstränge für Verhaltensweisen. Der erste benutzt die Unterscheidung »gesund/krank«, der zweite die von »Veränderung/Nichtveränderung«. »Gesund« und »Veränderung« sind gut, »krank« und »Nichtveränderung« sind schlecht. Das ist per se kein Problem. Es wird aber ein Problem, wenn Therapeuten das Verhalten ihrer Patienten danach bewerten und die so verteilten Werte dann dem Verhalten oder dem Patienten selbst anhaften.

Für *kognitive Verhaltenstherapeuten* kommt ein dritter Bewertungsstrang hinzu, wenn sie erkenntnistheoretisch davon ausgehen, dass »Erkennen« heißt, Realitäten objektiv wahrzunehmen. Dann nehmen sie zwangsläufig Bewertungen von Gedanken vor mittels der Unterscheidungen »korrekt/nicht korrekt«, »realistisch/nichtrealistisch« oder »angemessen/nichtangemessen«. Einer der Hauptvertreter der kognitiven VT, Aaron Beck, hält es für eine Aufgabe kognitiver Therapeuten, einem Patienten nicht nur zu helfen, seine Wahrnehmungen, Interpretationen und Denkmuster zu identifizieren, sondern sie auch zu »überprüfen, zu bewerten und zu korrigieren« (Beck 2007, S. 196). Psychische Störungen gehen nach diesem Ansatz auf »Störungen der korrekten Informationsverarbeitung«

(ebd.) zurück, die zu »Stimmungsproblemen, dysfunktionalen Impulsen und maladaptativem Verhalten« (ebd.) führen. Die praktische Nützlichkeit dieses Konzeptes soll hier nicht bestritten werden. Aus systemisch-konstruktivistischer Sicht ist aber anzumerken, dass die hierin enthaltenen Bewertungen von Patientenkognitionen Produkte der Theorie sind und keine Merkmale der bewerteten Kognitionen selbst wiedergeben.

Momente therapeutischer Bewertungen sind für Patienten oft Momente der Veränderung. Das gilt in beide Richtungen: wenn von ihnen bisher positiv Bewertetes eine negative Wertung durch Therapeuten erfährt oder wenn bisher negativ Bewertetes eine positive Bewertung erhält. Meistens hilft es Patienten, wenn in für sie annehmbarer Weise bisher negativ Bewertetes nun positiv beschrieben wird: ihr Verhalten, ihr Bemühen, ihre Motive. Das wirkt den demoralisierenden Effekten bisheriger Ab- oder Entwertungen entgegen. Das kann aber auch einmal andersherum funktionieren:

Ein 41-jähriger, lebendiger, humorvoller und in den therapeutischen Sitzungen seine aktuellen Probleme aus Beruf und Partnerschaft immer als »Drama« darstellender Mann fragte seinen Therapeuten: »Bin ich normal?« Der Therapeut hielt seine erste, vorprogrammierte Reaktion (»Ja – natürlich!«) zurück und sagte: »Nein!« Der Patient, überrascht: »Warum nicht?« Therapeut: »Weil Sie sich nicht wie ein normaler Mann verhalten!« Patient: »Und was macht ein ›normaler Mann‹?« Therapeut: »Der hört irgendwann auf, nachts durch Kneipen zu ziehen und sich zu betrinken wie Sie. Der entscheidet sich irgendwann, eine Frau zu suchen, zu heiraten und vielleicht auch Kinder zu kriegen.« Diese bewusst die Einhaltung traditioneller Normen verwendende Provokation war eine Ankoppelung an die Kernunterscheidung des Patienten (normal/nicht normal) und »bezeichnete« ihn mit der Seite dieser Unterscheidung, mit der er in der Therapie nicht gerechnet hatte (»nicht normal«). Der Patient war zuerst überrascht. Später war er wieder gefasst und am Ende erleichtert, weil ihm sein Therapeut damit etwas zugetraut hatte, was er sich in seinen Selbstzweifeln nie zugetraut hätte: eine Frau zu finden, bei ihr zu bleiben und Vater zu werden. Er übte mit dem Therapeuten dann, wie man heutzutage Heiratsanträge machen kann.

Ein anderes Beispiel einer Veränderung durch »negative Umdeutung«:

In der supervisorischen Betreuung des Betriebsrates eines großen Unternehmens berichteten die Betriebsräte, wie sehr sie sich der Firmenleitung gegenüber ohnmächtig und gelähmt fühlten. Das führe dazu, dass sie bei Konflikten mit der Geschäftsleitung gar nicht erst in Detailverhandlungen einträten (»Bringt ja doch nichts!«). Dieses Verhalten, Verhandlungen gar nicht aufzunehmen, hatten sie als klug bewertet, auch wenn sie sich dabei ohnmächtig fühlen. Der Supervisor deutete das als »gezielte Verhandlungsverweigerung« und damit als das Gegenteil von Ohnmacht. Die Betriebsräte konnten diese Umdeutung von positiv nach negativ annehmen und für ihre weiteren strategischen Überlegungen positiv verwerten. Das Ergebnis war eine Verabschiedung vom Ohnmachtsmuster und das Einüben erfolgversprechender Verhandlungstaktiken.

2.7.4 Verdichtete und verdünnte Sprache

Unsere Weltkonstruktionen enthalten drei Bestandteile, die sich auch in der Sprache zeigen. Wir beobachten und beschreiben das Beobachtete, wir bewerten es, und wir erklären uns, wie es zu dem gekommen ist, was wir dabei beobachten: Beschreiben – Erklären – Bewerten. In Abschnitt 3.3.2.3 kommen wir darauf zurück. Die Unterscheidung zwischen diesen drei Aspekten ist vor allem dann von therapeutischem Nutzen, wenn man darauf achtet, wie sie von Patienten und ihren Angehörigen in ihren Problemdarstellungen verwendet werden. Ständig gebrauchen wir dem Anthropologen Clifford Geertz (1973) zufolge »dichte Beschreibungen«. In diesen werden Beschreibung, Erklärung und Bewertung in einer einzigen Sprachwendung vermischt bzw. verdichtet. Nach Simon (2008, S. 72) hat das einen ökonomischen Effekt:

> »Man braucht nicht erst die Fakten aufzuzählen, um sie dann zu erklären und dann auch noch zu bewerten, sondern man tut dies alles mit einer einzigen Operation, der Konstruktion einer ›dichten Beschreibung‹, d. h. einer Beschreibung die gleichzeitig und implizit erklärt und bewertet. Doch dies ist […] nicht ohne Risiko und Tücke. Denn sprachliche Darstellungen der Welt leiten Handlungen. […] Die Handlungskonsequenzen von Welt-

bildern orientieren sich nur selten an Daten, sondern weit mehr an deren Erklärung und Bewertung.«

Er schlägt deshalb vor, in Therapien die verdichteten Darstellungen von Patienten wieder zu »verdünnen«.

Ein Beispiel für eine verdichtete Beschreibung enthält der Bericht einer Patientin des Autors über einen verheirateten Mann, mit dem sie seit Langem eine »Affäre« hat und den sie gerne ganz für sich gewinnen würde. Über ihn berichtet sie in der Therapie: »Er kann sich einfach nicht für mich entscheiden!« Diese Aussage enthält verdichtet eine Beschreibung (er entscheidet sich nicht für mich), eine Bewertung (in Ton und Inhalt eine Mischung aus negativer Bewertung und mitleidig positiver Komponente: »Der arme Kerl!«) und eine Erklärung (er tut es nicht, weil er dazu prinzipiell unfähig ist). Im Rahmen der im therapeutischen Dialog vorgenommenen Verdünnung differenziert die Patientin. Für den Bereich der Bewertung erkennt sie eine heftige Ambivalenz: Sie findet die Haltung des Mannes einerseits negativ für sich selbst und andererseits moralisch gut als Ehemann und Vater von drei Kindern. Beim Betrachten ihrer Erklärung und beim versuchsweisen Ausprobieren anderer Erklärungsmöglichkeiten entscheidet sie sich für eine neue Erklärung: Er sei prinzipiell dazu fähig, sich ganz für sie zu entscheiden – er tue das aber nicht, weil er das aus Angst vor den Konsequenzen »nicht will«. Diese Verdünnung ändert ihr Denken und Fühlen dem Mann gegenüber. Dabei rücken für sie selbst neue Verhaltensoptionen ins Blickfeld. Sie entwickelt in der Therapie eine neue Frage an sich selbst: »Wenn er das nicht will – was will und tue dann ich?«

Verdünnte Beschreibungen zeigen Optionen auf:

»Wenn Beschreibungen, Erklärungen und Bewertungen fest miteinander gekoppelt werden, werden zwangsläufig immer Handlungsoptionen eingeschränkt und das Suchen und Finden kreativer, neuer Lösungen verhindert« (Simon 2008, S. 114).

2.8 Therapieziele: Zielorientierung – Zieloffenheit

2.8.1 Ziele in der Verhaltenstherapie

Therapieziele von Patienten spielen in der Verhaltenstherapie eine andere Rolle als in der Systemtherapie. Grob gesagt: In der Verhaltenstherapie sind Ziele da, um erreicht zu werden; in der Systemtherapie sind sie notwendig für die gegenseitige kommunikative Ankoppelung von Therapeut und Patient. Sie sind aber nicht unbedingt dazu da, um auch erreicht zu werden. Jede Therapie braucht als Ausgangspunkt eine Zielvision. Es geht entweder darum, etwas zu erreichen (es soll besser als jetzt gehen), oder darum, etwas zu verhindern (es soll nicht noch schlimmer werden). Idealerweise fragen Verhaltenstherapeuten ihre Patienten nach ihren Zielen oder leiten diese zusammen mit ihnen aus der Problemverhaltensanalyse ab. »Es wird ausschließlich an den Zielen des Klienten gearbeitet, wobei der Therapeut sich um maximale Transparenz bemüht« (Schuster 1999, S. 11). Dies entspricht den ethischen Grundlagen der Verhaltenstherapie. Transparente Ziele sind für Verhaltenstherapeuten deshalb ethische Verpflichtung, Messlatte zur Bestimmung des Behandlungserfolges und Leitlinien bei der Wahl ihrer Interventionen. Das bedeutet, dass Therapieziele als Leitprinzipien logisch »außerhalb« des eigentlichen Veränderungsprozesses zu verorten sind. Sie sind der Therapie als Veränderungsprozess dann im Grunde vorgeschaltet und sollen den Behandlungsprozess gewissermaßen »von außen« steuern. Streng genommen ist Nichterreichung eines definierten Zieles dann ein Misserfolg. Bei der wissenschaftlichen Bestimmung von Psychotherapie gehört die bewusste Verfolgung transparent definierter Ziele zu ihren Definitionsmerkmalen (beispielsweise bei Strotzka 1975). Manche Therapeuten verstehen sich in einem eklektizistischen Sinn deshalb als eine Art Dienstleister, der Patienten Methoden zur Erreichung ihrer Ziele zur Verfügung stellt (vgl. Westmeyer 1976). Die Orientierung einer Therapie an einer vom Patienten vorgenommenen Zielsetzung basiert auf der Annahme eines freien Willens, der sich in einem autonomen Akt ein Ziel setzt. Dass dieses Konstrukt nicht ohne Probleme ist, wissen wir philosophisch seit Nietzsches *Zarathustra* und psychologisch seit Sigmund Freud. Hinter dem freien Willen stehen ihnen zufolge nämlich andere »mächtige Gebieter« oder ein energiegeladenes »Es«. Mit Nietzsche und Freud haben Systemtheoretiker gemein, dass sie den freien Willen mit seinen

Zielen als nicht unbehelligt und unabhängig von anderen systeminternen Instanzen und von Verstrickungen in menschliche Interaktionen, sondern selbst zirkulär vernetzt sehen: ebenso kontrollierend wie kontrolliert. Was frei erscheint, ist deshalb auch determiniert. Das Problem könnte auch das Ziel bzw. das Ziel das Problem sein.

2.8.2 Ziele in der Systemtherapie

Aus systemischer Sicht sind Dialoge über Ziele (»Was soll erreicht/was verhindert werden?«) notwendig, damit man überhaupt in einen therapeutischen Dialog einsteigen kann:

> »Zielentwürfe – und mit der Hoffnung auf deren Erfüllung: Erfolgserwartungen – spielen in Therapien eine bedeutende Rolle [...], indem sie Kommunikation vor Abbruch schützen« (Schiepek 1991, S. 133). – »Der Austausch persönlicher Zukunftsvorstellungen vermittelt [...] Informationen über die aktuelle Befindlichkeit der einzelnen Mitglieder. Die Vergegenwärtigung zukünftiger Lebenssituationen und -aufgaben vermittelt [...] einen Eindruck von den Problemlösekapazitäten eines Klienten bzw. einer Familie« (ebd., S. 125).

Die Frage an Patienten nach ihren Zielen unterscheidet die Psychotherapie von der Organmedizin und im Grunde auch von der Pädagogik. Die Systemtheorie hat nach Schiepek (1991, S. 117) allerdings »Ziele sowohl als Erklärungsprinzipien wie als Regulatoren entbehrlich gemacht«. Aus systemtheoretischer Sicht ist jede Zielsetzung eines Systems Teil seiner autopoietischen Organisation.

Ziel- und Zwecksetzung sind nach Luhmann immer nur Teile von Kommunikationssystemen. Das gilt auch für die Kommunikation zwischen Therapeut und Patient:

> »Selbstverständlich lassen sich innerhalb von Kommunikationssystemen zweckorientierte Episoden bilden, sofern die Autopoiesis funktioniert. So wie ja auch das Bewusstsein sich episodenhaft Zwecke setzen kann, ohne dass dieses Zwecksetzen der Zweck des Systems wäre. Jede andere Auffassung müsste begründen, weshalb das System nach dem Erreichen seiner Zwecke fortdauert; oder man müsste, nicht ganz neu, sagen: Der Tod sei der Zweck des Lebens« (Luhmann 2005, S. 2).

Ziele werden dadurch doppeldeutig: Einerseits dienen sie einer Person oder einem System dazu, sich zu verändern und »anders« zu werden. Andererseits helfen sie Personen oder Systemen, gerade durch diese Bestrebungen das zu bleiben, was sie sind. Ziele sind also immer Teil der Veränderung *und* der Stabilität. Das liegt daran, dass es systemtheoretisch keine Systeminstanz gibt, die »außerhalb« steht und von dieser Position aus ein Ziel definieren könnte, das nicht selbst ein Produkt der Organisation wäre, die das Ziel definiert. Max van Trommel (1990, S. 182) hat das so formuliert, dass Therapeuten explizit zwei Positionen vereinen müssten. In »Position 1« habe der Therapeut wie der Patient ein »Gegenüber« in der »Welt da draußen«: das Problem, das abgebaut, oder das Ziel, das erreicht werden soll. In »Position 2« gebe es dieses »draußen« nicht mehr. Therapeut und Patient sind nur Beobachtungs- und Handlungsteilnehmer in einem Netzwerk von zirkulären sozialen Interaktionen und Dialogen. »Diese beiden Perspektiven sind miteinander nicht vereinbar. Man kann nicht beide Standpunkte gleichzeitig einnehmen.« Dieser ständige Perspektivenwechsel zwischen beiden Positionen kennzeichnet ihm zufolge einen effektiven Therapeuten.

Das gilt aus systemischer Sicht für Patienten ebenso wie für Therapeuten. Auch Letztere sind mit ihren bewussten Zwecksetzungen, bei Patienten etwas zu erreichen, zirkulär in Interaktionen und Dialoge eingebunden. Auch sie wissen nie, wie sehr das, was sie in einer Therapiestunde gerade verfolgen, von ihren eigenen Systemdynamiken oder den Kontexten, in denen sie arbeiten, prädeterminiert ist.

2.8.2.1 Ziel und Metaziel in der Systemtherapie

Diese theoretischen Aussagen zur therapeutischen Zielsetzung sind etwas anderes als das, was tatsächlich in den Köpfen von Systemtherapeuten während einer therapeutischen Sitzung geschieht. Dort haben und entwickeln auch Systemiker bestimmte Zielvorstellungen. Sie können sehr verschiedene Gestalten annehmen. Eine davon ist die, dass sie mit ihren Patienten Visionen von einer »guten Zukunft« herstellen. In der sogenannten Lösungsorientierung haben sie spezifische Methoden entwickelt, bei Patienten solche positiven Visionen entstehen zu lassen. Hierzu gehören Standardfragen wie »Was soll am Ende dieser Therapie (oder: dieser Stunde) herauskommen?« Steve de Shazer (1989) brachte Therapeuten die »Wunderfrage« und die »Frage nach Ausnahmen«. In die Verhaltenstherapie waren beide schon Jahrzehnte vorher durch Fred Kanfer eingeführt worden. In systemischen Ausbildungen wird gelehrt, dass am Anfang guter therapeutischer Prozesse eine »Kontraktklärung« stehen solle, die die

Klärung von drei Aspekten beinhaltet. Erstens: Was ist der *Anlass* eines Patienten für die Therapie (Beispiel: »... dass ich wegen meiner Phobie dieses Jahr nicht in den Urlaub mitfahren konnte«)? Zweitens: Was ist das *Anliegen* an die Therapie (»Meine Phobie soll verschwinden«)? Drittens: Was ist der *Auftrag* an den Therapeuten (»Finden Sie die Ereignisse in meiner Kindheit, die mir diese Phobie beschert haben«)? Im *Kontrakt* sollen sich Therapeut und Patient dann einigen, was der Therapeut dafür tun und was er nicht tun oder erfüllen kann. Für Punkt 2 (Anliegen) haben Walter und Peller (1994, S. 82) wie andere auch »Kriterien für eindeutig definierte Ziele« aufgestellt, deren Inhalte identisch sind mit dem, was Verhaltenstherapeuten bei ihrer Zielklärung erarbeiten. Systemtheoretisch muss aber strikt getrennt werden zwischen einer Zielvision, dem Wunsch, ein bestimmtes Ziel zu erreichen, und der Festlegung auf ein bestimmtes Ziel als Bedingung für Erfolg und Zufriedenheit. Ohne Ersteres kommt keine Therapie aus. Zweiteres kann die Therapie fruchtbar leiten. Das Dritte engt den Optionsraum eines Systems ein. An dieser Stelle hilft die Unterscheidung zwischen Ziel und Metaziel. Von Foerster (1988, S. 123) hat aus systemtheoretischen Gründen vor einer Fixierung auf Ziele gewarnt: »Eine zielorientierte Therapie würde rechts und links die Entwicklungsmöglichkeiten der Familie (oder eines Patienten) kastrieren.« Das liegt daran, dass Menschen sogenannte nichttriviale, d. h. nichtberechenbare, nichtvorhersagbare und deshalb weder von sich selbst noch von anderen in eine bestimmte Richtung steuerbare Systeme sind. Sie sind entwicklungsoffen. Therapeut und Patient müssen sich deshalb immer wieder davon überraschen lassen, »wohin der Zug fährt«. Visionen und Ziele helfen, Systeme anzuregen, zu motivieren, zu verstören und sie »aus ihrem Eigenverhalten herauszuscheuchen, um so die Möglichkeiten zu eröffnen, in einen anderen Bereich zu kommen« (ebd.). Der Widerspruch, der darin liegt, dass eine Psychotherapie einerseits grundsätzlich Visionen der Veränderung braucht und auf Veränderung angelegt ist und andererseits in ihr eine Programmierung auf bestimmte Ziele nicht möglich ist, lässt sich systemtheoretisch durch die Formulierung eines *Metazieles* lösen, das besagt, dass Psychotherapie stets zur *Optionserweiterung* im Handlungsspektrum eines Systems beitragen sollte. Nicht was genau erreicht werden soll, ist dann maßgeblich, sondern dass etwas Neues gedacht, gesagt oder getan werden *könnte*. Von Foerster (vgl. etwa von Foerster u. Bröcker 2007, S. 15) hat das in seinem berühmten Imperativ so formuliert: »Handle stets so, dass die Anzahl der Möglichkeiten wächst.«

2.9 Veränderungsmodell: Einflussnahme – Perturbation

2.9.1 Zur Dialektik von Veränderung und Bewahrung in den Therapieschulen

Therapieschulen erklären, wie es zum jetzigen, aktuellen Problem kam und wie man es verändern kann. Da die damit gemeinten Entwicklungen oder »Ursachen« zeitlich zurückliegen, betrifft das meistens die Vergangenheit. Was die Gegenwart betrifft, sollte die jeweilige Therapieschule das, was eine Person oder ein System aktuell tut, positiv beschreiben und bewerten. Bei negativer Beschreibung besteht die Gefahr, dass das System demoralisiert wird. Es sollten Wege aufgezeigt werden, wie das System vom aktuellen Problem weg- und hin zu einer besseren Zukunft kommen kann. Es muss also der Spagat beherrscht werden, gleichzeitig auf der Seite des Bestehenden und auf der der Veränderung zu stehen. Therapieschulen leisten das in verschiedener Weise und mit verschiedenen Schwerpunkten. Etwas vereinfacht kann man sagen, dass die Verhaltenstherapie sich dabei mehr der Seite der Veränderung zuwendet und die Systemtherapie einer positiven Beschreibung der bisherigen Selbstorganisationsform der Autopoiese der Psyche oder des sozialen Systems. In beiden Systemen (Psyche und sozialem System) gibt es Kräfte des Bewahrenden und Kräfte der Veränderung. Beide Schulen verbindet das Metaziel, dass erwünschte Veränderungen möglich werden. Unabhängig von der Therapieschule dürften Behandler scheitern, wenn sie sich einseitig auf eine der beiden Seiten schlagen: nur auf die der Veränderung oder nur auf die der Bewahrung. Dass sich die Verhaltenstherapie in diesem Balanceakt eher der Seite der Veränderung zuwendet und die Systemtherapie eher der Würdigung des Bisherigen, hat theoretische und konzeptuelle Gründe.

Diese Zuschreibung entspricht dem konzeptuellen Ausgangspunkt beider Schulen. Sie verkennt nicht, dass es innerhalb beider Richtungen auch Strömungen gibt, die in ihrer Praxis die jeweils andere Seite hervorheben. In der Verhaltenstherapie ist das z. B. in der »dritte Welle« genannten neuen Phase der VT das Konzept der »Achtsamkeit«. In ihr, der Achtsamkeit, soll man wahrnehmen, ohne zu verändern. In der Systemtherapie sind es jene Formen der Lösungsorientierung, die von Anfang an alles daransetzen, in einem System die Kräfte der Veränderung zu mobilisieren, und die den Blick auf die problematische Gegenwart für eine Problemtrance halten. Auch wenn sich aus den theoretischen Grundlagen beider Schulen beides ableiten lässt – der Fokus auf Veränderung wie der auf bewusste Nichtveränderung bzw. die Würdigung des Ist-Zustandes –, überwiegt in der Verhaltenstherapie aus Sicht des Autors das Bestreben, Personen und Systeme auf Veränderungen einzustellen, und in der Systemtheorie die Anerkennung der Autopoiese so, wie sie ist. Das hat weniger ideologische Gründe, sondern entspricht vielmehr den jeweiligen wissenschaftstheoretischen Wurzeln.

Zur wissenschaftstheoretischen Heimat der *Verhaltenstherapie* gehört, dass in ihrer naturwissenschaftlichen Tradition Wissen und Erklärung eng verbunden wurden mit Vorhersage und Kontrolle. In diesem Punkt hat sie sich von Anfang an von der Psychoanalyse unterschieden. Viele Autoren haben gezeigt, dass ideengeschichtlich die Naturwissenschaften zum »galiläischen« (von Wright 1991) oder »nomothetischen« (Windelband 1907) Zweig der Wissenschaften gehören. Dieser versteht unter Wissenschaft die Entdeckung allgemeingültiger Gesetze. Da diese erklären, welche Ursachen welche Wirkung haben, kann man das zur Veränderung nutzen. Wissenschaft verbindet sich dann von selbst mit Technologie, d. h. Veränderung: Man beeinflusst die Ursachenfaktoren und erzielt so Wirkung. Der andere, »aristotelisch«, »ideografisch«, »teleologisch« oder »finalistisch« genannte Zweig sieht die Aufgabe der Wissenschaft in der Beschreibung und Herleitung des Gegenwärtigen aus seiner Geschichte, ohne dass dabei Bezug auf allgemeingültige Gesetze genommen würde. Man leitet das Gegenwärtige »ideografisch«, d. h. aus der Eigenlogik eines Systems ab, und nicht »nomothetisch«, d. h. aus allgemeingültigen Gesetzen. Die Möglichkeit, das Beschriebene auf Grund der Kenntnis ursächlich wirkender Gesetze zu beeinflussen und zu kontrollieren, passt nicht zu diesem Ansatz. Die Verhaltenstherapie ist ein Kind des einen, die Systemtheorie ein Kind des anderen Zweiges. Die eine leitet aus der Erklärung des Gegenwärtigen ab, welche Techniken notwendig sind, um erwünschte Veränderungen herbeizuführen. Die andere geht davon aus, dass eine schlüssige ideografische Herleitung des Gegenwärtigen dazu führt, dass so beschriebene Personen und Systeme durch Verstehen zu

Veränderungen angeregt werden. Das fügt sich nahtlos in die Unterscheidung zwischen der »Eine-Welt-Theorie« und der »Drei-Welten-Theorie« ein, die in Abschnitt 2.2 vorgenommen wurde. Dort wurde behauptet, dass die Eine-Welt-Theorie ein »Etwas« durch »etwas anderes« erklärt bzw. dass die »Wirkung« von einer davon logisch unabhängigen Ursache »erzeugt« wird. Was liegt dann näher, als dieses ursächliche »Etwas« finden und beeinflussen zu wollen, um neue Wirkungen hervorzubringen?

Das Drei-Welten-Modell in Form der Systemtheorie kennt keine außerhalb liegende Verursachung, wenn sie jede Welt als selbstorganisiert und operational geschlossen beschreibt. Die Theorie der Autopoiese erklärt das »Etwas« als Ergebnis des dieses »Etwas« hervorbringenden Systems selbst. Man kann hier zwar keine Außen-»Ursache« mehr finden, aber Operationen des Systems beschreiben, die das »Etwas« hervorbringt. Da Menschen zudem nichttriviale Systeme sind, kann man weder vorhersagen noch kontrollieren, wie sie sich verhalten werden. Man kann sie aber durch neue Beschreibungen und Erklärungen zu Veränderungen in ihrer Autopoiese anregen.

2.9.2 Sprache der Veränderung – Sprache der Anerkennung

Man sollte nicht vergessen, dass wir uns hier auf dem Gebiet der Theorien, d. h. dem der Landkarten, befinden und nicht im Land selbst. In diesem geht es grundsätzlich ambivalent zu; hier finden Veränderung und Bewahrung gleichzeitig statt. Die Sprache der Therapieschulen verrät, wie sie sich zwischen diesen Polen positionieren. Die Verhaltenstherapie spricht gerne die Sprache der Aktivität und der Veränderung:

> »Wenn ich genau weiß, was ich tun kann und wohin es mich bringen soll – wenn ich also eine gute Landkarte oder Wegbeschreibung habe –, fällt es mir leichter, mich ans Ziel zu bewegen [...]. Machen Sie kleine Schritte, bei deren Bewältigung Sie – sozusagen unterwegs – viele kleine Erfolgserlebnisse haben« (Schuster 1999, S. 77).

> »Störendes oder ungünstiges Verhalten kann zum Positiven korrigiert werden« (LPK [16.6.2009]).

> »Die Therapie umfasst alle Bereiche: Veränderung der Situation, soweit es möglich und sinnvoll ist. Veränderung der Bewertungen und Lebenseinstellungen, so dass sie uns helfen, unsere Ziele zu erreichen [...]. Veränderungen im Verhalten, so dass es uns hilft, unsere Ziele zu erreichen und uns so zu fühlen, wie wir es uns wünschen« (Beschreibung der kognitiven

Verhaltenstherapie im Internet, z. B. www.palverlag.de/Kognit.-Verhaltenstherapie.html [16.6.2009]).

Die Sprache der Systemtherapie bietet viele Wendungen an zur Würdigung dessen, was Systeme bisher getan haben und aktuell tun. Therapeuten erhalten von ihr explizit keinen »Veränderungsauftrag«:

> »Die TherapeutIn ist [...] nicht mehr ExpertIn für gesunde Strukturen und damit diejenige, die Veränderungen im Einzelnen oder in der Familie gezielt zu bewirken hat und somit für den Prozess der Therapie die alleinige Verantwortung trägt. Die TherapeutIn versucht vielmehr, durch konsequente Einführung einer Außenperspektive den Rahmen der wechselseitigen Selbst- und Fremdinterpretationen und damit die Interaktionsregeln der Familie zu verändern« (Beschreibung der Systemtherapie durch die Deutsche Gesellschaft für Systemtherapie und Familientherapie, DGSF: www.dgsf.org/Themen-was-heisst-systemisch/historisches.html [7.8.2009]).

2.9.3 Vom Erklären und Verstehen zum heilsamen Handeln

Beide Schulen müssen in einem weiteren Schritt beantworten, *wie* sie diese theoretischen Positionen so in praktisches Handeln umsetzen, dass Patienten davon profitieren. In diesem Metaziel sind sich alle Psychotherapeuten einig. Die *Verhaltenstherapie* beantwortet dieses »Wie« in fast allen Veröffentlichungen mit einem Verweis auf Lerngesetze: »Was gelernt ist, kann verlernt werden.« Der Veränderungsprozess wird als »Umlernen«, »Verlernen« oder »Neulernen« beschrieben. Nach der kognitiven Wende bezieht sich das nicht nur auf Verhalten, sondern auch auf Denken: Auch neues Denken kann gelernt werden. Kein vernünftiger verhaltenstherapeutischer Ansatz verschreibt sich heute dem Konzept der Fremdkontrolle, in dessen Rahmen der Therapeut diesen Umlernprozess von außen steuert – etwa durch Belohnung, Bestrafung oder Veränderung anderer Faktoren, die laut Lerngesetzen zu Veränderungen führen. Gemeint ist in der Verhaltenstherapie vielmehr ein vom Patienten oder System selbst mit Hilfe von Experten in Gang gesetzter Umlernprozess. Auch im Selbstkontrollansatz bleibt die Verhaltenstherapie aber ihrer naturwissenschaftlichen »Seele« treu. In ihren selbstgesteuerten »Umlernphasen« sollen Patienten lernen, sich selbst durch Beeinflussung jener Faktoren zu steuern, die ihr Verhalten kontrollieren: Stimuluskontrolle, Selbstverstärkung, Selbstsanktionierung.

Auch die *Systemtherapie* hat Veränderungen zum Ziel. Ihr Metaziel ist die Optionserweiterung (siehe oben). Das Streben nach Veränderung ist aber systemtheoretisch nur ein Teilaspekt der Autopoiese von Systemen. Die Aufeinanderfolge von Systemoperationen hat kein Ziel. Systeme überleben, oder sie überleben nicht. Das Streben nach Veränderung ist nur ein Teilaspekt von bewusstseinsfähigen Systemen. Sie können Teile ihrer Verhaltensweisen auf Ziele hin ausrichten. Es ist dann allerdings allein Sache des Systembeobachters, ob er Prozesse als Veränderung oder als Teil des Selbsterhaltes eines Systems beschreibt. »Bewahren« und »Verändern« sind dann nur zwei Möglichkeiten, Systemoperationen zu beschreiben.

Zum Überleben muss jedes System mit seiner Umwelt interagieren. Manchmal und für eine begrenzte Zeit gehört ein therapeutisches System zu dieser Umwelt. Das ist die »Chance« für Therapeuten, Veränderungen anzustoßen. Aus systemischer Sicht ist es dann Aufgabe von Therapeuten, Systeme so anzuregen, dass diese etwas anderes als bisher tun oder denken. Um die Chancen zu erhöhen, dass dabei »Neues« entsteht, sollten Therapeuten das »Bisherige« identifizieren und im Hinblick auf die bisherige Selbstorganisation des Systems auch positiv konnotieren. »*Der Status quo bedarf immer der Erklärung!*« (Simon 2008, S. 114; Hervorh. im Orig.). Wenn bei dieser Beschreibung des Status quo Therapeuten und Patienten Verhaltensweisen oder Denkweisen »identifizieren können«, die a) zum unerwünschten Status quo beigetragen haben und die b) vom System selbst kontrolliert, d. h. vorgenommen oder unterlassen werden können, wird Veränderung möglich. Da ein Teil der bisherigen »Produktion von Leid« häufig die Folge einer negativen Bewertung des eigenen Verhaltens oder des Verhaltens anderer Personen ist, wird eine positive Bewertung oft Ausgangspunkt für Veränderung.

Da es aus systemtheoretischer Sicht keine Position außerhalb des Lebens gibt, gibt es auch keine, die objektiv festlegen könnte, was eine Veränderung ist und was nicht. Das ist systemisch immer eine Frage der Perspektive. Wenn jemand nach einem Sonnenurlaub braungebrannt nach Hause kommt, sieht der eine womöglich eine Veränderung auf der Haut. Könnte diese sprechen, würde sie sagen: »Was heißt hier Veränderung? Ich hab nur getan, was ich immer tue – ich passe meine Pigmente der Umwelt an.« Systeme passen sich immer ihren Umwelten an. Aus der Perspektive des Beobachters ist das eine »Veränderung«. Wenn Schüler in der Schule eine neue Sprache lernen, ist das von außen eine Veränderung. Aus systemtheoretischer Sicht haben die Schüler das getan, was sie immer tun: sich an ihre Umwelt anpassen. In der Schule bedeutet das zuhören, Hausaufgaben machen und Lehrern berichten, was diese hören wollen.

Einige Zweige der Systemtheorie, die Synergetik und Chaostheorie, haben gezeigt, dass Systeme in ihrer Entwicklung stabile und labile Phasen haben. In stabilen Phasen bewahren sie ihre Identität weitgehend unabhängig von Veränderungen in der Umwelt (solange diese das System in seiner Existenz nicht bedrohen). Auch größere Veränderungen in der Umwelt führen im System zu keinen neuen Operationen. Für die Therapie bedeutet das, dass in diesen Phasen auch »starke Interventionen« keine Veränderung bewirken. In labilen Phasen reagieren Systeme auf kleine Veränderungen in ihrer Umwelt mit großen Änderungen ihrer Operationen. Wo die Verhaltenstherapie die Ursache von Veränderungen im System kausal auf äußere Wirkfaktoren zurückführt, erkennt die Systemtheorie Veränderungen systeminterner Prozesse als Antwort auf Veränderungen in der Umwelt. In labilen Phasen der Selbstorganisation stehen Systeme vor »Phasenübergängen« – bei Wassermolekülen z. B. in der Phase des Übergangs zum Kochen oder zum Gefrieren: Hier können minimale Temperaturveränderungen einen solchen Phasenübergang bewirken.

2.9.4 Assimilation und Akkommodation

Will man als Therapeut »Einfluss« auf ein System nehmen, kann man seine »Interventionen« zweifach auf den Systemzustand ausrichten: Zum einen muss das, was dem System an Intervention »angeboten« wird, diesem hinreichend bekannt oder vertraut sein, damit es damit umgehen kann. Sonst ignoriert das System den versuchten Input – er gehört dann nicht zu seiner Umwelt. Diese wird ja vom System selbst erst als Umwelt definiert, indem es darauf reagiert. Zum anderen muss es hinreichend neu und deshalb irritierend und herausfordernd sein. Es muss sich deshalb, soll es das System zu einer Veränderung anregen, von den bisherigen Kommunikationsangeboten unterscheiden. Es geht also um eine Balance zwischen Anpassung und Herausforderung, Bestätigung und Verstörung, Sicherheit und Ungewissheit. Nur wenn für ein System beides gegeben ist, kann Therapie zu Veränderungen beitragen. Therapeuten können sich deshalb, vor allem wenn eine Therapie stagniert, fragen: Wiederhole ich mit meinen Angeboten an das System etwas, was dieses System bereits mit sich selbst tut oder was andere Personen mit ihm bereits getan haben? Bin ich zu verstörend, oder sind meine Interventionen so »fremd«, dass das System nicht »andocken« kann? Nach Piaget können Personen und Systeme den therapeutischen Input *assimilieren* oder *akkommodieren*. Assimilation und Akkommodation sind Vorgänge, bei denen die kognitiven Schemata eines Systems entweder erhalten bleiben und die Inputs aus der Umwelt nach diesem vertrauten Schema aufgenommen werden (Assimilation) oder bei denen diese sich selbst verändern, um sich an die Umwelt anzupassen (Akkommodation). Effektive Therapien müssen also sowohl zu Assimilationen wie auch zu Akkommodationen beitragen, weil das System sonst entweder stagniert (zu viel Assimilation) oder zu einem Ausmaß an Akkommodation gezwungen wäre, das ihm im Rahmen seiner Selbstorganisation und seiner Strukturdetermination nicht möglich ist. Dann bleibt dem System nur die *Assimilation*, was im Extremfall ein Therapieabbruch sein kann.

Will man mit dieser systemischen Sicht auf Veränderungen therapeutisches Verhalten bewerten, gibt es verschiedene Möglichkeiten. Eine davon sind therapieschulenimmanente Bewertungen. Jede Schule hat ihre eigenen Kriterien dafür, was eine gute therapeutische Beziehung, ethisch korrektes therapeutisches Handeln und was eine gute Intervention ist. Nach Ludewig (1988) sind zwei von drei systemtheoretischen Kriterien Schönheit und Respekt. Das dritte und in Evaluationen übliche ist die Antwort auf die Frage, ob Interventionen zu Veränderungen führen. Dann ist Nützlichkeit das Bewertungskriterium. Der oben genannte »systemische Imperativ« von Heinz von Foerster führt dazu, den Nutzen dann positiv zu bewerten, wenn das, was der Therapeut tut, zu einer Veränderung im System führt, die dieses am Ende für gut befindet. Auch wenn diese verschiedenen Bewertungskriterien eine bestimmte therapeutische Intervention in der Regel gleich (positiv oder negativ) bewerten, kann es zwischen ihnen zu erheblichen Differenzen kommen. Manchmal führt das, was laut Schule gut ist, zu keinerlei Veränderung, und manchmal verhilft eine schulenwidrige Intervention zu erwünschten Änderungen. Als systemische Faustregel könnte gelten: Anerkenne und würdige zuerst die Assimilationskompetenz eines Systems und das, was es bisher zum Überleben getan hat, und versorge es dann mit neuen Sicht- und Handlungsmöglichkeiten, um es zur Akkommodation zu verführen.

2.10 Wirkvariable: Methode/Technik – Musterunterbrechung

2.10.1 Wirkvariablen in der Psychotherapieforschung

In der Psychotherapieforschung wird zwischen spezifischen und unspezifischen Wirkfaktoren unterschieden. Zu Ersteren gehören diejenigen, welche die jeweiligen Therapieschulen bereithalten, zu Zweiteren jene, die über alle Schulen hinweg gelten. Beide werden dem Patienten durch konkretes verbales und nonverbales Verhalten des Behandlers »dargeboten«. Spezifische und unspezifische Faktoren wirken synergetisch, nicht additiv. Aus Sicht des einzelnen Patienten gibt es nur spezifische Wirkfaktoren oder gar keine (Grawe et al. 1994, S. 714). Grawe hat in seinem Lebenswerk durch eigene therapeutische Erfahrungen (als Therapeut und auch als Klient), durch Auswertung Tausender psychotherapeutischer Studien aus allen Therapieschulen und am Ende durch metatheoretische Analysen *allgemeine therapeutische Wirkprinzipien* identifiziert und sprachlich kondensiert. Er ordnete sie den Bereichen »Problembewältigungsperspektive«, »Klärungsperspektive« und »Beziehungsperspektive« zu. In Ersterer gibt der Therapeut aktive Hilfe zur Symptom- oder Problembewältigung (eine Stärke der Verhaltenstherapie). Hier schöpft er auch aus seinem Repertoire an Störungs- und Veränderungswissen. Unter der Klärungsperspektive hilft er Patienten, sich selbst besser zu verstehen, vor allem ihre inneren oder zwischenmenschlichen Konflikte. Unter der Beziehungsperspektive gestaltet er das emotionale Klima einer Sitzung so, dass der Patient sich gleichermaßen angenommen und herausgefordert fühlt. Dabei nutzt er die therapeutische Beziehung selbst auch zur Bildung von Hypothesen darüber, wie der Patient seine Interaktionen gestaltet und was er deshalb in der therapeutischen Beziehung von seinem Therapeuten braucht und was ihn darin belasten würde. Später hat Grawe dieses Wirkfaktorenspektrum um den Faktor der »Ressourcenperspektive« bzw. der »Ressourcenaktivierung« erweitert. Die Identifizierung und die Kondensierung jener Faktoren, die Veränderungen bewirken, ist der Traum der Psychotherapieforschung. Die Idee, man könne sie

»pur« herausfiltern, damit sie dann von jedem Therapeuten bei jedem Patienten angewandt werden können, musste fallengelassen werden, weil man dabei die Bedeutung des prozesshaften Geschehens in der Therapeut-Patient-Interaktion übersehen hatte. Das alles ist bekannt und andernorts beschrieben, vor allem bei Grawe (1998, 2004). Unabhängig von dieser Einteilung von Wirkfaktoren kommen Verhaltenstherapie und Systemtherapie bei der Frage, was ein Wirkfaktor »eigentlich« ist, zu sehr verschiedenen Antworten. Abbildung 3 und Abbildung 4 zeigen die unterschiedlichen Perspektiven beider Schulen.

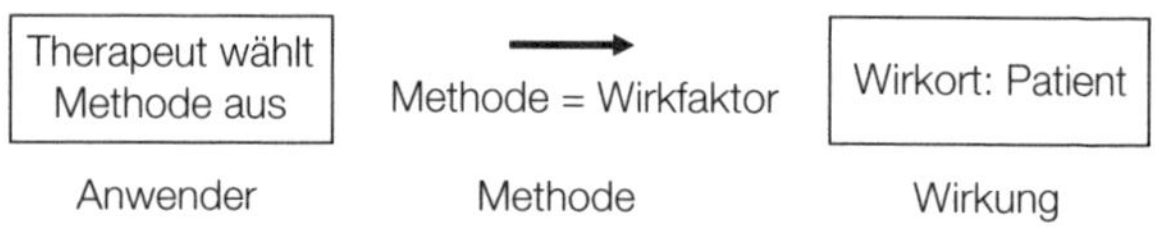

Abb. 3: Wirkfaktormodell I: Trennung zwischen Anwender, Methode und Wirkung

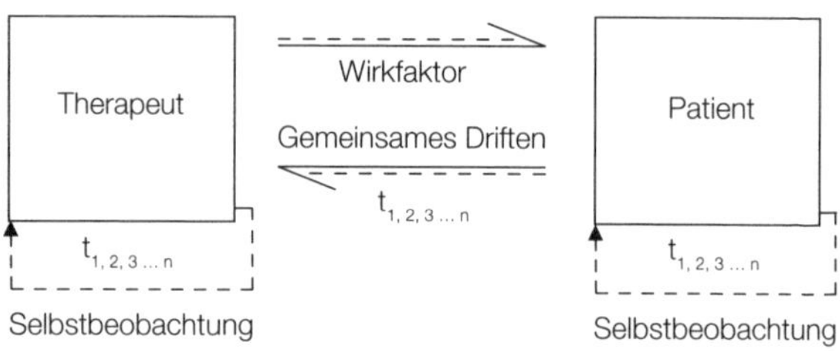

Abb. 4: Wirkfaktormodell II: Driften – Zirkularität. $t_{1, 2, 3 \dots n}$*: Zeitschiene*

2.10.2 Wirkvariablen in Verhaltenstherapie und Systemtherapie

Für die Verhaltenstherapie ist ein Wirkfaktor dadurch gekennzeichnet, dass er a) in der Hand von Therapeuten liegt und dass er b) bei einem bestimmten Patienten mit einer hohen Wahrscheinlichkeit zu einer vorhersagbaren Veränderung führt. Diese Sicht trennt Anwender (Therapeut), Wirkfaktor (Methode) und Wirkort (Patient). Sie entspricht der naturwissenschaftlichen Grundlage der Verhaltenstherapie: Aus Wissen und Theorien entstehen demnach Technologien, die Praktiker anwenden. Das war Skinners Vision und die vieler anderer. Sie ist schematisch in Abbildung 3 enthalten.

Die Systemtheorie kommt im Rahmen ihrer Theorien über die Unvorhersagbarkeit des Verhaltens nichttrivialer Systeme, die Unmöglichkeit instruktiver Interaktionen, über Zirkularität und Rekursivität und über den Konstruktivismus und die Rolle der Selbstbeobachtung zu einer anderen Sicht auf das, was ein therapeutischer Wirkfaktor ist. Hier verschwindet der »Wirkfaktor« am Ende ganz aus der Therapietheorie wie vormals die »Information« als Einheit aus der Kommunikation. Was bleibt, ist ein von Maturana und Varela »Driften« genanntes interaktionelles Geschehen. Das ist schematisch in Abbildung 4 dargestellt. Therapeut und Patient sind darin sprachlich gekoppelte Systeme. Hier hat es keine Seite in der Hand, die andere zu kontrollieren. Prinzipiell können beide verändert aus dieser Koppelung und diesem Driften hervorgehen. Einige explizite und implizite Regeln des Psychotherapiesystems sorgen allerdings dafür, dass Therapeuten weniger driften als ihre Patienten. Dennoch wird der Output des Therapeuten rekursiv durch die Reaktionen des Patienten wieder zum Input für den Behandler und kann bei ihm zu Akkommodationen, d. h. zu Veränderungen führen. Das Ergebnis dieses zirkulär-rekursiven Driftens kann niemand vorhersagen, und es kann durch keine Methode von einer der beiden Seiten kontrolliert werden. Man kann theoretisch daraus aber nicht ableiten, Therapeuten hätten keinen planbaren Einfluss auf Patienten. Im Gegenteil: Das Driften des Patienten hängt wesentlich davon ab, was Therapeuten tun und was sie dabei unterlassen. Dann kann die Richtung des Driftens beim Patienten sogar von einzelnen Sprech- und Handlungsakten abhängen: Wer das Driften unbemerkt einmal in Richtung Norden gelenkt hat, wird vielleicht nie mehr im Süden landen. Deshalb sollte sich ein Therapeut sehr genau dafür interessieren, nach welchen autopoietischen Eigengesetzen sein Patient denkt, fühlt und handelt, um beim Driften nicht Teil eines ungewollten Seemanövers oder einer Flaute zu werden, die das System ins Schlittern oder zum Stagnieren bringt. Will man systemtheoretisch den Begriff der Wirkvariable oder des Wirkfaktors beibehalten, muss man ihn um den Aspekt der Zirkularität, der Selbstbeobachtung oder Selbstreflexion und um den der Zeit erweitern. Therapiepläne sind aus dieser Sicht nichts anderes als eben Pläne: Sie strukturieren das Vorhaben, sagen aber nichts darüber, wie es dann läuft. Jede Therapiestunde muss neu an den aktuellen Stand des Patienten ankoppeln. Das kann sehr wohl bedeuten, dass Therapeuten das mit Blick auf mit Patienten abgesprochene Ziele und Therapiepläne tun, um ein Themenspringen zu vermeiden. Manchmal ist Beharrlichkeit für Patienten ein hilfreiches neues Muster (vgl. zur Bedeutung dieser Ziel- und Planungsbeharrlichkeit Schulte 1991). Aus systemischer Sicht bestimmen aber am Ende nicht der Therapeut und sein Plan, wohin der Patient driftet, sondern alleine dessen Autopoiese.

3. Systemtherapie für Verhaltenstherapeuten: Praxis

Kapitel 2 galt den theoretischen Grundannahmen beider Schulen. Kapitel 3 gilt der Praxis: Manchmal werden dabei verhaltenstherapeutische und systemische Perspektiven einander gegenübergestellt, in der Regel wird ausschließlich der systemische Ansatz vorgestellt:

- Settingsvariablen: Rahmenbedingungen der Psychotherapie
- Wissensbestände, die Therapeuten helfen, Systeme zu verstehen und zu verändern
- systemische Informationsgewinnung und systemische Fragen
- systemische Interventionen.

3.1 Settingsvariablen: Rahmenbedingungen der Psychotherapie

3.1.1 Therapiedauer

In der *Verhaltenstherapie* bestimmen vor allem zwei Faktoren die Therapiedauer: die nötige Zeit bis zur Erreichung der Therapieziele und die vom Kostenträger vorgegebenen Kontingente. Leitlinienorientiert werden Kostenträger zunehmend davon ausgehen, für bestimmte Störungsbilder bestimmte Behandlungskontingente zur Verfügung zu stellen, was die Verhaltenstherapielandschaft noch einmal sehr verändern dürfte. Man nimmt an, dass die Therapiedauer von der Schwere einer Störung abhängt. In der *Systemtherapie* korrelieren Problemstärke und Therapiedauer theoretisch nicht miteinander. In der Praxis tun sie das dann aber doch, wenn auch geringer als in der Verhaltenstherapie.

Systemische Tipps für Verhaltenstherapeuten[5]

Die Therapie in definierte Stundenkontingente untergliedern (z. B. in jeweils fünf oder zehn Sitzungen) mit regelmäßigen Zwischenbilanzen: Was ist erreicht, was fehlt noch, wie viele Stunden brauchen wir vermutlich noch? Die Therapiedauer zur gemeinsamen Entscheidung zwischen Patient und Therapeut machen. Patient dabei auf zwei von beiden Seiten zu vermeidende potenzielle Fehler aufmerksam machen: den Fehler einer »zu langen Therapie« (»Der Therapeut wird Systemmitglied«) und den Fehler einer »zu kurzen Therapie« (»Dem Veränderungsprozess keine Zeit lassen«).

Selbstkontrollfragen für Therapeuten: Ist meine Therapie Teil der Lösung von Problemen? Ist sie zum Teil der Problemaufrechterhaltung geworden oder sogar Teil einer neuen Problemgenerierung? Wenn von beidem etwas: Was überwiegt?

3.1.2 Frequenz

In der *Verhaltenstherapie* ist zwischen stationärem und ambulantem Setting zu unterscheiden – mit eher hohen Frequenzen im stationären und Frequenzen von ein bis vier Sitzungen pro Monat im ambulanten Bereich. Bei Angstexposition finden summierte Sitzungen statt, was die Systemtherapie gar nicht kennt. *Systemtherapeuten* neigen zu niedrigen Frequenzen, vor allem in Paar- und Familientherapien mit Sitzungen manchmal nur alle zwei bis drei Monate. Die *Mailänder Schule* hatte festgestellt, dass in Familientherapien niedrigere Frequenzen teilweise zu besseren Erfolgen führen. Versteht man unter Therapie einen Schritt-für-Schritt-Veränderungsprozess und passt das auch zum Veränderungskonzept des Patienten, empfehlen sich dazu nötige höhere Frequenzen (zwei bis vier Sitzungen pro Monat). Geht man von einem »Verstörungsmodell« aus, das Systeme in veränderungslabilen Phasen zu selbstorganisierten Wandlungsprozessen anregt, passen niedere Frequenzen besser.

5 Die hier formulierten Tipps sind, dem Anliegen des Buches entsprechend, aus dem systemischen Ansatz ableitbare Tipps für Verhaltenstherapeuten. Tipps der Verhaltenstherapie für Systemtherapeuten bleiben einem anderen Buch vorbehalten. Mit der Formulierung »systemische Tipps« soll allein zum Ausdruck gebracht werden, dass sie sich aus dem systemischen Ansatz ableiten lassen. Das heißt nicht, dass sie nicht auch von Verhaltenstherapeuten oder von anderen Schulen ebenso oder besser formuliert werden könnten. Diese hätten allerdings eine andere Theorie dazu.

Systemische Tipps für Verhaltenstherapeuten

Von Anfang an über den Abschied reden: wann er kommen soll oder darf, wie er gestaltet werden soll. Bei Angst, ein Patient könnte abbrechen: für diesen potenziellen Fall prophylaktisch eine Abschlusssitzung mit Abschlussreflexion vereinbaren. Patienten nach ihren bisherigen Abschiedsmustern fragen und sich auf die eventuelle »Präsentation« dieser Muster auch in der Therapie einstellen.

Sich der eigenen bevorzugten und vor allem befürchteten Abschiedsmuster bewusstwerden, um sich nicht von ihnen mit ihren Ängsten und Sehnsüchten unbewusst leiten zu lassen. Nicht vom »guten Abschied« als Standard ausgehen, sondern von der Vielfalt der Abschiedsformen. Patienten tut es in der Regel gut, wenn Therapeuten sie ohne schlechtes Gefühl und ohne heimliche Bindung loslassen und ihnen dazu auch mitteilen, dass sie ihnen zutrauen, ihren weiteren Lebensweg ohne Therapie zu meistern. Therapeuten sollten die subtilen Formen langer Bindungen von Patienten an Therapiesysteme erkennen und vermeiden. Patienten können besser gehen, wenn sie sich in der Therapie vorher mit allen Seiten ihrer Person oder ihres Systems dem Therapeuten gezeigt und sie sich darum angenommen gefühlt haben (sonst bleibt das Gefühl einer unentdeckten latent negativ bewerteten Seite). Am Ende klären: Kann der Patient sich wieder melden, wenn er erneut Hilfe braucht, und, wenn ja, wie?

3.1.3 Einbeziehung von Angehörigen

Nach empirischen Befunden von Hafner et al. (1983) sind Therapien im Durchschnitt effektiver, wenn Angehörige einbezogen werden. In der *Verhaltenstherapie* hängt das Einbeziehen ab vom Informationsbedarf der Therapeuten (Fremdanamnese: der Angehörige als Datenlieferant) oder von der Problemdefinition und dem Erklärungsmodell (Partnerschaft als Problembereich oder als zur Aufrechterhaltung des Symptoms relevanter Faktor). Für die *Systemtherapie* ist die Arbeit mit dem ganzen System längst nicht mehr kennzeichnend – es gibt auch systemische Einzeltherapien. Deshalb ist der Begriff »Familientherapie« oder »Paartherapie« nicht mehr identisch mit »Systemtherapie«, und der systemisch-interaktionelle Blick braucht nicht die Anwesenheit *mehrerer* Personen. Eine *Indikation* zur realen Einbeziehung des Partners in eine Einzeltherapie könnte bestehen, wenn der Patient den Therapeuten/die Therapeutin wiederholt lobt und den eigenen Partner/die eigene Partnerin kritisiert, wenn Paarprobleme in der Einzeltherapie besprochen werden, ohne dass dadurch Veränderungen beim Paar erzielt werden, oder wenn der Patient primär auf Initiative des Partners überhaupt zur Therapie kommt (Partner als Zuweiser).

Systemische Tipps für Verhaltenstherapeuten

Keinen Machtkampf daraus machen, ob der Angehörige eingeladen wird oder nicht. Es geht immer auch ohne. Wenn Patient oder Partner Nein dazu sagen, begegne man dem Nein oder der Skepsis neugierig-wohlwollend und erkundige sich nach den Motiven bzw. Befürchtungen oder dahinter liegenden Erfahrungen. Den »hinzukommenden Partner« kann man ernst oder humorvoll fragen, wie er seiner Vermutung nach in der Einzeltherapie bisher »weggekommen« sei. Auch Skeptiker werden willkommen geheißen. Therapeuten sollen bedenken, dass ihre Einzeltherapiepatienten zwei Arten von Ängsten haben können: dass sie »ihren« Therapeuten irgendwie an den Partner verlieren könnten oder dass der Partner in den Augen des Therapeuten schlecht dastehen könnte. Es empfiehlt sich daher, gegebenenfalls nach solchen Befürchtungen zu fragen. Die Einladung an Angehörige lasse man in der Regel den Patienten aussprechen. Gelegentlich lohnt es sich, sich nach den genauen Einladungsworten zu erkundigen, wenn der Angehörige mit Nein geantwortet hat (gibt es im Einladungstext implizite Ausladungen?). Man teile eventuell mit, dass es nicht um die Identifizierung von Schuldigen, sondern um Lösungen geht. Manchmal ist es produktiver, wenn der Therapeut selbst die Einladung an den Partner (mit Erlaubnis des Patienten!) ausspricht. Dann sollte er im ersten Paargespräch am Anfang seine Gründe dafür offenlegen. Der Therapeut hüte sich vor einer »Koalition der Gesunden« (Therapeut mit »nichtkrankem« Angehörigen), auch wenn ihm das von einer oder von beiden Seiten angeboten wird. Therapeuten können Angehörige, die in eigener Not oder in »Einmischungsabsicht« anrufen, mit Verweis auf die Autonomie ihrer Patienten abweisen. Das hat aber oft ungute Folgen im System. Besser ist es, solche Anrufe zum Anlass für zumindest eine gemeinsame Sitzung zu nehmen. In der ambulanten Verhaltenstherapie ist es abrechnungstechnisch kein Problem, Angehörige einzubeziehen, wenn man in der Problemanalyse auf eine Korrelation der Symptomatik mit systemischen Variablen hinweist. Dann ist die Einbeziehung Angehöriger eigentlich sogar Leitlinientherapie (vgl. Hand 2008).

3.1.4 Eröffnungszüge: Erste Fragen

Beide Schulen beginnen in der Regel mit der Frage nach dem Problem, das den Patienten oder das System zur Therapie führt. Die nächsten Eröffnungszüge sind in VT und ST verschieden. In der *Verhaltenstherapie* folgen Fragen zur Analyse des Problems: wie intensiv, seit wann usw.? In der *Systemtherapie* folgen Fragen zum Kontext: Wer will, dass dieses Problem hier in der Therapie behandelt wird, mit welcher Absicht? Wer will das weniger? Mit welchen Kernunterscheidungen operieren beide Gruppen (siehe Abschnitt 2.1)? An die Stelle von »Was genau ...?« setzt der Systemiker die Frage: »Welche Sichtweisen darauf ...?«

Systemischer Tipp für Verhaltenstherapeuten

Man markiere, aus welcher der beiden Perspektiven heraus man fragt und gegebenenfalls mit welchem Ziel: Problem oder Problemsichtweisen? Man befrage Patienten gegebenenfalls, welche Perspektiven früher schon von Therapeuten eingenommen worden sind und mit welchem Ergebnis. Wenn Patienten die Fragen der systemischen Perspektive irritieren, kann man sich die Erlaubnis holen, solche seltsamen Fragen stellen zu dürfen.

3.1.5 Sitzordnung bei Paar- und Familiengesprächen

In Phasen der »Problemaktualisierung« während der Therapiestunde (vgl. Grawe 2004) nutze man Sitzordnungen mit Face-to-Face-Ausrichtung und Blickkontakt zwischen den Systemmitgliedern. Auf den gegenseitigen Anblick kann das System kaum anders reagieren als mit seiner bisherigen Dynamik (»geeichte Kommunikation«). Will man das unterbrechen und das System in eine reflexive Metaposition zu sich selbst bringen, empfiehlt sich eine Sitzordnung, bei der die Aufmerksamkeit und der Blick auf den Therapeuten gerichtet sind und zu ihm gesprochen wird. Das unterbricht sonst »versklavt« ablaufende Interaktionsmuster. Will man die Systemmitglieder dazu bringen, neue Kommunikationsstile oder Inhalte auszuprobieren, empfiehlt es sich, sie sich (wieder) gegenübersitzen zu lassen. Jede Phase (Problemaktualisierung/reflexive Position/Übungsphase) braucht ihre eigene Sitzordnung. Werden sie in der Sitzordnung vermischt, vermischen sich Problem, Reflexion und Üben auch in Inhalt und Dynamik.

3.1.6 Beendigung der Therapie

Im *Verhalten* aller Therapien ist das Ende idealerweise die Heilung oder die Fähigkeit des Patienten, fortan mit Symptomen und Problemen ohne Therapie zufriedenstellend umgehen zu können. Oder das Ende folgt der Erkenntnis, dass eine weitere Therapie »nichts mehr bringt«. Aus *systemtheoretischer Sicht* ist das Therapieende wie andere Abschiede auch eine *Markierung auf der Dimension Zeit*, die bedeutet, dass es kein Zurück gibt. Therapie ist ein von Anfang an auf ihr Ende hin programmiertes System. Deshalb ist der Abschied vom ersten Moment an präsent. Er kann im Kopf von Therapeut oder Patient in positiver oder negativer Version präsent sein. Beide Varianten im Kopf prägen das Geschehen vor dem Abschied. Das gilt in unguter Form vor allem dann, wenn eine oder beide Seiten einen befürchteten »schlechten Abschied« (z. B. einen Abbruch oder ein unbefriedigendes Ende) vermeiden wollen und dieses »Vermeidungsschema« den Therapieprozess bestimmt. Abschied ist ein zweiseitiger Prozess wie bei jeder Trennung. Man kann ihn gemeinsam vorbereiten, aber nicht »gemeinsam« machen. Jeder lässt auf seine Weise los (oder hält fest).

3.1.7 Beziehungsgestaltung

In der *Verhaltenstherapie* gilt die Beziehung als vom Therapeuten zu gestaltender und ausgestaltbarer Wirkfaktor, der ca. 30 % der Varianz therapeutischer Veränderungen erklärt (Asay u. Lambert 2001). Therapeuten können sich demzufolge selbst daran messen, ob sie als wirksam geltenden Beziehungskriterien genügen: wohlwollende Unterstützung, Vermittlung von Hoffnung auf Veränderung, empathisches Verstehen, Vermittlung von Kompetenz und Vertrauenswürdigkeit, Transparenz und Informed Consens, Echtheit in den therapeutischen Äußerungen, Vermittlung von Respekt, Neutralität und Wertschätzung, positives Feedback für Veränderungsschritte, Aufgreifen von Patientenerwartungen und Anpassung an die vom Patienten bevorzugten Interaktionsstile. Das ist eine lange Liste, deren Elemente im Einzelfall in Widerspruch zueinander geraten. Konzeptionell wird angenommen, ein Therapeut könne diese Variablen realisieren und dann prüfen, ob sie die gewünschten und von der Forschung vorhergesagten positiven Auswirkungen auf Patienten, auf die therapeutische Beziehung und auf die Problembewältigung haben.

In der *Systemtheorie* gibt es »die Beziehung« ebenso wenig wie »die Information« oder »den Wirkfaktor«. Beziehung ist etwas, das ein Außenbeobachter sieht (besser: sich konstruiert), wenn er zwei Elemente in Interaktion miteinander beobachtet. Der Ort der Beziehung liegt also im Kopf des Beobachters. Wenn ein Therapeut seine eigene Beziehung zum Patienten beobachtet und nach den genannten Kriterien zu gestalten sucht, liegt systemtheoretisch ein Reentry vor (vgl. Luhmann 2002; Simon 2008, S. 66): Bei diesem Vorgang nimmt ein System die Unterscheidung zwischen sich und seiner Umwelt oder zwischen sich und einem anderen System in seine Selbstbeobachtungen auf und betrachtet das eigene System in Interaktionen mit der Umwelt (oder mit einem anderen System). Was ein Therapeut dabei allerdings an Beziehung zwischen sich und seinem Patienten »sieht« oder, genauer, konstruiert, ist ein Produkt seines eigenen Hirns. Er kann »die Beziehung« also nicht objektiv sehen, sondern sich nur sein Bild der Beziehung in seinem Kopf ansehen. Er kann schon aus Kapazitätsgründen niemals alle oben genannten Beziehungskriterien beobachten und gestalten. Der Therapeut kann und sollte sensibel dafür sein, wie das Patientensystem auf ihn reagiert und wie er wiederum auf diese Reaktionen reagiert (vgl. Lieb 2009a). Was er dann ändern kann, ist nicht die Beziehung, sondern nur sein Verhalten gegenüber der anderen Seite. Was dann dabei herauskommt, liegt nur zu 50 % in seiner Hand. Aus dieser Perspektive kann das Bemühen, eine therapeutische Beziehung streng nach den genannten Kriterien zu gestalten, Teil einer therapeutischen Stagnation oder Teil einer Problemgenerierung werden. Auch gutgemeinte Handlungen können ungute Folgen haben. Und »gutes« Therapeutenverhalten im Sinne schulenspezifischer oder anderer Kriterien kann zu unguten Entwicklungen oder zu Stagnationen beim Patienten führen. Man kann hier das bekannte Bonmot anführen: »Erst wenn ich sehe, wie andere auf mich reagieren, weiß ich, was ich gesagt habe.« Therapeutische Empathie, Verstärkung, Konfrontation und Provokation sind systemtheoretisch nicht per se gut oder schlecht. Ihren Nutzen für die Therapie erkennt man allein an der Antwort des Patientensystems.

Systemische Tipps für Verhaltenstherapeuten

Der Therapeut mache, wenn der Patient das will, transparent, welche Ziele er gerade verfolgt, von welcher Theorie er dabei ausgeht und was er zur Erzielung eines Therapieerfolges von sich selbst und von ihm erwartet. Er erlaube seinem Patienten explizit, ihn zu befragen, zu hinterfragen und Kritik an ihm zu üben. Er, der Therapeut, frage daher gelegentlich (im Sinne einer permanenten Möglichkeit, nicht einer permanenten Notwendigkeit), wie es dem Patienten mit ihm gehe und was er glaube, dass der Therapeut auf diese Frage gerne hören und nicht hören möchte. Und was der Patient glaube, dass der Therapeut tun würde, würde dieser das Unangenehme doch sagen. Der Therapeut sei sich dessen bewusst, dass die Beziehung eine zweiseitige Angelegenheit ist und er darin ebenso Beziehungsgefühle, Erwartungen, Enttäuschungen und erfreuliche Bestätigungen erleben kann wie sein Patient. Das widerspricht nicht seiner professionellen Rolle. Diese besteht darin, dass er für die Entwicklung des interaktionellen Musters zwischen Therapeut und Patient und vor allem für eventuell notwendige Veränderung die größere Verantwortung trägt. Er sollte deshalb über ein breiteres Interaktionsrepertoire verfügen als der Durchschnitt seiner Patienten. Er mache nie seinen Patienten für das verantwortlich, was er in der Therapie fühlt, tut oder unterlässt. Er übernehme für alle seine Handlungen und Unterlassungen in der Therapie die volle Verantwortung. Bei therapeutischen Misserfolgen oder Stagnationen prüfe er, mit welchen Kernunterscheidungen er selbst in der Therapie operiert hat und mit welchen sein Patient (vgl. Abschnitt 2.1.5). Er gestehe nicht nur dem Patienten, sondern auch sich selbst zu, dass ihn Lob freue, Kritik verunsichere und er manchmal auch nicht weiterwisse, ohne mit einer solchen Äußerung implizit mit Beziehungsabbruch zu drohen.

3.1.8 Umgang mit therapeutischer Macht

Diese Überschrift suggeriert, dass Therapeuten über Patienten Macht haben. Aus systemtheoretischer Sicht ist das auch so. Um das zu verstehen, darf man Macht allerdings nicht mit Zwang oder Gewalt verwechseln. Bei Macht hat der Ohnmächtige Wahlmöglichkeiten, bei Zwang und Gewalt nicht. Soziologisch sind Machtverhältnisse notwendiger Bestandteil einer funktionierenden Gesellschaft. Man kann *kommunikative Macht* unterscheiden von *Macht, die gesellschaftlich definierten Rollen* innewohnt. Erstere bedeutet die Macht, kommunikative Mittel erfolgreich zur Durchsetzung eigener Interessen einzusetzen. Diese Mittel reichen vom guten Argumentieren bis zur Macht durch Leiden oder durch Androhung von Kontaktabbruch. Gesellschaftliche Macht resultiert demgegenüber daraus, dass durch einen Sozialvertrag definiert ist, was welche Rollen- oder Funktionsträger entscheiden dürfen oder müssen (zu diesen Unterscheidungen vgl. ausführlicher Luhmann 1975; Lieb 1998b).

Kommunikative Macht spielt in Therapien wie in anderen Beziehungen eine Rolle, wenn Therapeuten oder Patienten beim anderen etwas erreichen wollen, was dieser nicht freiwillig tut. Ein solcher Konflikt ist nicht natürlicher Bestandteil von Therapien, aber er kommt vor. Gesellschaftliche Macht hat ein Therapeut in seiner Rolle, Diagnosen zu vergeben. Aus *verhaltenstherapeutischer* Sicht wurde und wird Macht vor allem in der Möglichkeit gesehen, als Therapeut positive oder negative Verstärker zu verteilen. Unter ethischen Gesichtspunkten wird zum Umgang mit dieser Macht empfohlen, sie gegenüber Patienten durch Transparenz der Verstärkungsbedingungen zu reduzieren und sie nicht zur Erfüllung eigener Interessen zu missbrauchen. In allen Therapieschulen wurde und wird Macht und Machtausübung als etwas angesehen, das der therapeutischen Beziehung schade; diese Sicht würde auch von Systemtherapeuten geteilt. Aus heutiger soziologischer und systemtheoretischer Sicht kann man aber Macht nicht *nicht* ausüben, weil sie notwendiger Bestandteil sozialer Beziehungen ist. Wenn Macht heißt, den anderen durch Einsatz von Mitteln zu etwas zu bringen, was er freiwillig nicht tun würde, dann ist Macht alltäglich. Ein Machtmissbrauch in der Therapie beginnt dort, wo der Therapeut zum Nachteil des Patienten eigene Interessen durchsetzt, seien es finanzielle, sexuelle oder andere. Eine nicht schädliche Ausübung therapeutischer Macht besteht darin, dass Therapeuten ihre Patienten durch den Inhalt oder den Stil ihrer therapeutischen Dialoge zu Denken oder Handlungen »verführen«, die für sie neu sind, die zu positiven Veränderungen führen und zu denen sie im Rahmen ihrer bisherigen Muster nicht von sich aus und in diesem Sinne freiwillig gefunden hätten. Zu einem angemessenen Umgang von Therapeuten mit ihrer Macht gehört, dass sie die ihnen in ihrer Rolle gesellschaftlich zugesprochene Macht erkennen und anerkennen. Neben der schon erwähnten Macht, Diagnosen zu vergeben, liegt sie in manchen klinischen Kontexten auch darin, kraft des »Amtes als Therapeut« zu bestimmen, worüber in der Therapie gesprochen und worüber geschwiegen wird, wo nachgefragt und was übergangen wird. Diese Macht haben Therapeuten weniger auf Grund ihrer kommunikativen Fertigkeiten, als vielmehr weil sie einen gesellschaftlichen Titel haben. Kommunikative Macht kann man einsetzen oder nicht. Gesellschaftliche Rollenmacht kann man nicht *nicht* einsetzen. Man kann sie deshalb nicht *nicht* ausüben, egal wie zurückhaltend oder autoritär sich ein Therapeut verhält: Beides sind Varianten, mit Macht umzugehen.

In der *Systemtherapie* wurde lange Zeit aus moralischen Gründen Macht als Feind guter therapeutischer Beziehungen angesehen. Ein moralischer Diskurs mit einem solchen Ergebnis ist allerdings wenig hilfreich zur Bestimmung von Macht. Eine positive oder negative Bewertung von Macht lässt sich aus der Systemtheorie nicht ableiten. Aus ihrer Sicht ist Macht ein Prinzip der Organisation von Beziehungen zur Bewältigung und Lösung von potenziellen Interessenkonflikten. Zu ihm gehören nach Luhmann und Simon zwei Merkmale. Das erste besteht, wie bereits angesprochen, darin, dass beide *Seiten* eines Konfliktes Wahl- und Entscheidungsfreiheiten haben: Ich kann bei roter Ampel über die Kreuzung fahren, auch wenn mich ein Polizist dabei beobachtet. Dem zweiten Merkmal zufolge haben Verhaltensweisen oder Entscheidungen der Seite, die gesellschaftliche oder kommunikative Macht hat, für die Seite, die sie nicht hat, negativere Auswirkungen als ihre Realisierung für Erstere: Die Entscheidung des Polizisten bzw. des Staates, mir ein Bußgeld zu verhängen, wenn ich bei Rot über die Kreuzung fahre, ist für mich unangenehmer als für den Polizisten oder den Staat. Kommunikative Macht über Therapeuten haben Patienten dann, wenn der Inhalt oder Stil ihrer Berichte, ihre Klagen, ihr Schweigen oder der Fortbestand ihrer Probleme für Therapeuten unangenehmer sind als für die Patienten selbst. Auch Patienten haben gesellschaftliche Macht. Sie zeigt sich weniger innerhalb als außerhalb des therapeutischen Raumes und besteht vor allem darin, dass sie sich z. B. bei schlechter Behandlung durch ihre Therapeuten an öffentliche Instanzen wenden können: an Therapeutenkammern, an Klinikleitungen, an Gerichte oder an die Presse. Diese Systemtheorie der Macht hat praktischen Nutzen.

Systemische Tipps für Verhaltenstherapeuten

Man gehe davon aus, dass kommunikative Machtspiele in privaten und beruflichen Systemen normal und deshalb auch im Therapieraum zu erwarten sind. Man frage sich deshalb, welche Strategien man dabei selbst bevorzugt einsetzt, welche man meidet und welchen Strategien der anderen Seite man leicht unterliegt, denen man deshalb Macht zuschreibt. Man anerkenne die gesellschaftlichen Rollen innewohnende politisch-soziale Macht. Man kann in Paartherapien Ehepartner danach fragen, wer von beiden mehr verdient und besitzt. Therapeuten können sich zu ihrer gesellschaftlichen Macht, Diagnosen zu vergeben oder in Kliniken bei Therapieende die Arbeitsfähigkeit eines Patienten zu beurteilen, bekennen (unabhängig davon, ob sie diese Macht mögen oder hassen) und so der Paradoxie entgehen, sie nicht ausüben zu wollen. Therapeuten können (als permanente Möglichkeit, nicht als permanente Notwendigkeit) mit Patienten reflektieren, wie diese »Mächte« die Therapie beeinflussen. Therapeuten sollten in Selbstreflexionen gelegentlich herausfinden, welche kommunikativen Mächte sie im privaten und professionellen Leben und daher auch in Therapien bevorzugt einsetzen und welchen sie sich bevorzugt »unterwerfen«. Als Leitlinie möge man sich an Adorno halten: »Es kommt darauf an, sich weder von der Macht anderer noch von der eigenen Ohnmacht dumm machen zu lassen!« Der Umgang mit der eigenen Macht und der Macht anderer wird leichter, wenn man die eigenen kommunikativen und gesellschaftlichen Mächte ebenso anerkennt wie die der anderen: Macht ist normal, Ohnmacht auch.

3.2 Wissensbestände für den Systemblick

»Jede Einzelheit Ihrer Familienbiographie ist ein Teil des vielschichtigen Musters, das Ihre Identität ausmacht. Wenn z. B. Ihre Tante Selbstmord verübt, betrifft das ganz unmittelbar ihren Ehemann und ihre Kinder (Ihren Onkel, Ihre Cousins und/oder Cousinen), die mit einer Erblast von Schmerz, Wut und Schuldgefühlen sowie einem gesellschaftlichen Stigma zurückbleiben. Der Selbstmord hat jedoch auch Auswirkungen auf die Eltern Ihrer Tante (Ihre Großeltern), die sich ihr Leben lang die Frage stellen werden, was sie falsch gemacht haben. Es wird Auswirkungen auf ihre Geschwister haben (Ihre Eltern eingeschlossen), die den Schmerz der Familie sehr intensiv teilen und sich fragen werden, was sie hätten anders machen können, um die Tat zu verhindern. Und bei all diesen Personen handelt es sich nur um die Menschen, die ganz offensichtlich von dieser Tat betroffen sind. Der Selbstmord Ihrer Tante wird aber auch ihre Nichten und Neffen beeinflussen (Sie selbst, Ihre Geschwister und Ihre Cousins und Ihre Cousinen), die sich die Frage stellen werden, ob vielleicht auch ihre Eltern sich wie ihre Schwester bzw. Schwägerin jemals zu einer solchen Tat entschließen könnten. Es wird auch die Enkelkinder Ihrer Tante beeinflussen, die sowohl unter dem Schmerz ihrer Eltern leiden werden als auch unter ihren

> eigenen Befürchtungen in Bezug darauf, was der Tod ihrer Großmutter bedeuten könnte. Es wird auch auf Ihre eigenen Kinder Auswirkungen haben, die ähnliche Zweifel und Befürchtungen hegen und Sie fragen werden, ob Selbstmord in Ihrer Familie häufiger vorkommt und in welcher Weise er eventuell wieder in ihr Leben treten könnte. Darüber hinaus wird jedes Familienmitglied eine Antwort auf die Reaktion der anderen finden müssen. Der Einfluss einer solchen Erfahrung wird in der ganzen Familie über lange Zeit hinweg nachwirken« (McGoldrick 2007, S. 23).

Der traditionelle einzeltherapeutische Blick richtet den Strahl der Aufmerksamkeit auf die Einzelperson. Der Systemblick richtet ihn auf ein System – auf seine Dynamik, seine Interaktion und auf den Platz, den jemand im System hat. Metaphorisch: Im einen Fall zoomt man nah heran, im anderen Fall weiter weg. Man sieht dann jeweils Verschiedenes.

3.2.1 Vom Individuum zum System

Stellen wir uns den Marsbesucher vor, der noch nie etwas von Fußball gehört hat und einem Fußballspiel beiwohnt. Mit dem Individualblick betrachtet er einzelne Spieler, wie sie laufen, warten, den Ball mit dem Fuß spielen, nie mit der Hand!, und ihn bald wieder weitergeben. Mit dem Systemblick sieht er, etwas verkürzt gesagt, zwei Subgruppen mit je elf gleich gekleideten Spielern und einen anders gekleideten mit einer Pfeife. Beim Betrachten der Interaktionen entdeckt er Wiederholungen und schließt daraus auf Regeln des Spieles: Man haut andere nicht um; nur einer je Subgruppe berührt den Ball auch mit der Hand, und der steht zwischen zwei Pfosten; jede Gruppe will den Ball zwischen diesen Pfosten hindurchschießen, das dieser Spieler der anderen Gruppe hütet. Diese Spielregeln könnte er nur äußerst schwer aus der Beobachtung eines einzelnen Spielers erschließen. Erst auf Grund seiner Hypothesen über die System-Spielregeln wird ihm das Verhalten Einzelner verständlich. Wenn er seinen Systemblick noch breiter stellt, sieht er die Zuschauer im Stadion, die unterschiedlich auf beide Mannschaften reagieren: Immer wenn die einen jubeln, lassen die anderen den Kopf hängen. Und wenn er noch weiter zoomt, sieht er in einzelnen Wohnungen Leute sitzen, die auf einem Bildschirm sich das gleiche Spiel live ansehen. Daraus lenkt er die Hypothese ab, dass das Spiel von öffentlichem Interesse ist, die Spieler auf dem Feld das vielleicht auch wissen und davon beeinflusst sind. Kapitel 3 ist als Regieanweisung dafür gedacht, wie man von der Betrachtung des Einzelnen zum Systemblick, zu nützlichen Hypothesen über das System und schließlich zu Systeminterventionen kommt.

3.2.2 Beobachtung von Kommunikation

Die kleinste Einheit eines sozialen Systems sind aus systemtheoretischer Sicht nicht Personen (auch wenn wir das intuitiv annehmen), sondern Interaktionen und Kommunikationen. Das System Fußball besteht nicht aus Spielern als Personen, sondern aus dem, was diese tun: Ball annehmen, Ball abgeben, Tore schießen. Umgekehrt sind Ballannehmen und Ballabgeben nicht per se Teil eines Fußballspieles, sondern nur dann, wenn der Ball *von* jemandem kommt und *an* jemanden abgegeben wird: wenn sich zeitlich Einheit an Einheit reiht und ein sinnvolles Muster ergibt. Die kleinste Einheit einer Kommunikation ist nach Luhmann die Einheit von Mitteilung und Verstehen dieser Mitteilung. Und wie Ballabgabe und Ballannahme sich an Ballabgabe und Ballannahme anschließen, schließt sich an jede kommunikative Einheit notgedrungen eine weitere an. Wenn zwischenzeitlich geschlafen wird, wird am Morgen neu gestartet. Der therapeutische Beobachter richtet seinen Blick bei Kommunikation also darauf: Wer spricht z. B. rund um ein Problem mit wem und mit wem eher nicht? Spricht er im Stil mit A anders als mit B? Reagieren A und B gleich oder verschieden auf ihn? Wird mit dem Problemträger über sein Problem anders gesprochen als über ihn? Worüber wird in diesem System nicht oder nicht mehr gesprochen, seit es das Problem gibt? Im Fußball ergibt die Summe der Spielzüge einer Mannschaft ihren Spielstil: angriffslustig oder defensiv, einzelkämpferisch oder mannschaftlich. System- und Kommunikationstherapeuten haben auch für die Summe aller Kommunikationseinheiten Kommunikationsstile oder -muster identifiziert. Wenn man sie kennt, kann man sie leichter wiedererkennen. Sie sind vom Thema der jeweiligen Kommunikation unabhängig, weshalb man sie schwerer erkennt, wenn man sich zu sehr auf dieses konzentriert und sich von ihm in den Bann ziehen lässt. Zur Entwicklung der Systemtherapie gehört die Identifikation von zwei Arten solcher Musterbeschreibungen: die Kommunikationsstile nach Virginia Satir und die Unterscheidung von symmetrischen und komplementären Mustern nach Gregory Bateson.

3.2.3 Kommunikationsstile nach Satir[6]

Virginia Satir hat vier Kommunikationsstile beschrieben, die Menschen verwenden, wenn sie unter Stress stehen. Unter Stress versteht sie Situationen, in denen sich eine Person in ihrem Selbstwert oder in ihrer Position im System bedroht fühlt. Jeder dieser Stile ist gekennzeichnet durch eine bestimmte Körperhaltung, eine bestimmte Gestik, durch ein typisches Gefühl und durch eine bestimmte Wortwahl. Das sind keine Persönlichkeitseigenschaften, sondern Verhaltensweisen unter Stress. Unabhängig vom konkreten Thema einer bestimmten Kommunikation gibt es drei kommunizierbare Bereiche, von denen jeder Stil mindestens einen ausblendet: Botschaften über das eigene Selbst (S), über oder zum anderen (A) und über die Sache, um die es geht. Jeder Stil hat seine Stärken und Schwächen. Ihrem humanistischen Ansatz entsprechend, gibt Satir außer Hinweisen auf den jeweiligen in der sozialen Welt praktizierten Stil auch solche auf das parallele Geschehen in der Psyche der Person. Satir geht es primär um die Interdependenz vom Selbstwerterleben der Psyche und sozialer Kommunikation.

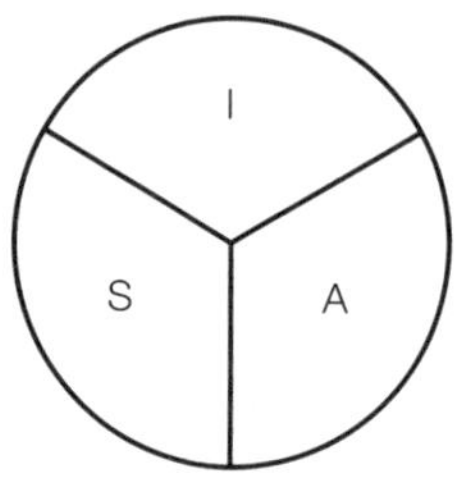

Abb. 5: Inhalte der Kommunikation: I = Inhaltsebene; S = Selbst; A = andere

3.2.3.1 Der beschwichtigende/selbstanklagende Stil

Wenn sie in dieser Form kommuniziert, erlebt die betreffende Person sich nach Satir als hilflos und wertlos, oft auch beladen und schuldig. Sie versucht, sich nützlich zu fühlen, indem sie für andere etwas tut. Ein Glaubenssatz könnte sein: »Das Wichtigste im Leben ist, dass ich dafür sorge, dass die anderen zufrieden sind, nur dann bin ich es

6 Die folgende Darstellung der Kommunikationsstile ist den Lehrmaterialien des Instituts für systemische Ausbildung und Entwicklung (IFW) in Weinheim (1995) entnommen.

auch!« Da ihr Selbstwert über andere erhalten wird, fürchtet sie, anderen im Wege zu stehen, sie zu verärgern, von ihnen abgelehnt oder verlassen zu werden. Es wird also alles als unbedeutend erlebt, was mit dem eigenen Selbst (S) zu tun hat (Abbildung 5 und 6).

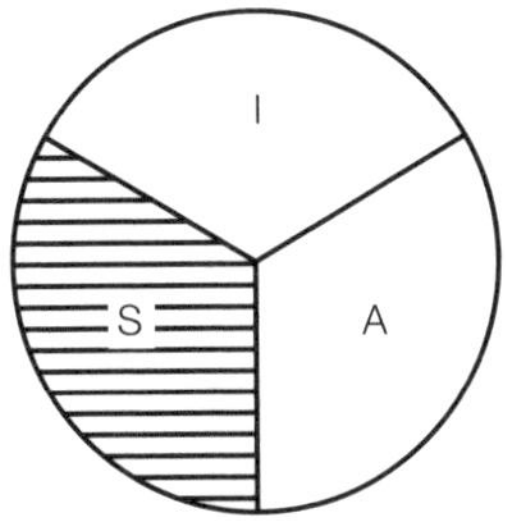

Abb. 6: Kommunizierte Bereiche. Schraffiert: Nicht oder wenig kommunizierte Bereiche. Die Worte der betreffenden Person sind zustimmend, entschuldigend, wohlwollend, nicht fordernd, die Stimme ist leise, gedrückt.

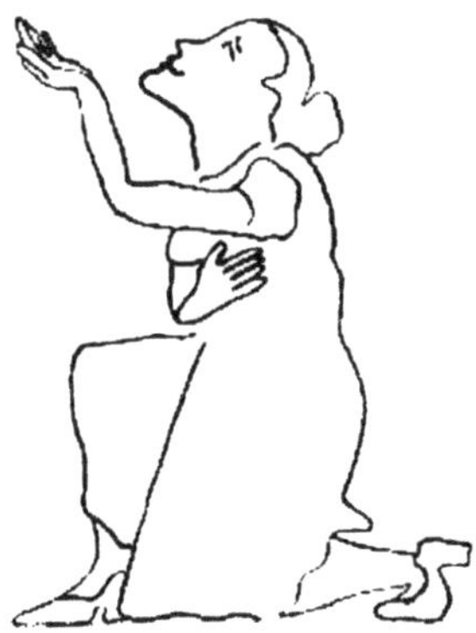

Abb. 7: Körperhaltung: Als Pointierung ordnet Satir jeder Form eine bestimmte Körperposition zu, für die beschwichtigende, selbstanklagende, versöhnliche Form ist es diese (alle Formen in Satir 1990).

In dieser Form steckt das *Potenzial* einer guten Einfühlungsfähigkeit, die Fähigkeit, Konflikte in einer ruhigen und entspannten Atmosphäre zu bearbeiten, und die lange geübte Bereitschaft, sich in den anderen hineinzuversetzen.

3.2.3.2 Der anklagende Stil

In dieser Form erlebt die Person das Gefühl, unter starkem Druck zu stehen, nicht richtig gehört zu werden. Ständig erwartet sie, angegriffen zu werden und zu unterliegen, daher sieht sie »Angriff als die beste Verteidigung«. Die Person fühlt sich nicht gehört, unverstanden, ungerecht behandelt, wertlos und einsam. Ein Glaubenssatz ist vielleicht: »Ich habe erfahren, dass der andere doch nicht mein Bestes will. Letztlich muss doch immer ich alles selber machen, man bekommt nichts geschenkt im Leben.« So ist das Grundgefühl: Misstrauen. Die eigene Position steht im Vordergrund, der andere (A) ist als Person nicht bedeutsam, und wenn doch, dann als Bedrohung.

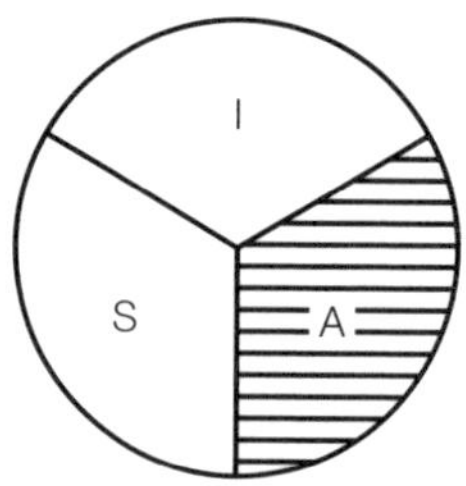

Abb. 8: Kommunizierte Bereiche. Schraffiert: nicht oder wenig kommunizierter Bereich. Die Worte der betreffenden Person sind nicht zustimmend, fordernd, beschuldigend, häufige Verwendung des Wortes »Du!«, negative Fragen wie: »Wie kommt es, dass Sie nicht …?« und sogenannte Universalien wie: »nie«, »immer«, »jeder«, »jedes Mal«.

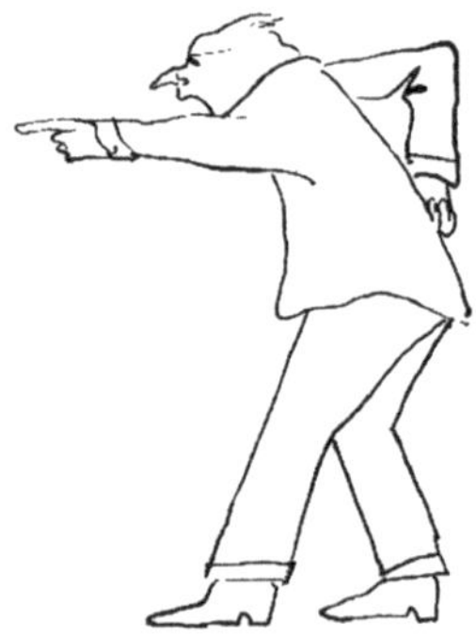

Abb. 9: Körperhaltung: Um sich in eine anklagende Haltung zu versetzen, ist es hilfreich, sich vorzustellen, dass man laut spricht, einen Finger beschuldigend ausstreckt und sich eher nach vorn beugt. Sich um Antworten zu kümmern ist unwichtig. Stehend, eine Hand in der Hüfte.

Die *Stärken* der anklagenden Form sind vor allem ihre Durchsetzungsfähigkeit, ihre »Power« und ihre Direktheit: Man weiß, woran man ist, es wird mit nichts »hinterm Berg gehalten«.

3.2.3.3 Der rationalisierende Stil

Auch hier ist der Selbstwert bedroht, auch wenn das zunächst gar nicht so aussieht. Denn eine Person, die zur intellektualisierenden Form greift, erweckt meistens den Eindruck, dem anderen weit überlegen zu sein. Dahinter stehen oft eine große Angst vor Gefühlen und das Bedürfnis, die Dinge unter Kontrolle zu halten. Ein Glaubenssatz könnte sein: »Die anderen müssen meine Argumente einsehen, ich muss sie nur vernünftig erklären. Gefühle spielen keine Rolle!« Sobald so etwas wie persönliche Nähe entstehen könnte, wird dies als bedrohlich erlebt. Sowohl S als auch A sind getilgt, es geht nur um den Inhalt, nur »um die Sache« (Abbildung 10).

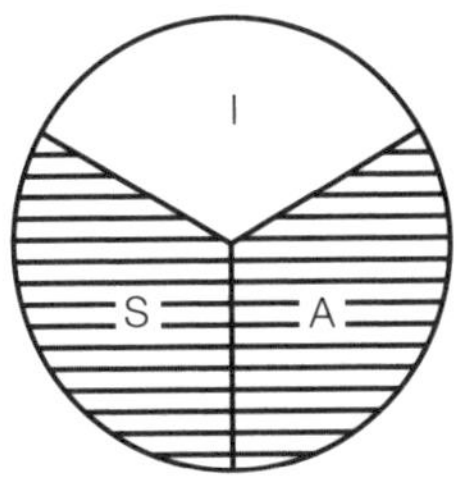

Abb. 10: Kommunizierte Bereiche. Schraffiert: nicht oder wenig kommunizierter Bereich. Die Worte der betreffenden Person sind vernünftig, erklärend, begründend, rechtfertigend; es geht um die Unterscheidung von richtig und falsch. Es fehlt manchmal das sprechende Subjekt in den Sätzen, es heißt also etwa »... kann gesehen werden« statt »Ich sehe ...« oder »Es ist störend« statt »Es stört mich«. Überhaupt wird oft allgemein in der man-Form gesprochen, und es werden sogenannte Nominalisierungen verwandt, wenn es um Gefühle geht, z. B. »Frustration«, »Stress«, »Spannung« usw.

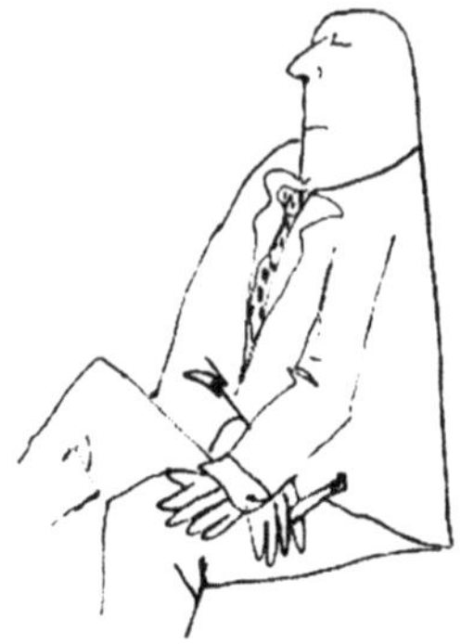

Abb. 11: Körperhaltung: Diese Haltung ist körperlich eher unbewegt, gespannt. Sie verhilft dazu, das Denken weniger von Situationen beeinflussen zu lassen.

Dieser Stil *befähigt* dazu, klar zu denken, sich breit zu informieren und alle möglichen Aspekte einer Sache zu berücksichtigen. Das kann sehr hilfreich sein, wenn es um die Analyse von Problemen geht.

3.2.3.4 Der ablenkende/irrelevante Stil

In der irrelevanten Form geht es vor allem ums Ablenken. Meist erlebt sich die betreffende Person als besonders wenig in der Lage, ihren Selbstwert gut zu schützen, daher versucht sie so schnell wie möglich, das Thema zu wechseln und auf einen anderen Bereich zuzusteuern – etwa in dem Sinn: »Ich lenke ab, ich darf mich nicht packen lassen, das ist gefährlich!« Dahinter stehen oft eine Sehnsucht nach Kontakt und gleichzeitig eine große Angst davor. Weder auf der Inhaltsebene (I) noch auf der Ebene der Aussagen über sich selbst (S) noch auf der Ebene der Aussagen über andere (A) will sie »dingfest« gemacht werden.

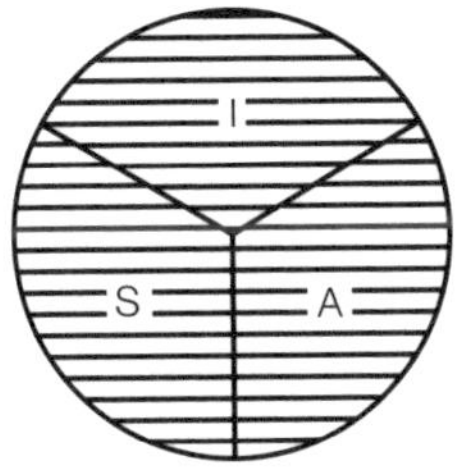

Abb. 12: Kommunizierte Bereiche. Schraffiert: nicht oder wenig kommunizierter Bereich. Charakterisierung der Worte der betreffenden Person: oft nur wenig Beziehung zum Gesagten, Clownerien, ausweichend, häufiger Themenwechsel, Vermeidung alles Konkreten

In diesem Stil drücken sich *Lebendigkeit,* Buntheit, Beweglichkeit und Ausdrucksstärke aus und werden andererseits auch generiert. Er steckt dann oft auch andere an, was belebend wirken kann.

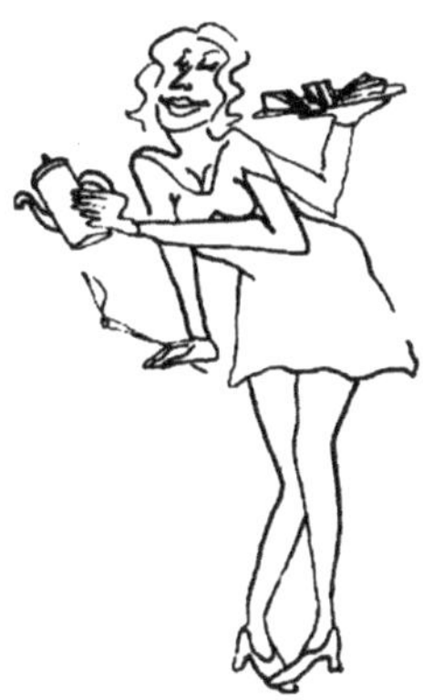

Abb. 13: Körperhaltung: sehr beweglich, »in alle Richtungen gleichzeitig weisend«, den Blick hierhin und dorthin wendend

Wenn man als Therapeut einen Einzelpatienten oder ein Paar vor sich hat und sich inhaltlich mit dem Thema beschäftigt, das präsentiert wird (mit der Darstellung des Symptoms, der Erziehungsprobleme, der beruflichen Sorgen ...), wird man leicht »blind« für diese Kommunikationsstile. Sieht man bewusst vom Inhalt ab, kann man den Stil und die Regeln oder die Regelhaftigkeiten entdecken, nach denen gespielt/kommuniziert wird: Auf Angriff folgt Entschuldigung im Muster »Anklage – Selbstanklage« usw. Für vorher verwirrte oder verstrickte Systembeobachter haben Entdeckungen kommunikativer Stile oft einen Aha-Effekt: Plötzlich hört man den beständig anklagenden Ton, mit dem der Patient berichtet (Ankläger), oder man erkennt, dass die innere und äußere Lähmung des Paares, das vor einem sitzt, damit zusammenhängt, dass beide beschwichtigend miteinander umgehen und keiner die in der Luft liegenden Vorwürfe äußert.

3.2.3.5 Der kongruente Kommunikationsstil

Satir hat, entsprechend ihrem humanistischen Weltbild, einen fünften Kommunikationsstil identifiziert, den sie ihrer Theorie gemäß »kongruente Kommunikation« nannte. Als Vertreterin der humanistisch orientierten Systemtheorie war ihr das Verhältnis von Kommunikation und intrapsychischem Erleben wichtig. Kongruente Kommunikation bedeutet bei ihr, dass eine Person mit diesem Stil alles, was in ihrem Inneren vorgeht, wahrnehmen und potenziell ausdrücken kann: Denken, Fühlen und Sehnen. Das betrifft sowohl Aspekte *von* sich selbst (S) (z. B. Ärger), *zu* sich selbst (z. B. Ärger über den eigenen Ärger), Botschaften, Wünsche und Erwartungen an andere (A) (»Ich brauche eine Anerkennung von dir«) wie auch Aussagen über den sachlichen Inhalt (I) (»Ich finde, Ihr Vorschlag übersieht einen Aspekt«). Der Optionsraum des Kommunizierens ist also sehr weit: In diesem Stil können alle Bereiche wahrgenommen und mitgeteilt werden. Es ist möglich, über eine Sache zu verhandeln und sich auszutauschen, ohne zu vergessen, dass es immer konkrete Menschen sind, die über die Sache sprechen, mit eigenen Bedürfnissen, mit Gefühlen und Werten, und dass diese für die Klärung der Sache einen wichtigen Beitrag leisten können (Abbildung 5).

Die kongruente Kommunikation lebt einerseits vom stabilen Selbstwert aller Beteiligten und erzeugt diesen andererseits. Das Beste, was man tun kann, um eine kongruente Kommunikation zu erreichen, ist daher, ebenso im Kontakt mit dem eigenen Fühlen und Denken zu sein wie mit dem Denken und Fühlen des Gegenübers, und zwar auch dann, wenn das Gegenüber durch einen der oben erörterten Stile zeigt, dass es unter Stress steht.

Aus neuerer systemtheoretischer Sicht bezieht sich dieser kommunikationstheoretische Ansatz von Satir nicht nur auf Kommunikation, also auf die Autopoiese der sozialen Welt, sondern vor allem auf die Interaktion der Autopoiesis von Psyche und Kommunikation (vgl. das Konzept der drei Welten in Abschnitt 2.2).

Da anders als in den Zeiten von Virginia Satir, die 1985 verstorben ist, aus systemtheoretischer Sicht Kommunikation und Psyche aneinander gekoppelte Umwelten sind, kann man einerseits annehmen, dass die Autopoiese der Psyche (z. B. im Zustand von Angst oder Aggression) sich in einem Kommunikationsstil ausdrückt. Diese Sicht entspricht der klassischen humanistischen Psychologie. Man kann andererseits auch umgekehrt annehmen, dass sich die Psyche dem in Gang gesetzten Kommunikationsmuster anpasst und von ihm geprägt wird. Systemtheoretisch ist das zirkulär: Wut erzeugt Anklagen, und Anklagen erzeugt Wut. Veränderte Kommunikation führt zu anderen psychischen Zuständen und vice versa.

3.2.4 Gregory Bateson: Komplementäre und symmetrische Kommunikationsmuster

Mit der Identifikation dieser beiden Beziehungsmuster ist Gregory Bateson ein Meisterstück fruchtbarer Komplexitätsreduktion gelungen. Man kann jede Beziehung – sei es zwischen Personen, Gruppen oder Nationen – daraufhin untersuchen, ob sie dem Muster der Komplementarität oder der Symmetrie folgt. Die Kernunterscheidung, die zur Identifikation dieser Muster führt, lautet: Gleichheit oder Ungleichheit? Benutzen die beiden Seiten einer Beziehung gleiche oder unterschiedliche Kommunikations- oder Interaktionsstile? Bei Gleichheit entsteht Symmetrie, bei Ungleichheit Komplementarität (Bateson 1985).

Komplementäre Muster sind durch sich ergänzende Verhaltensweisen oder Angebote charakterisiert: Sie stehen in einem Ergänzungsverhältnis zueinander. Der eine doziert, der andere hört zu; der eine klagt, der andere rechtfertig sich. Der Lehrer fragt, der Schüler antwortet, der Patient erzählt von seinen Problemen, der Therapeut bietet Lösungen an, die Frau erforscht die Gefühle des Ehemannes, er findet in sich, was sie hören will.

Eine *symmetrische* Konstellation ist davon geprägt, dass A und B mit dem gleichen Muster aufeinander reagieren: Fragen folgt auf Fragen (psychoanalytischer Patient: »Warum antworten Analytiker immer mit Gegenfragen, wenn Patienten Fragen stellen?« Analytiker: »Warum sollen Analytiker nicht mit Gegenfragen auf Patientenfragen reagieren?«); Vorwurf auf Vorwurf, Rechthabenwollen auf Rechthabenwollen. Aus kybernetischer Sicht handelt es sich um gegenseitiges »positives Feedback« (positiv im Sinne der Kybernetik, nicht der Moral): A reagiert auf B genauso wie B auf A (Vorwürfe erzeugen Vorwürfe usw.), weshalb symmetrische Systeme zu Eskalationen neigen. Bateson hat gezeigt, dass Symmetrie deshalb zur Eskalation führt, weil ihre Operationen auf »Mehr desselben« beruhen. Wenn auf ein Verhalten (z. B. einen Vorwurf) mit dem gleichen Verhalten (z. B. einem Vorwurf) reagiert wird, entsteht ein gegenseitiges Sichhochschaukeln. Man kann solche Eskalationen zwischen Personen, Volksstämmen, Stadtteilgruppen, Nationen oder intrapersonal zwischen Psyche und Soma bei psychosomatischen bzw. somatoformen Krankheitsbildern oder intrapsychisch zwischen zwei inneren Stimmen finden. Die an einer Eskalation beteiligten Seiten sind, wenn sie dieses Spiel nicht durchschauen, den Kräften ihrer eigenen Eskalation unterworfen. Deshalb kommen die erlösenden Deeskalationen in der Regel von außen durch »negatives Feedback«, d. h. von einer dritten oder übergeordneten Partei. Bei Streit- oder Kriegsmustern von Patienten oder Paaren müssen Therapeuten gut aufpassen, nicht selbst unbemerkt in die Symmetrie verstrickt zu werden, und zwar deswegen, weil an symmetrischen Eskalationen beteiligte Parteien naturgemäß dazu neigen, andere in diese Kämpfe einzubeziehen (andere Personen, eigene Kinder, Freunde, Therapeuten).

Neben den auffallenderen »lauten« Eskalationen gibt es auch stille symmetrische Eskalationen. Ein Beispiel wäre eine Gruppentherapie, bei der es um die Frage geht, wer länger schweigen kann: die Gruppe oder der Therapeut. Lähmend kann sich in Paaren die Symmetrie der Fürsorglichkeit auswirken, bei der beide Seiten ihr Reden und Handeln nach dem ausrichten, was der andere möchte. Clement (2007) hat beschrieben, wie sich diese stillen Symmetrien auf die Sexualität von Paaren auswirken können.

Komplementäre Beziehungen sind stabiler, weil sie sich mangels positiven Feedbacks (positiv im Sinne der Kybernetik) nicht gegenseitig »hochtreiben«. Auch für sie gilt aber, dass sie sich, einmal entstanden, gegenseitig aufrechterhalten: In der Sexualität können sich das »ständige« Wollen des einen und der »ständige« Rückzug des anderen gegenseitig erzeugen wie auf allgemeiner Ebene Aktivität die Passivität und Passivität die Aktivität. Weitere komplementäre Muster sind: Krankenrolle und Gesundenrolle; mitteilsame Langredner und lauschende Zuhörer. Diese sozialen Muster sagen nichts über die Qualität der Beziehung der daran Beteiligten aus. Man kann sich ebenso gut wie schlecht darin fühlen. In komplementären Beziehungen können beide Seiten sich mit der Rollenaufteilung wohlfühlen. Sie kann aber auch mit Lähmung, Langeweile und dem Gefühl, festzustecken, einhergehen.

3.2.4.1 Symmetrie und Komplementarität in der Therapie

Auch therapeutische Beziehungen unterliegen diesen Mustern. Man kann nicht *kein* Muster bilden. Der Normalfall therapeutischer Beziehungen ist Komplementarität. Manchmal aber kommt es zu symmetrischen Teilphasen. Sie können belebend wirken und können aus komplementären Stagnationen hinausführen. Wenn sie zum Hauptmuster einer Therapie werden und Therapeuten sich darin verfangen, schaden sie dem therapeutischen Prozess. Manchmal muss der Therapeut erst wieder zur Komplementarität zurückfinden, wenn der Patient ihm eine symmetrische Eskalation anbietet. Die Entdeckung solcher Muster jenseits der in Therapien verhandelten Inhalte gehört oft zu Aha-Momenten in Supervisionen. Man kann ein Muster, wenn man es erkannt hat, nämlich wieder verlassen. Dann zeigt sich empirisch, was die Systemtheorie vorhersagt: Wenn eine Seite ihr Muster ändert, wird die andere Seite früher oder später nachziehen und ebenfalls mit einer Verhaltensänderung reagieren. Man kann allerdings nicht vorhersagen, wann und wie. Die von Virginia Satir beschriebenen Kommunikationsstile und Batesons Zweiteilung »komplementär/symmetrisch« lassen sich auch gut kombinieren: Man kann untersuchen, ob zwei Seiten in einer Beziehung gleiche Kommunikationsstile wählen (zwei Beschwichtiger, zwei Ankläger, zwei Ablenker, zwei Intellektualisierer) – dann haben wir es mit Symmetrie zu tun. Oder man kann feststellen, dass sich wie Schloss und Schlüssel zueinanderpassende Stilkomplementaritäten gebildet haben. Eine der häufigsten besteht darin, dass der eine offen oder subtil anklagt und der andere beschwichtigt oder sich explizit oder implizit rechtfertigt.

Fallbeispiel: Das Kommunikations- und Interaktionsmuster von Herrn und Frau W. und ihm unterliegende Kernunterscheidungen

Für den auf Seite 20 f. vorgestellten Fall der Familie W. lassen sich unter kommunikativ-interaktiven Gesichtspunkten folgende Muster identifizieren.

Kommunikationsinhalte

Um die problematischen Gefühle zu erzeugen, muss das Paar über Paar-, Familien- oder Erziehungsprobleme sprechen und um das Erreichen des eigenen Ideales mit dem anderen ringen. Das führt hundertprozentig in den Konflikt. Darüber wird in der Familie W. auch viel gesprochen – mit und ohne Anwesenheit der Kinder. »Belangloses Tratschen« findet selten statt, und wenn, dann kommt bald einer auf den Konflikt zurück. Anlässe gibt es dafür viele. Das Berufsleben der beiden ist kaum Thema im Paar: nicht ihr Job in der Arztpraxis und nicht seine Arbeit als Rechtsanwalt.

Kommunikationsstile nach Satir

Herr W. bevorzugt den rationalisierenden Stil. Er kann sehr klar argumentieren und beleuchtet jede Kritik und jede Wertung seiner Frau mit guten Argumenten. Jeden Vorwurf oder jeden Appell von ihr kann er damit »parieren«. Frau W. bevorzugt im Paar den anklagenden Stil. Sie drückt ihre Vorwürfe und Klagen entweder deutlich verbal aus oder in Form eines »vorwürflichen« emotionalen Rückzuges.

Symmetrie und Komplementarität nach Bateson

Wenn es um ihre Konflikte geht, ist das Paar komplementär: Sie macht Vorwürfe, er verteidigt sich mit rationalen Argumenten. Es lassen sich aber auch Eskalationen der Verweigerung identifizieren: Sie weiß von seinen Wünschen und Sehnsüchten nach Zuneigung von ihr, was sie ihm bewusst verwehrt. Sie wünscht sich von ihm Botschaften der Gewissheit (»Ich bleibe«) und der Anerkennung, was er ihr verwehrt.

Kernunterscheidung im Paar W.

Die Konfliktthemen des Paares und die dazugehörigen Kommunikations- und Interaktionsmuster lassen sich als Ausdifferenzierung von Kernunterscheidungen über Ist- und Ideal-Zustände von Familien rekonstruieren: Ihr Ideal ist ein enger Familienzusammenhalt mit sicherer Präsenz der Eltern für die Kinder. Sie nennt dieses Ideal »Familie« und möchte das mit ihm und allen drei Kindern realisieren. Sein Ideal unterscheidet sich davon: Zu ihm gehört neben der familiären Bindung eine autonome Existenz des Mannes. Man kann diese Unterschiede sehr gut aus den Herkunftsgeschichten der beiden rekonstruieren: Sie will ihren Kindern ersparen, was sie als Adoptivkind erlebt hat. Er ist in seinem Ideal seinem leiblichen Vater nahe. (Zur Arbeit mit Kernunterscheidungen vgl. Abschnitt 3.2.13.2.)

3.2.5 Kennzeichen eines Systems sind seine Wiederholungen

Wenn ein System seine Verhaltensweisen immer wieder wiederholt, spricht die Systemtheorie von »Iteration« (lateinisch *iterare* = »wiederholen«). Von Foerster hat gezeigt, dass Iterationen in Systemen dazu führen, dass sich immer wieder der gleiche Systemzustand herstellt. Von außen sieht es dann so aus, als strebe ein System diesen Zustand an. In der Chaostheorie werden solche Zustände »Attraktoren« genannt. Von Foerster nennt sie den »Eigenwert« eines Systems. Für die *Systemdiagnose* bedeutet dies, dass der durch Iterationen erzielte Zustand unabhängig vom jeweiligen Ausgangszustand eines Systems erreicht wird. Für die *Psychotherapie* bedeutet dies, dass der durch Iterationen erzielte Wert oder Zustand nicht notwendig den Motiven oder Zielen der Systemmitglieder entspricht. Das weiß jedes Paar, das trotz bester Motive und Absichten am Ende eines Gespräches wieder beim alten »Zoff« landet. Wenn in einer Familie der Attraktor ein »Streitzustand« ist (der Vater ist sauer und zieht sich zurück, die Mutter ist verzweifelt über das Scheitern ihrer Vermittlungsversuche, und von den Kindern findet sich das eine mit diesem vertrauten Endzustand ab, und das andere geht traurig in die innere Emigration), dann wird dieser Zustand »iterativ« auch dann erreicht, wenn der Ausgangspunkt ein fröhlicher Start in den Wochenendausflug war (vgl. von Foerster 1976). Man könnte hier auf den psychoanalytischen Terminus »Wiederholungszwang« verweisen, um zum Ausdruck zu bringen, dass sich die Systemmitglieder solchen Systemiterationen manchmal unterworfen und von den repetitiven Mustern »versklavt« fühlen. Auch Einzelpersonen erreichen im Rahmen der Autopoiesis ihrer Psyche »iterativ« immer wieder gleiche Zustände: z. B. Opfer-, Täter- oder Versagensgefühle. Auch Personen »iterieren«: Sie »bieten« anderen Personen immer wieder das gleiche Verhalten an, und die verhalten sich dazu äquivalent. In zirkulärer Kausalität führen die repetitiven Interaktionen und Kommunikationen zum bekannten Attraktorzustand.

3.2.5.1 Wiederholungsakte als Systemidentität

Da Wiederholung von Prozessmustern in biologischen, psychischen und sozialen Systemen Konstanz erzeugt, werden sie Teil der Identität eines Systems. Repetitionen schaffen Berechenbarkeit. Deshalb sind »Verrückte« bedrohlich: Sie sind nicht »berechenbar« oder »vorhersagbar«. Ein System erzeugt sich durch seine Wiederholungen auch autopoietisch selbst. Das bedeutet, dass Systeme permanent aktiv tätig sind in der Wiederherstellung ihrer Identität. Das gilt für problematische Wiederholungen ebenso wie für die in Therapien angestrebten positiven Zustände. Man kann damit erklären, warum man so »am Alten festhält«. Das neue Denken und Verhalten gehört nicht zur bisherigen Identität. *Lieber das bekannte Unglück als ein unbekanntes Glück* (Grabbe 2001).

Zur Erstellung von Diagnosen nach ICD oder DSM sind Wiederholungen notwendig, die in den entsprechenden Kriterien oft numerisch festgelegt sind: Soundso viele Wiederholungen von Symptomen in einem bestimmten Zeitraum sind notwendig zur Identifizierung einer Störung. Wenn jemand als »unterwürfig« beschrieben wird, ist damit gemeint, dass er diesen Zustand immer wieder zeigt. Was nur einmal im System geschieht, wird vergessen und trägt nicht zur Identität eines Systems bei.

3.2.5.2 Regeln und Systemgedächtnis

Ein anderer Begriff, das zu beschreiben, ist der der Regel. Das gilt sowohl für *präskriptive* Regeln, die vorgeben, was zu tun und zu lassen ist, und damit Repetitionen erzeugen, wie für *deskriptive* Regeln, die nur angeben, was regelhaft geschieht. (Präskriptive Regel: »Sag immer die Wahrheit!« Deskriptive Regel: »Die Mutter mischt sich regelmäßig ein, wenn Vater und Sohn einen Konflikt miteinander haben.«) Das gilt für *explizite* Regeln, die nachprüfbar, abrufbar und allen Systemmitgliedern bekannt sind, wie auch für *implizite* Regeln, die unausgesprochen oder unbewusst sind und die sich »nur«

durch ihre Befolgung im Systemgedächtnis halten. Nach Luhmann sind Wiederholungen in Systemen oder Organisationen eine Form des sozialen Gedächtnisses. Ein System verstehen bedeutet deshalb, seine Wiederholungen zu kennen. Ein System nachhaltig zu verändern bedeutet, neue Gewohnheiten an der Stelle alter zu etablieren. Hinsichtlich der Kausalität oder der »Ursache« von Problemen und Symptomen ist die systemtheoretisch zentrale Frage deshalb, mit welchen »Iterationen« die sich wiederholenden Zustände hergestellt werden. Das gilt nun für positive wie für negative Zustände. Kein Zustand »ist«; jeder wird aktiv erzeugt: jeder Streit, jede Harmonie. Auch für die Autopoiese der Psyche bedeutet anhaltende Veränderung, für die Wiederholung neuer Gedanken, Gefühle oder Handlungen zu sorgen. Das ist in der Sache manchmal einfach formuliert, in der Umsetzung aber mit viel Systemenergieaufwand verbunden. Wenn beispielsweise eine familiäre Systemrepetition darin besteht, dass bei Konflikten immer alle vom »Wir« sprechen, ist der Übergang zu »Ich-Aussagen« von außen gesehen eine schlichte Neuerung. Für das System kann es aber so schwer sein wie die Einführung von Teefrühstück für traditionelle Kaffeefrühstücker.

3.2.5.3 Systemstorys

Eine Art von narrativer Wiederholung in Systemen ist das Wiedererzählen von Geschichten. Aus sozialkonstruktivistischer Sicht sind Geschichten, die sich die Mitglieder in Systemen gegenseitig immer wieder erzählen, ein wichtiger Gedächtnisspeicher der Systeme. Sie sind Teil der permanenten Wiederherstellung einer Systemidentität:

> »Wir werden nicht einfach in unsere Familie hineingeboren, sondern in die Geschichten unserer Familie [...] Familiengeschichten werden erzählt, um die Mitglieder der Familie an die von der Familie gehegten Überzeugungen zu erinnern« (McGoldrick 2007, S. 60).

Jedes System hat seine dominanten Geschichten. Die wichtigsten befinden sich immer »an der Schnittstelle zwischen dem Gesagten und dem Ungesagten« (ebd., S. 61). Storys werden in allen Systemen erzählt, die andauern: in Familien, Organisation, Parteien, Vereinen. Sie werden von Generation zu Generation weitergegeben und beeinflussen spätere Generationen, die von den Quellen und Erfahrungen, die zu ihrer Entstehung geführt haben, oft keine Kenntnis mehr haben. Manche werden verdichtet in Form von Sprichwörtern weitergegeben (»Den Vogel, der am Morgen singt, frisst am Abend die Katz«). Geschichten drehen sich um Helden, um Schurken, um Schicksale. Explizit oder implizit geben sie auch Lebenserfahrungen oder -anweisungen weiter. Sie werden im Alltag oder bei Veranstaltungen erzählt, bei denen das System sich trifft: Hochzeiten, Geburten, Begräbnissen, Jubiläen. Geschichten haben in der Regel eine längere Lebensdauer als die sie erzählenden Personen. Jedes System hat seine dominanten, bekannten und seine leise oder heimlich weitergegebenen Storys. Manche sind offiziell nicht erlaubt oder verboten. Man erkennt Erlaubt- oder Verbotensein von Storys, wenn man an das System und seine Geschichte naive Fragen stellt: »Was war mit Tante Nadine: Warum ist sie auf keinem Bild? Warum redet keiner mit Onkel Martin? Warum war Opa in der Psychiatrie? Wer ist der Mann auf diesen Fotos, der da immer wieder auftaucht?« Entweder man erhält auf solche Fragen offizielle Geschichten, oder das betretene Schweigen erzählt, dass es darüber noch keine erlaubten Geschichten gibt.

Fallbeispiel

Ein 40-jähriger Patient berichtet von einer Kränkung, die er wiederholt durch seine Eltern erfahren hat. Sie besteht darin, dass sie jeden Kontakt zu seiner ihn liebenden Lebensgefährtin ablehnen. Nebenher erwähnt er, dass seine Mutter eigentlich seine Stiefmutter sei und seine leibliche Mutter schon in seinem ersten Lebensjahr »abgehauen« sei. Das berichtet er wie einen Fakt. Das ist eine wichtige verdichtete Familienstory, und man kann sie weiter erforschen: Wer hat das so erzählt? Wer gehört noch zu dieser »Abhaustory«? Welche Personen kommen in dieser Story explizit (leibliche Mutter) und wer oder was implizit vor (vor wem oder was abgehauen)? Wer kommt in der Geschichte gut und wer schlecht weg? Wer würde eine andere Story zum Weggehen der leiblichen Mutter erzählen? In diesem Fall war dem Patienten die Story über seine leibliche Mutter von seiner Stiefmutter erzählt worden. Sie hatte sich zur dominanten Story entwickelt. Sein Vater hatte sich dem offiziell angepasst, dem Patienten gegenüber aber heimlich die Zusatzstory mitgeteilt, dass er gelegentlich noch Kontakt mit »dieser Abgehauenen« habe. Damit deutet er eine geheim gehaltene alternative Story an. Am Ende war der Patient selbst überrascht von der Musterwiederholung von »Ausschlüssen« in seiner Familie: Seine leibliche Mutter wird in den offiziellen Geschichten der Familie ebenso »wegen eigenen Verschuldens« ausgeschlossen wie jetzt seine Lebensgefährtin.

Eine Verhaltensrepetition, die sich für den Patienten aus dieser offiziellen Story ergab, war, dass er seinen Vater und seine Stiefmutter nie nach seiner leiblichen Mutter gefragt hatte.

Man kann ein System durch Erforschung seiner Storys kennenlernen: Welche Geschichten werden erzählt? Über welche Zeit mit welchen angebotenen Deutungsschemata und Handlungsanweisungen? Welche Erklärungen enthalten diese Geschichten explizit oder implizit für die in Therapien berichteten Themen? Welches sind die offiziellen und welches die geheimen alternativen Geschichten? Welche Verhaltensweisen ergeben sich, wenn man diesen Geschichten folgt, und welche, wenn man sie ignorieren würde?

3.2.6 Personen, Systemdiagnose und Chaostheorie

Etwas sehen und verstehen heißt aus systemischer Sicht, es in Beziehung zu etwas anderem zu setzen. Das gilt auch dann, wenn man therapeutisch nur eine Person vor sich hat. Jede Person denkt und lebt in Beziehungen. Und was sie ist, ist sie auf Grund aktiver und passiver Beziehungserfahrungen. Jeder Patient, jedes Paar und jede Familie bringt ihre vergangenen und gegenwärtigen Beziehungserfahrungen mit in die Therapie. Jedes von einer Einzelperson gezeigte Interaktionsmuster ist das Produkt seiner Beziehungsgeschichte.

3.2.6.1 Die Person als Produkt von Kommunikation

Das abendländisch-humanistische Weltbild geht von der Person als ontologisch gesetzter Einheit aus, die nach dieser »gesetzten Existenz« in Interaktion mit anderen tritt. Die Systemtheorie dreht das – für unser Alltagsverständnis befremdlicherweise – um und konzipiert die Person als Produkt von Interaktion und Kommunikation:

> »Der Begriff Person soll uns unter Rückgriff auf einen alten Sprachgebrauch dazu dienen, sowohl Autor als auch Adresse als auch ein Thema in Kommunikationssystemen zu bezeichnen. Personen entstehen durch Teilnahme von Menschen an Kommunikationen. Sie tragen den Bedürfnissen

> des Beobachtens Rechnung, indem ihnen Konsistenz der Meinungen und Einstellungen, Zielstrebigkeit des Verhaltens, Eigeninteresse mit Aussicht auf Berechenbarkeit usw. unterstellt werden. Sie leben nicht, sie denken nicht, sie sind Konstrukte der Kommunikation für Zwecke der Kommunikation. Sie verdanken ihre Einheit der Autopoiese des sozialen Systems der Gesellschaft, dessen Produkte sie sind. Personalität ist demnach nichts weiter als ein Symbol für die Fähigkeit zur Teilnahme an Kommunikation« (Luhmann 2006, S. 89 f.).

Für das Konstrukt »Person« ebenso wie für das Konstrukt »Persönlichkeitsstörung« führt dieser Ansatz zu einem ausschließlich interaktionellen Verständnis von Personen und allen Problemen, die ihnen zugeschrieben werden (vgl. Lieb 2009b). Geht man als Therapeut davon aus, sieht man im Patienten, der vor einem sitzt, ein »Produkt« von Interaktion und Kommunikation. Die Verhaltensmuster von Einzelpersonen, Paaren, Familien oder anderen Systemen sind dann Verweise auf ihre Beziehungserfahrungen und ihre Systemgeschichten. Das ist der historische Teil des »Denkens in Beziehungen«. Aus dieser Sicht enthalten die verbalen und nonverbalen Akte und Sprachhandlungen Informationen über das soziale Netz, in dem sie entstanden sind.

3.2.6.2 Person – Kommunikation und Chaostheorie

Die Strukturgleichheit dessen, was man in einzelnen Interaktionsepisoden »unter dem Mikroskop« sieht, mit dem, was man historisch an überdauernden »großen Mustern« im System sieht, hat viele Systemtheoretiker empirisch und theoretisch auf vielen Wissenschaftsgebieten beschäftigt und ist vor allem in der Chaostheorie verarbeitet worden. Ihr geht es um Entstehung und Beschreibung von Phänomenen, die sich entweder über die Zeit hinweg als Muster wiederholen oder die sich gleichzeitig auf verschiedenen Ebenen eines Systems zeigen. Prigogine hat die Strukturen und Ordnungen, die sich in einem System bilden, »dissipative Strukturen« genannt (Prigogine u. Stengers 1980). Aus Sicht der Synergetik von Hermann Haken ist die Bildung gleicher Muster ein universeller Vorgang in Systemen: Chemische, biologische oder soziale Systeme schaffen sich im Übergang von Chaos zu Ordnung übergeordnete »Ordner«, denen die Einzelteile eines jeweiligen Systems dann »unterworfen« werden. Die dabei verwendeten Begriffe »Unterwerfung« oder »Versklavung« eines Elementes durch die Systemstruktur sind für die Anhänger der Willensfreiheit von Personen provokante Begriffe aus der Chaostheorie und der Synergetik (Haken 1981).

> »Nach dem Versklavungsprinzip der Synergetik wird das Verhalten der einzelnen Systemelemente durch jeweils einige wenige Ordnungsparameter bestimmt. Sie reduzieren die Freiheitsgrade der Elemente drastisch« (Simon 2006, S. 24).

Was hat das mit den Themen zu tun, die in Psychotherapien bearbeitet werden? Die Antwort auf diese Frage heißt: Was dem klassischen Einzelpsychotherapeuten als Person oder im Verhaltensbereich als »Produkt von Personen« erscheint, ist aus systemtheoretischer bzw. hier chaostheoretischer Sicht das Produkt der Selbstorganisation eines Systems. In chemischen Systemen wiederholen sich Strukturen (eine Wolke besteht aus Wolken, die aus Wolken besteht ...), ebenso in psychischen Denkweisen, in sozialen Kommunikations- und Beziehungsmustern. Wenn der Systemblick das, was man bisher für das Merkmal einer Person hielt, als »isomorphe Struktur« oder als Musterwiederholung eines größeren Systems rekonstruiert, zu dem die Person mit ihrem Verhalten gehört, ist das für die Beteiligten manchmal ebenso erstaunlich wie befreiend. Das eine, weil es der Idee der Selbstbestimmung und des freien Willens widerspricht. Das andere, weil diese Erkenntnis von einseitiger personaler Schuld befreit und die Möglichkeit in sich trägt, aus einmal erkannten Musterwiederholungen auszusteigen. Das ist wichtig, wenn es um generationenübergreifende leiderzeugende Muster geht, die familiäre Wirklichkeiten ebenso *beschreiben* wie *steuern*: »Männer werden zu Alkoholikern«, »Frauen verzichten auf Karriere«, »In jeder Generation wird einer ausgeschlossen ...«. Was Willensfreiheit und Verantwortung betrifft, empfiehlt sich anstelle einer Entweder-oder- eine Sowohl-als-auch-Lösung: Das, was eine Person tut, ist wie sie selbst sowohl ein Produkt der Systeme, die sie hervorbringen, als auch etwas, was in ihrem Kontroll- und Verantwortungsbereich liegt.

3.2.7 Der Platz im System

Wenn es um Topologie geht (»Wo ist etwas?«), fragt der Systemblick nicht: »Wer bist du?«, sondern: »Welchen Platz hast du im System?« Man kann systemisch nicht *keinen* Platz haben. Man hat Eltern, ob man will oder nicht. Man ist Einzelkind, Erst-, Zweit- oder Spätergeborener. Wer ein Kind gezeugt hat, ist für immer Vater oder Mutter. Wer in einem System anderen Leid zugefügt hat, hat in diesem System den Platz eines Schuldigen, und wem Unrecht getan wurde, kann die Position eines, dem Unrecht geschah, nicht verlassen. Man kann aber sehr verschieden damit umgehen. In ihrem lesenswerten Werk *Wieder heimkommen. Auf Spurensuche in Familiengeschichten* hat Monica McGoldrick (2007) eindrucksvoll gezeigt, wie die Weltgeschichte und unser Denken prägende Personen wie Marx, Freud, Kennedy oder Kafka vom Platz geprägt wurden, den sie in ihren Familien hatten: Wer wurde nach wem benannt? Welches frühere Schicksal sollte jemandem erspart bleiben? War ihre/seine Geburt ersehnt oder ungewollt? Welcher Schicht gehörte die Familie an? Welchen Platz hatte die Familie im Dorf, in der Stadt? In welche Zeit wird jemand hineingeboren? In eine sichere? In eine Kriegszeit? In eine Zeit, in der das System gerade ein schweres Schicksal zu verkraften hat? In eine Zeit, die glaubt, zum Weiterleben das hinter sich Liegende verdrängen zu müssen (50er Jahre in Deutschland)?

Wo liegt oder was empfindet jemand als Heimat? Trägt jemand das Gefühl einer verlorenen Heimat in sich? Wenn ja: Hat *er* sie verloren, oder lebt in ihm der Heimatverlust seiner Eltern oder seiner Großeltern weiter? Markiert jemand seinen Platz im System dadurch, dass er darauf pocht, keinen Platz oder keine Beziehung zu anderen zu haben? Auch das wäre ein Platz in einem System: »Keine wirkliche Verbindung zu den Eltern zu haben ist eine sehr intensive Erfahrung« (McGoldrick 2007, S. 15).

Die Identität einer Person ist also geprägt vom Platz, den sie in früheren Systemen hatte, und von dem, den sie im jetzigen hat: als der Bevorzugte, die Geliebte, der Gelobte, der Erbe, die Enterbte, der Gesunde, die Erfolgreiche, der Sündenbock, die Provokateurin, der Ungewollte, die Versagerin, der Außenseiter. Manche Patienten berichten von sich aus über solche Systempositionen. Bei manchen muss man nachfragen. Für manche gehören gute oder schlechte Plätze zu ihrer Identität, weshalb sie diese durch entsprechendes Denken und Handeln (d. h. durch »Iterationen«) immer wiederherstellen – selbst wenn sie darunter leiden.

3.2.7.1 Platz haben, Platz geben, Platz einnehmen

Die Frage, ob man sich eher auf einem »guten« oder eher einem »schlechten« Platz im System befunden hat oder befindet, kann meistens ohne lange Reflexion mit Ja oder Nein beantwortet werden, auch wenn aus dieser Dichotomie bei genauerem Hinsehen ein Sowohl-als-auch wird. Vom Systemplatz sollte man aber nicht voreilig auf das »Innenleben« schließen. Die soziale Welt determiniert nicht die Welt der Psyche: Man kann sich auf guten Plätzen schlecht und auf schlechten Plätzen gut fühlen. Man sollte auch nicht ohne Weiteres vom psychischen Erleben auf einen entsprechenden Platz im System schließen. Auch für »Plätze im System« gilt, dass Repetitionen zu ihrem Erhalt notwendig sind. Gute oder schlechte Plätze brauchen ihre wiederkehrenden Bestätigungen. Sie erfolgen in zirkulären Interaktionen und können nicht einseitig proklamiert werden. Es ist daher hilfreich, zwischen passivem »Platzhaben« und aktivem »Platzgeben« bzw. »Platzeinnehmen« zu unterscheiden. »Geben« und »Einnehmen« kann man dann in Beziehung zueinander setzen. Manche Menschen leiden, weil ihnen von anderen ein gewünschter Platz nicht gegeben oder weil er verweigert wurde oder wird. Kafka hat ein Leben lang darunter gelitten, den Platz als geliebter Sohn von seinem Vater nicht zu erhalten. Manche Probleme oder Krisen einzelner Personen können damit in Zusammenhang gebracht werden, dass sie den ihnen vom System angebotenen Platz nicht einnehmen oder verweigern. Zweitgeborene Zwillinge können ein Leben lang mit dem zehn Minuten älteren wegen der verlorenen Erstgeburtsposition hadern. Manche Patienten erleben ihr Leben als permanente Krise. Wenn in einer therapeutischen Stunde ein Problem gelöst wurde, kommen sie in die nächste mit einem ganz neuen Krisenthema. In solchen Fällen kann es sich lohnen, den Platz zu untersuchen, den sie in ihrem System hatten oder nicht hatten, eingenommen oder nicht eingenommen haben. Ist ihnen ein zustehender Platz verwehrt worden, z. B. als Sohn oder Bruder, weil der leibliche Vater sich nicht zu seinem unehelichen Sohn bekennt und ihn von seinen ehelichen Kindern fernhält? (Vgl. zum Thema »Chronische Krisen« Lieb u. Brink 2009.) Einzeltherapeutisch besteht die Möglichkeit, solche Systemplatzerfahrungen zu erforschen, die dazugehörenden Gefühle zu validieren und der betreffenden Person zu helfen, sich im System neu dazu zu verhalten, sich neu zu positionieren oder zuzumuten. Man kann auch auf Systemebene weiterforschen und gemäß der Theorie sich isomorph wiederholender dissipativer Strukturen in Systemen bzw. gemäß der Mehrgenerationenperspektive prüfen, ob das Gefühl eines einzelnen Systemmitgliedes, keinen guten Platz zu haben oder einen solchen nicht einnehmen zu dürfen,

Erfahrungen spiegelt, die eher zu einer anderen Generation gehören: Vielleicht hat eine frühere Generation seiner Familie einmal im Dorf, in der Stadt, im Land die Erfahrung gemacht, nicht erwünscht zu sein, oder die »zugeheiratete« Großmutter war von der Familie des Großvaters abgelehnt worden.

3.2.7.2 Der Platz des Symptomträgers

Der Symptomträger steht oft im Zentrum der emotionalen Energie eines Systems. Entwickelt sich diese Rolle in Zeiten einer Systemkrise oder besonderer Belastungen für die Familie, kann sie die Funktion haben, das System von der Angst vor einer Veränderung bzw. von damit zusammenhängenden bedrohlichen Themen abzulenken. Systemtherapeuten sprechen manchmal von einem »unbewussten Arrangement« des gesamten Systems. »Oft sind es die schwächsten Familienmitglieder, die Symptome entwickeln«, erwägt McGoldrick (2007, S. 122).

McGoldrick beschreibt die Geschichte der Familie des bekannten amerikanischen Dramaturgen Eugene O'Neill, der aus ihrer Sicht die Verschmelzungen mit seiner Ursprungsfamilie nie recht lösen konnte und das in seinen Theaterstücken verarbeitete, vor allem in *Eines langen Tages Reise in die Nacht.* Im Jahr 1912 wurde bei Eugene O'Neill eine Tuberkulose festgestellt. Das war mitten in einer tiefen Krise der gesamten Familie. Eugene selber war schwer alkoholabhängig, hatte eine demütigende Scheidung und einen Selbstmordversuch hinter sich. Seine Mutter war morphiumsüchtig, ein Bruder schwer alkoholabhängig und sein Vater verärgert, weil sein Sohn beruflich nicht weiterkam. Die gesamte Familie war in eine soziale Isolation geraten. In dieser Phase entwickelte Eugene eine Tuberkulose. Dieser Krankheit und dem Kranken wurde nun die gesamte Aufmerksamkeit der Familie geschenkt. Eugene besuchte ein Sanatorium. Nach einem Jahr hatte die Familie die Krise überwunden, Eugene war auf dem Weg zum erfolgreichen Schriftsteller. Es hatten sich schöpferische Kräfte entwickelt. Die Rolle des Symptomträgers (in diesem Fall mit einer organischen Erkrankung, deren Auftreten durch stressbedingte Immunstörungen begünstigt wird) hat aus Sicht McGoldricks der Familie geholfen, ihre Krise zu überstehen. Diese Beschreibung ist auch ein Beispiel dafür, dass und wie man Symptomen auch eine positive Funktion für ein System in einer kritischen Phase zuschreiben kann.

3.2.8 Wenn Beziehung: Welche Beziehung?

Überträgt man die Logik der Medizin (erst die Diagnose, dann die Therapie) auf die Arbeit mit Systemen, dann geht es im systemischen Ansatz zuerst um die »Diagnose einer Beziehung«. Dazu bedarf es zweier Auswahlen bzw. Entscheidungen: 1. Welche Beziehung soll oder muss im Einzelfall diagnostiziert werden? 2. Welches Beziehungsmuster lässt sich für diese Beziehung identifizieren?

3.2.8.1 Welche Beziehung beobachten und diagnostizieren? Einige Leitlinien

Man kann unendlich viele Beziehungen beobachten und sich als Psychotherapeut in der Menge potenziell beobachtbarer Beziehungen verlieren. Man muss deshalb eine für die Therapie nützliche Auswahl treffen. Leitlinie für diese Auswahl kann die Beantwortung folgender Fragen sein: 1. Zu welchem System gehört das Problem oder Symptom, über das der Patient berichtet? Welches System erzeugt das Symptom/Problem als Element seiner eigenen Operationen? 2. In welches System könnte man therapeutisch so intervenieren, dass das die Wiederherstellung des Symptoms »unterbricht«? Das kann entweder das System sein, das das Symptom erzeugt, oder seine Umwelt. Therapeuten treffen diese Auswahl bewusst oder intuitiv und stets vorprogrammiert durch ihre Theorien, ihre eigenen Prioritäten und ihre positiven oder negativen Vorerfahrungen.

In der *praktischen Umsetzung dieser allgemeinen Leitlinie* kann man sich von folgenden Fragen inspirieren lassen:

- Welche Beziehung spricht der Patient selbst direkt oder indirekt rund um sein Problem an?
- Was wissen wir aus Erfahrung, aus der Forschung oder aus entsprechenden Grundannahmen der Therapietheorien, welche Beziehungen für die Generierung bestimmter Symptome wichtig sind? Z. B. weiß man, dass die Beziehung eines Patienten zu seinem Schlaf ein wichtiger Faktor für die Herstellung einer Schlafstörung ist.

- An welcher Beziehung wurde in Vortherapien schon erfolglos gearbeitet? Sie sollte man vermutlich nicht erneut in den Blick nehmen.
- Welche Beziehungen, die explizit oder implizit rund um die Problemschilderungen eines Patienten angesprochen werden, bekommen beim Gespräch darüber besondere emotionale Qualität für den Patienten?

Wenn man in einer Art *systemischer Psychoedukation* Patienten über die Bedeutung von Beziehungen für die Genese und für Veränderungen von Symptomen aufklärt, kann man sie fruchtbringend in die Beantwortung der Frage einbeziehen, welche der vielen möglichen Beziehungen man näher in Augenschein nehmen sollte. Solche Fragen erübrigen sich natürlich, wenn ein System gemeinsam zur Therapie kommt und bereits festgelegt hat: »Wir sind das Problem.« In der Praxis wird es dann primär um eine der im Folgenden besprochenen Beziehungen gehen, die natürlich untereinander Beziehungsmusterähnlichkeiten (»Isomorphien«) aufweisen.

3.2.8.1.1 Patient/Symptom oder System/Symptom

Aus Sicht der zirkulären Kausalität erzeugt eine Person bzw. ein System ein Symptom ebenso wie ein Symptom ein dazu passendes System. Gibt man in einem Familienrollenspiel vor, eine Person sei »anorektisch« oder »alkoholabhängig« und lässt die Rollenspieler hierzu spontan miteinander in Interaktion treten, zeigt sich fast immer eine dazu passende Systemdynamik. Eltern versuchen, ihr anorektisches Kind zum Essen zu bewegen, worauf es mit autonomem Nichtessen antwortet. Misstrauisches Kontrollieren bei Suchtverhalten bewirkt, dass es verheimlicht wird (z. B. bezüglich Alkohol), was wiederum Misstrauen und Kontrolle verstärkt. Schweitzer und von Schlippe (2007) haben in ihrer Darstellung des spezifischen Wissens über verschiedene Störungsbilder jene Beziehungsformen beschrieben, die man rund um bestimmte Störungen immer wieder finden kann. Beispielsweise kann eine aufsteigende Eskalation im System durch das Auftreten einer Panikattacke bei einem Systemmitglied unterbrochen werden. Hat ein Partner häufig agoraphobe Ängste, korreliert das fast immer damit, dass der andere die Rolle des Beschützers oder Begleiters in Angstsituationen einnimmt. Depressionen bei verheirateten Frauen nehmen nach empirischen Erkenntnissen zu, wenn die Verteilung von Haushaltsaufgaben beim Paar ungleich verteilt ist. Bei Schmerzpatienten kann sich eine Macht-Ohnmacht-Dynamik zwischen Person und Schmerz entwickeln mit Einengung der Aufmerksamkeit auf das Schmerzgeschehen und Versagenserleben bei Versuchen der Psyche, das Soma (Schmerzen) zu verändern. Dieses Muster kann sich dann, dem Gesetz der Bildung isomorpher Strukturen folgend, zwischen den Angehörigen und dem Schmerzpatienten wiederholen: Auch ihre Versuche, ihm das Leben leichter zu machen, enden in Versagensgefühlen. Hand (2002) hat für den Bereich der Zwangserkrankungen die Beziehung zwischen der Person und ihrem Zwang als Kampfmuster beschrieben, bei dem der Patient durch seine Rituale – ohne dauerhaften Erfolg – unangenehme Gefühle zu beseitigen sucht. Dieser »verlorene Kampf« hat dann zwangsläufig Auswirkungen auf die Beziehung zwischen Patient und Familie. Der Macht des Symptoms über den Patienten entspricht dann die Macht des Patienten mit seinem Symptom über die Familie, wenn diese sich den Zwangsritualen unterwirft. So entwickeln sich repetitive Machtspiele (vgl. ebd., S. 84). Das Lehrbuch von Schweitzer und von Schlippe bietet einen Fundus an Wissen und empirischem Material zu den häufigsten Mustern der Beziehung zwischen »Patient und Symptom« und zwischen »Symptomträger und System«.

3.2.8.1.2 Psyche – Soma

Diese Beziehung steht vor allem bei psychosomatischen bzw. somatoformen Störungen im Zentrum der Beziehungsdiagnosen. Aus systemtheoretischer Sicht sind Psyche und Soma einander Umwelten. Beide können nicht instruktiv aufeinander einwirken: Die Psyche kann ihr Soma nicht nach eigenen Vorstellungen steuern. Beide sind ein Leben lang aneinandergekoppelt und »gezwungen«, aufeinander zu reagieren: Die Psyche kann z. B. nicht ängstliche Gedanken haben, ohne dass ihr Soma darauf den Puls hochgehen lässt. Bei somatoformen und hypochondrischen Störungen gehört die Untersuchung dieser Beziehung zum Kernbereich der Therapie. Aus dem Blickwinkel der Systemtheorie sind psychosomatische Krankheiten oder somatoforme Störungen deshalb im Kern Störungen der Beziehung zwischen Psyche und Soma. Die wichtigsten Merkmale und Folgen dieser Beziehungsstörung sind:

- Das Unverständnis und die Ratlosigkeit, mit dem die Psyche dem Geschehen in ihrem Soma gegenübersteht.
- Eine misstrauische bis feindliche Einstellung der Psyche zu ihrem Soma.
- Ein Aufmerksamkeitsfokus auf das Soma, das von der Psyche und dem sozialen Umfeld einseitig auf Beschwerden oder Dysfunktionen hin beobachtet und interpretiert wird.
- Die Hilflosigkeit der Psyche gegenüber ihrem Soma ruft Experten auf den Plan, die gegenüber dem körperlichen Symptom am Ende ebenso hilflos sind.
- Es herrscht ein Entweder-oder-Denken vor: Der Patient glaubt, sein körperliches Leid sei *entweder* rein organisch *oder* rein seelisch verursacht.

Gelingt es in der Therapie, diese Beziehungsmuster aufzuzeigen und zu verändern, besteht die Chance auf heilsame Musterunterbrechungen im Sinn einer Auflösung der »Beziehungsstörung« und der Etablierung neuer Beziehungsformen zwischen Psyche und Soma. (Vgl. zum Konzept psychosomatischer Krankheiten als Beziehungsstörung Lieb u. von Pein 2009.)

Fallbeispiel

Frau N. leidet unter heftiger Übelkeit. Sie tritt auf bei Stress und besonders dann, wenn sie verreisen soll oder muss. Sie vermeidet deshalb Letzteres, so gut es geht. Manche Urlaube mit ihrer Familie musste sie schon abbrechen. Somatische Befunde konnten dieses Geschehen nicht erklären. Auch die sonst wirksamen Medikamente haben nicht geholfen. Man schickte sie also zum Psychotherapeuten. In dieser für sie am Ende erfolgreichen Behandlung ging es ausschließlich um ihre Beziehungen und dabei primär um die zwischen ihrer Psyche und ihrem die Übelkeit produzierenden Soma:

- Der erste Schritt war eine psychophysiologische Aufklärung darüber, was sich im Falle von Übelkeit im Körper abspielt und dass Übelkeit per se nichts »Krankhaftes«, sondern etwas sehr Gesundes und Lebensnotwendiges ist. Ziel und Ergebnis war, zum Symptom eine neue, positivere Einstellung zu finden.

- In einem »Dialog mit dem Symptom«, bei dem sie mit therapeutischer Hilfe einmal sich selbst und einmal ihre Übelkeit darstellte, zeigte sich zuerst eine feindlich-hämische Beziehung zwischen beiden. Ihre Psyche fühlte sich dabei dem Soma gegenüber ohnmächtig und unterlegen. Das änderte sich erst, als die Psyche eine Frage an das Soma richtete (»Was rätst du mir?«). Das veränderte die Beziehung sofort. Das Soma gab nämlich für die Patientin überraschende, hilfreiche Antworten, die therapeutisch nutzbar gemacht werden konnten.
- Dazu gehörte, dass die Psyche vom Soma den »Auftrag« erhielt, herauszufinden, was ihr in ihrem Leben »zum Erbrechen unerträglich« sei und was angenehm. So kam es dazu, dass sie sich eine Auszeit von gemeinsamen Familienurlauben nahm und dabei die Regel brach, immer für andere da zu sein.
- Frau N. lernte, ihre Interpunktion in der Interaktion zwischen Soma (Übelkeit) und Psyche zu verändern. Eine genaue Betrachtung der Aufmerksamkeitssteuerung ihrer Psyche zeigte nämlich, dass diese sich viel öfter das Erscheinen einer zukünftigen Übelkeit vorstellt, als sie wirklich auftrat. Mit anderen Worten: Es handelte sich im Gesamtproblem also zu über 90 % um ein in der Psyche hausgemachtes Problem, mehr um Angst vor Übelkeit als um reale Übelkeit. Zu allem Übel hatte das Soma auf die Vorstellung von Übelkeit auch noch mit Übelkeit reagiert. Diese Erkenntnis gab es der Psyche in die Hand, ihre Aufmerksamkeiten anders zu steuern.
- Die Abwesenheit von ihrer Familie verhalf ihr dazu, sich ihrer Trauer um ihren vor einigen Jahren verstorbenen Vater zu widmen. Das war einerseits schmerzhaft und andererseits befreiend. Der Therapeut deutete diesen Prozess so, dass die Übelkeit ihr geholfen habe, Räume zu schaffen, in denen sie einmal ohne Familie ihr persönlich wichtigen Themen nachgehen könne.
- Nach ca. 15 Therapiestunden war die Patientin hinsichtlich ihrer Übelkeit weitgehend symptomfrei. Aus therapeutischer Sicht war wichtig, dass sie bei seltenem Wiederauftreten des Symptoms ihre Beziehung zu ihm verändert hatte: Das war jedes Mal Anlass, zu untersuchen, welches Problem die Psyche mit anderen Systemen oder mit sich selbst hat, um sie dann zu lösen.

3.2.8.1.3 Zwei Systeme in Interaktion: Beziehung zwischen Personen

An die Beziehung zwischen Personen wird zuerst gedacht, wenn von »Beziehungen« die Rede ist. Systemtheoretisch geht es dabei um die Beziehung zweier eigener autopoietischer Systeme. Diejenige zwischen Personen ist psychotherapeutisch die wichtigste. Hierher gehören aber auch die Beziehung zwischen Familien, Firmen, Abteilungen, Vereinen usw. Man kann jeden Patienten fragen, welche Person ihn zurzeit am meisten beschäftigt, welche seiner Beziehungen von seiner Symptomatik am meisten beeinträchtigt wird oder welcher Person oder Beziehung er eine Rolle bei der Entstehung oder Veränderung seiner Symptomatik zuschreibt. Jeder Patient hat auf mindestens eine dieser Fragen eine Antwort parat. Von der tiefen Verankerung psychoanalytischen Denkens in unserer Kultur geprägt, berichten viele Patienten dann, wenn es um die Verursachung von Leid geht, zuerst von ihrer Beziehung zu einem oder beiden Elternteilen.

3.2.8.1.4 Subsystem und Gesamtsystem: Patient/Familie

Im Unterschied zur Beziehung zwischen zwei Systemen geht es hier um die Beziehung des Teils eines Systems zum gesamten System und damit um den Platz, den es darin hat bzw. einnimmt. Das Teil- oder Subsystem wird vor allem durch seine Rolle im oder für das Gesamtsystem definiert. Zu Subsystemen können Personen oder Rollen gehören: Eltern, Geschwister, Männer, Frauen, »die 1.-FCK-Anhänger« und die »KSC-Anhänger« usw. Die Themen, um die es hier geht, sind in Abschnitt 3.2.9 beschrieben, weshalb hier auf nähere Einlassungen verzichtet wird.

3.2.8.1.5 System/Umwelt

Streng genommen gehört für ein System alles zur Umwelt, was nicht zum System gehört. Man kann diese Umwelt(en) allerdings einteilen in:

a) andere Systeme gleicher autopoietischer Art (Person zu Person; Psyche zu Psyche; Paar zu Paar usw.)
b) Systeme anderer autopoietischer Art (Psyche, Soma oder Kommunikation)
c) zum Überleben notwendige Umwelten, die selbst keine autopoietischen oder andere Selbstorganisationseinheiten sind: Sauerstoff, Licht, Nahrung, Materie usw.

Die Beziehungen zu a) und b) wurden bereits erwähnt. Nun kommt die in c) gemeinte unspezifischere Umwelt dazu. Jedes System definiert seine Umwelt dadurch, dass es darauf reagiert. Was ein System nicht wahrnehmen oder worauf es nicht reagieren kann, ist für dieses keine Umwelt. Schallwellen im Ultraschallbereich sind für unser Gehör keine relevante Umwelt, wie auch sprachliche Mitteilungen für nichtsprechende Tiere keine relevante Umwelt sind (es sei denn, sie reagieren auf den Tonfall oder sind auf bestimmte Wörter konditioniert). Aus dem Blickwinkel einer Familie gehören z. B. Klima, Lärm oder Größe des Lebensraumes zur Umwelt, zu einer Firma ihre Kunden.

Die Überlebenseinheit eines Systems ist nie das System selbst, sondern das System in und mit seinen relevanten Umwelten. Biologisches Leben ist ohne Sauerstoff nicht möglich, eine Psyche nicht ohne Information.

Therapeutische Fragen, die sich generell auf die Umwelt eines (leidenden) Systems richten, lauten:

1. Welche Auswirkung hat das Verhalten des Systems auf seine Umwelt, und wie wirkt das auf das System zurück? Wenn ein System seine Umwelt schädigt, wird es selbst geschädigt. Geht eine Schule, eine Firma, ein Ausbildungsinstitut oder eine therapeutische Praxis schlecht mit Eltern, Kunden, Lehrgangsteilnehmern, Patientenzuweisern oder Krankenkassen um, wird ihr bzw. ihm das langfristig selbst schaden. Beschädigt oder vernichtet ein System seine Umwelt (durch Emission von CO_2 oder Vernichtung von Wäldern), schadet es sich selbst. Im Extremfall stirbt das System, während die Umwelt überlebt und im Verlauf der Zeit sich in ihr neue Systeme entwickeln.
2. Welche Auswirkung hat die Umwelt, in dem ein System lebt, auf das System? Wenn ein System eine Umwelt nicht verändern kann, in der es ihm anhaltend schlecht geht, muss es leiden oder es, sofern möglich, verlassen. Materielle oder soziale Verhältnisse in einer Firma können z. B. die Psyche oder das Soma der Mitarbeiter schädigen.

Die Entwicklung einer Person kann durch die Umwelt, in der sie lebt oder arbeitet (Partnerschaft, Familie, Arbeitsteam, Firma, Partei usw.), in ihrem Befinden durch bestimmte Merkmale dieser Umwelt so gehemmt oder geschädigt werden, dass diese Person diese Umwelt zum eigenen Wohl verlassen muss, wenn sie keine Möglichkeit hat, ihre Reaktion auf die Umwelt oder diese selbst zu verändern. Therapeuten tun dann gut daran, mit Patienten zu sondieren: Kann eine Person oder ein System Einfluss auf ihre bzw. seine Umwelt nehmen? Kann es die Art, darauf zu reagieren, modifizieren? Kann jemand anderer in die Umwelt intervenieren – kann dies vielleicht der Therapeut selbst sein? Psychotherapeuten scheuen sich aus guten Gründen, der Psyche oder dem Soma ihrer Patienten dadurch helfen zu wollen, dass sie in deren Umwelt intervenieren. Sie sollten ihre gesellschaftlichen und politischen Möglichkeiten, auf diesem Gebiet wirksam tätig sein zu können, aber nicht unterschätzen. Man kann mit Patienten oder ihren Bezugssystemen prüfen, ob man in ihren Umwelten zum Wohl von Psyche und Soma gute Bedingungen fördern und ungute reduzieren kann. Nicht selten wird dem Wort von Psychotherapeuten in einem Kindergarten, einer Schule, einer Firma oder einer Gemeinde Gewicht gegeben. Es gab und gibt einen Zweig der Psychologie und der Psychotherapie, der sich primär dieser Beziehungsebene »Umwelt/System« bzw. dem »Intervenieren im sozialen Feld« gewidmet hat. Einer ihrer wichtigsten Vertreter in der BRD ist Heiner Keupp, Mitbegründer der sogenannten gemeindepsychologischen Perspektive (vgl. Keupp u. Röhrle 1987; Keupp 2007a, 2007b).

3.2.9 Dimensionen des (Über-)Lebens sozialer Systeme

Wir kehren zurück zur Beziehung zwischen Personen in einem Paar, einer Familie oder auch einem Arbeitsteam. Die Mitgliedschaft in einem solchen System bedeutet Mitwirken an dessen Überleben. Soziale Systeme überleben nach anderen Gesetzen als psychologische oder biologische Systemeinheiten. Das soziale Überleben bedarf der expliziten oder impliziten Regelung einiger fundamentaler Ebenen des Zusammenlebens, -arbeitens und des Liebens: Wie oft und wie lange trifft man sich? Wie nahe kommt man sich dabei? Wie zeigt man sich, dass man sich mag, und wie, dass man sich nicht mag? Wer trägt den Mülleimer raus, und was tut der, der ihn nicht rausträgt, dafür? Wer entscheidet, wofür das Geld ausgegeben wird, wann es Zeit für gemeinsame Erotik ist und wann für den Hausputz? Was davon muss nur in privaten Systemen, was nur in Organisationen und was in beiden geregelt werden? Soziale Systeme wären überfordert, müssten sie alle diese Ebenen explizit und jedes Mal neu regeln. Dann bräuchte jede Familie ein dickes Qualitätsmanagementhandbuch! Organisationen haben das alles lange vor Einführung von QM-Handbüchern und manchmal besser ohne diese geregelt.

Jedes System entwickelt automatisch und z. T. ohne jedes bewusstes Wissen seine »Form des Zusammenlebens oder -arbeitens«. In der Systemtheorie spricht man von »Emergenz«. Der Begriff besagt, dass soziale Muster und Regeln »von selbst« entstehen. Paare verhandeln in der Regel nicht darüber, wer beim Händchenhalten die Hand »vorne« und wer sie »hinten« hält. In keinem Lift stehen Regeln, wie man sich im Aufzug zu verhalten hat, aber alle halten sich daran: Man blickt anderen nicht direkt in die Augen, höchstens ganz kurz. Ist (1) ein System auf Dauer angelegt (z. B. eine Familie als Eltern-Kind-System) oder ist es per Kontrakt oder Versprechen seiner Mitglieder entstanden (Partnerschaft), muss es (2) den Kontakt zu seiner Umwelt organisieren und schließlich (3) in den eigenen vier Wänden mit einem hohen Grad an räumlicher, lebenspraktischer und emotionaler Dichte leben, dabei (4) auch noch sicherstellen, dass nicht nur das System als Ganzes gut überlebt (das »Wir«), sondern auch seine Mitglieder als autonome Individuen (die »Ichs«). Es grenzt dann eher an ein Wunder, dass das alles bei vielen Systemen ganz gut klappt. Störungen und Probleme sind eigentlich als Normalfall zu erwarten. Im Folgenden werden die Dimensionen genannt, die private Systeme, d. h. Paare und Familien, zu regeln haben. Das Wissen über diese Dimensionen hat für therapeutische Systemdiagnosen deshalb große Bedeutung, weil viele unverständliche oder problematische Verhaltensweisen verständlich werden, wenn man ihre Funktionen für diese Dimensionen versteht. Eine Systemdiagnose zu stellen heißt dann festzustellen, um welche Dimension es bei einem Problem geht, wie diese Dimension geregelt wird und welche Funktion ein Symptom dabei haben könnte. Problemverhalten und Symptome systemisch zu erklären heißt dann also, dem Verhalten oder dem Symptom eine dimensionsbezogene Bedeutung zuzuschreiben. Die wichtigsten Dimensionen werden im Folgenden aufgeführt.

3.2.9.1 Nähe/Distanz, Bindung/Autonomie

Fallbeispiel
Frau K. (Bankangestellte, verheiratet, eine Tochter) leidet oft unter dem Gefühl, nicht dazuzugehören oder abgelehnt zu werden. Sie kann viele Verhaltensweisen anderer nennen, die das bei ihr auslösen. Ihr Innenleben hierzu ist von der Angst, nicht dazuzugehören, und der Sehnsucht danach geprägt. In einer therapeutischen Sitzung erzählt sie von einer Fortbildung, auf der sie wieder einmal von anderen Zeichen der Nichtzugehörigkeit oder des Ausschlusses erhalten habe. Der Therapeut »diagnostiziert« ein Übergewicht an »Wir« in der Psyche der Patientin – einmal in Form von Angst, es nicht zu bekommen, und einmal in Form von Sehnsucht danach. Er geht davon aus, dass Nähe und Distanz nicht nur Aspekte des Zusammenlebens sind, sondern sich auch in Verhaltensmustern Einzelner zeigen, und »forscht« nach dem »Ich« im Leben der Patientin. Sie berichtet, sie sei eine »alte Rebellin« und kenne Abgrenzung und Autonomie nur in der Funktion der Rebellion. Mit ihrem rebellischen Verhalten hat sie ihre Autonomie vertreten, aber auch Gegenreaktionen und Ablehnung provoziert. Nähe/Bindung und Autonomie/Distanz waren von ihr im dichotomen Entweder-oder vertreten worden; entweder dazugehören oder rebellisch abgeschieden. Das ist ein Spiegel ihrer Erfahrung in ihrer Herkunftsfamilie: entweder verschmolzen oder einsam/allein. Zur »Fixierung« der Patientin auf die dichotome Frage »Bin ich abgelehnt oder gehöre ich dazu?« kommt in dieser therapeutischen Stunde als Optionserweiterung hinzu: »Wie kann ich anders als provozierend/rebellisch mein Ich in einer Gruppe vertreten? Wie kann ich anders als in Form einer Verschmelzung dazugehören?« Sie verlässt die Stunde mit einer für sie erweiternd wirkenden Beobachtungsaufgabe: einmal nicht darauf zu achten, ob andere sie integrieren, sondern darauf, wie sie ihr Ich gegenüber anderen vertritt.

Diese Dimension regelt, wie die Systemmitglieder sowohl ihre Individualität und ihre Autonomie (»Ich«) leben und gleichzeitig miteinander verbunden bleiben und sich anderen als zugehörig bzw. andere als ihnen zugehörig erfahren können (»Wir«). Das muss dann sowohl innen in der Psyche des Einzelnen wie außen in den Interaktionen miteinander gestaltet und gelebt werden.

Wie viel Gemeinsamkeit und wie viel Eigenes, wie viel »Wir« und wie viel »Ich« darf und muss sein, und wie werden Einseitigkeiten verhindert oder Ungleichheiten bewältigt? Wer vertritt in einem Paar oder im Verhältnis zwischen Eltern und Kindern welche Seite? Gibt es eine unbewusste Arbeitsteilung (z. B. dass »er« die Autonomie und »sie« die Bindung vertritt, um sich sofort neu zu strukturieren, wenn einer etwa im Rahmen einer Therapie hier die Seiten wechselt)? Welche Funktion hat ein Symptom für die Regulation dieser Dimension?

3.2.9.2 Geben/Nehmen

Fallbeispiel
Herr und Frau B. sind verheiratet. Beide gehen ihrem Beruf nach. Sie hat aus früherer Ehe zwei Kinder. Im Verlauf der Therapie wird sich Herr B. seiner Trauer darüber bewusst, kein Kind zu haben. Seine Frau wollte kein weiteres Kind, und er hat darauf verzichtet. Sie wird über sein Leiden einerseits wütend, und andererseits fühlt sie sich an seinem Leiden schuldig. Das Paar pflegt einen freundlichen bis beschwichtigenden Umgang miteinander. Vor diesem Hintergrund möchte Herr B. ihre Schuldgefühle abbauen, und Frau B. ihm gerne sein Leiden an der Kinderlosigkeit ersparen. Sie ist 44 Jahre alt. Noch einmal Mutter zu werden kommt für sie nicht infrage. Mit dem Therapeuten entwickelt das Paar folgende Lösungen, um aus dieser Leidenssymbiose herauszukommen:

1. Eine Paardiagnose: Beide haben in der Ehe gegeben und genommen. Der Verzicht des Mannes auf ein Kind ist eine Form des Gebens. Im Rahmen ihrer Kommunikationsstile war bisher die Aufstellung solcher »offener Rechnungen« tabu.
2. Herr B. schreibt einen Brief an das gewünschte, aber nicht gehabte Kind und drückt darin seine Trauer aus.
3. Herr B. teilt ihr mit, dass sein Verzicht seine Entscheidung war und er »nur« möchte, dass seine Frau den Preis sieht, den ihn das gekostet hat.

4. Frau B. teilt ihm mit, dass sie diesen Verzicht für sie und für die Beziehung annimmt und dass sie ihm durch die »Annahme des Opfers« nichts mehr schuldig ist.

Mit diesen Lösungen ging es beiden gut.

Die Zugehörigkeit zu einem System beinhaltet, dass man zu dessen Überleben etwas beisteuert (»gibt«) und etwas erhält (»nimmt«). Die Dimension Geben/Nehmen regelt, wer was gibt und was nimmt, wie es in der Gesamtbilanz zum Ausgleich kommen kann und wie damit umgegangen wird, wenn ein Ausgleich nicht möglich ist. Unausgeglichenheit wird psychisch oft als Schuld, Ausgeglichenheit als Schuldfreiheit erlebt. Die Geber sind im System in der Position der Schuldfreiheit und damit moralisch meistens in einer besseren Rolle. Wer mehr erhält oder nimmt, als er gibt, fühlt sich oft schuldig oder wird von anderen für schuldig erklärt. Jedes Systemmitglied für sich und jedes System als Ganzes macht über das Geben und Nehmen gewissermaßen eine offene und eine heimliche »Buchführung«. Als Idealzustand streben alle nach Ausgeglichenheit über die Zeit. Im realen Leben ist das nicht oder nur selten möglich. Dazu gibt es dann explizite oder implizite Systemregeln: Wie geht ein System (oder eine Person im System) damit um, wenn das Ideal (Ausgewogenheit) nicht erreicht werden kann (z. B. bei schwerer Krankheit, Kinderlosigkeit, finanziell ungleichen Verhältnissen)? Welche Rolle spielt ein Symptom dann für die Bilanzierung des gegenseitigen Gebens und Nehmens? Wer gibt und wer nimmt »beim Symptom«?

3.2.9.3 Macht/Ohnmacht

Fallbeispiel

Als Kind war Herr F. von seinem Vater brutal geschlagen worden. Seine Mutter hat das geschehen lassen. Er ist Einzelkind. Heute ist er 44 Jahre, verheiratet, Stiefvater zweier Töchter. Seine Mutter ist tot. Sein Vater lebt allein. Über die Gewaltvergangenheit wird nie gesprochen. Sein Verhältnis zum Vater ist schwierig. Er besucht ihn öfter und stellt fest, dass er dabei »dissoziiere«: Er sei da und doch nicht da. Das sei kein guter Zustand. In der Therapie wird das Dissoziieren zunächst als Überlebensstrategie erkannt und gewürdigt. Denn dissoziiert hatte er schon als geschlagener Junge. Für den erwachsenen Mann hat das heute aber eine andere Seite. In der Therapie wird Dissoziation nicht als Vorgang, sondern als »Entscheidung, aus dem Kontakt zu gehen«, rekonstruiert. Für den Patienten ebenso überraschend wie heilsam ist die »Erkenntnis«, dass er das Dissoziieren auch als Macht gegenüber dem heute kontaktbedürftigen Vater einsetzt: »Mein Rückzug von dir ist meine späte Rache.« Nun entscheidet er sich für einen anderen Weg: Er schreibt zuerst eher für sich als für den Vater einen Brief an diesen, in dem er die Qualen seiner Kindheit ebenso benennt wie das sadistische Verhalten des Vaters und das schweigende Tolerieren der Mutter. Dann teilt er das seinem Vater sachlich mit. Das ist für ihn gleichzeitig eine Anerkennung dessen, dass die Vergangenheit nicht verändert werden kann, dass dies sein Vater ist mit dieser Geschichte und dass er heute ein handelnder Mann und kein Opfer mehr ist.

Wer hat welche »objektive« Macht im System durch Geld, Besitz, Vermögen? Wie geht er damit um? Wer hat welche kommunikative Macht: Argumentieren, Schreien, Leiden, Weinen, Schweigen, Kontaktabbrechen? Welche Macht und Ohnmacht verbindet sich mit einem Symptom bzw. mit dem Symptomverhalten? Wer erhält und wer verliert Macht, wenn das Symptom »kommt«? Wer, wenn es »geht«? Wird damit eine sonstige Machtungleichheit im System ausgeglichen?

3.2.9.4 Veränderung/Bewahrung

Fallbeispiel

Ehepaar M. ist ein Traumpaar: Es hat zwei sich gut entwickelnde und zufriedene Kinder; die Familie lebt im eigenen, abbezahlten Haus. Er hat dafür Geld von seinem Erbe eingesetzt und verfügt über ein recht gutes Einkommen. Sie ist zu Hause und geht vielen Hobbys nach. Dann bricht aus heiterem Himmel die Krise herein: Sie geht mit dem Ehemann eines befreundeten Paares eine Affäre ein. Als er das aufdeckt, bricht eine Welt zusammen. Veränderungen sind angesagt. In paartherapeutischen Gesprächen lässt sich rekonstruieren, dass die Ehefrau sich seit Jahren wie in einem goldenen Käfig gefangen fühlte, weil ihr das luxuriöse Familienleben zu dicht und zu langweilig geworden war und sie sich ohne eigenen Verdienst abhängig von ihrem Ehemann fühlte. Dieser hatte sich all die Jahre wohlgefühlt: bei der Arbeit und zu Hause. Für ihn gab es keinen Grund zur Veränderung. Für sie schon. Die Außenbeziehung kann hier als Ausbruch aus Gewohntem verstanden werden und als Einleitung für anstehende Veränderungen für *beide*. Dem stellte sich dieses Paar auch: Die Besitzverhältnisse wurden neu geordnet, so dass die Frau rückwirkend für ihre Haus- und Erziehungsarbeiten in der Familie und für ihren bisherigen Berufsverzicht mehr Anteil am Familienbesitz erhält. Zukünftig will sie arbeiten gehen. Er ist damit sehr zufrieden, weil seine innere Achtung vor der Ehefrau steigt.

Jedes System befindet sich gleichzeitig im Zustand permanenter Entwicklung und unter permanentem Zwang zum Bewahren der bisherigen Identität. Beides folgt daraus, dass sich System, Systemmitglieder und Systemumwelten über die Zeit ändern und gleichzeitig das, was das System in seiner Kernidentität ausmacht, aktiv erhalten werden muss. Deshalb gibt es in jedem System Vertreter der Veränderung und Vertreter des zu Bewahrenden. Wer steht wofür? Welche Rolle hat ein Symptom dabei (wie das die Notwendigkeit einer Veränderung markierende »Fremdgehen« im Fallbeispiel)? Manchmal leitet ein Symptom eine anstehende Veränderung ein. Oft besteht die Symptomfunktion darin, im Sinne eines Kompromisses gleichzeitig das Alte zu bewahren und auf eine notwendige Veränderung hinzuweisen. In der Therapie sollte man dann beide Seiten im Auge haben.

3.2.9.5 Pflicht/Spaß, Sicherheit/Experimentierfreude

Ein System braucht beides. Wer vertritt was? Wer versteht was darunter? Aus Sicht des Autors haben Symptome für diese Dimensionen nur selten funktionale Bedeutung, weshalb hier nicht näher darauf eingegangen wird.

3.2.10 Diagnose Krieg

Fallbeispiel
Ein gutem, »zivilem Umgang« miteinander verpflichtetes Ehepaar befindet sich seit ca. 15 Jahren in einem permanenten Kriegszustand. Keiner gewinnt, keiner verliert, keiner kapituliert. Über den Beginn dieses Krieges ist man sich nicht einig, jeder hat (wie immer bei Kriegen) seine eigene Version, bei der der andere der Verursacher ist. Sie datiert den Anfang auf ein schreckliches Verhalten seinerseits (Ausübung von Gewalt in der Familie), das die Polizei auf den Plan rief. Er kann zahlreiche Demütigungen durch sie und das einzige Kind des Paares, den Sohn, anführen. In ihrem beruflichen Leben (er ist Inhaber eines Kleidungsfachgeschäftes, sie führt eine ergotherapeutische Praxis) sind sie erfolgreiche Unternehmer. Sie haben etliche Paartherapien absolviert – ohne Erfolg. Er fühlt sich von Frau und Sohn in seiner Ehre tief gekränkt. Er setzt folgende Waffen ein: Fremdgehen und darüber berichten; wiederholtes Ausziehen; Geldzuwendungen stoppen; er droht permanent mit Trennung; verbales Herabwürdigen; wochenlang (!) kein Wort reden. Wenn er gekränkt ist, nimmt er keinerlei Entschuldigung von seiner Frau an. Sie hat andere »Waffen«: Sie erklärt ihn für krank und »belegt« das mit Büchern und Material aus dem Internet über seine psychischen Störungen. Sie erzählt dem Sohn über seine »Missetaten«. Wenn es gerade friedlich zugeht, erwähnt sie einige seiner früheren »üblen Taten«. Wenn einer von beiden seine Mittel einsetzt, springt der andere sofort darauf an. Therapeuten wurden und werden in die Rolle des Richters gebracht. Systemdeutungen führten hier zu keinen Veränderungen. Offene oder heimliche Parteinahmen führten zu kriegerischen Eskalationen. Die Einführung von Kommunikationsregeln führt zum Kampf darüber, wer sie eingehalten hat und wer nicht. Am Ende wird dem Paar therapeutisch die Diagnose »Kriegszustand« mitgeteilt. Auch diese »Diagnoseverkündigung« ändert wenig am Kriegsgeschehen und auch nicht die Erforschung, ob einer oder beide in ihren Familien mit jemandem identifiziert sind, für den ein heiliger Wert verletzt worden war. Vor diesem Hintergrund erklärt der schließlich als »letzte Rettung unserer Ehe« in Anspruch genommene Therapeut seine

Kapitulation vor diesem langen Kriegsgeschehen. In einer katamnestischen Nachbefragung ein Jahr nach dieser Kapitulation berichtet das Paar, man sei nicht gerade glücklich, lebe seither aber ohne Krieg zusammen. Man habe keine weitere Therapie mehr in Anspruch genommen.

Auf die Diagnose »Kriegszustand« wird hier deshalb eingegangen, weil Systeme, die sich im Krieg befinden, ganz anderen Gesetzen folgen als Systeme im Frieden oder im Streit. Methoden, die Paaren im Streitzustand helfen, scheitern bei Kriegspaaren. Wenn man allerdings die »Selbstorganisation von Kriegen« versteht, wie sie Simon (2001) beschrieben hat, kann man ihnen damit manchmal helfen. Dann kann es schon hilfreich sein, einem System die »Diagnose« mitzuteilen, es befinde sich im Krieg und sei damit den üblichen Kriegsregeln unterworfen. Für Kriegssysteme gilt nämlich anderes als für normales Streiten: (1) Jede am Krieg beteiligte Partei verfolgt einen ihr »heiligen Wert«, dem sie andere Werte opfert. Bei Männern ist dieser heilige Wert oft die »Ehre« (ein altmodisches Wort, dessen Gehalt aber gerade in Kriegszuständen seine Gültigkeit nicht verloren hat, wie immer das dann genannt wird), bei Frauen ist es oft »Ansehen« oder »Würde«. (2) Zum Erreichen oder Bewahren dieser Werte werden Mittel eingesetzt, die sonst tabu sind (Verletzung, Herabwürdigung usw.). (3) Die Folgen des Krieges sind immer für alle schädlich, bei Kriegspaaren mit Kindern auch und vor allem für diese. (4) Die Verhinderung dieser Schäden und des Leidens wird der Erreichung des Kriegszieles, d. h. dem Kampf für den heiligen Wert, untergeordnet. Im Extremfall wird sogar das Leben des anderen oder das eigene diesem Kriegsziel geopfert.

Therapeuten erreichen keine Veränderung, wenn sie selbst neue Werte wie Verstehen oder Respekt in kriegführende Systeme importieren wollen. Wichtiger ist es, den Kriegszustand selbst beim Namen zu nennen, diesen erst einmal anzuerkennen, dann die darin von der jeweiligen Seite vertretenen Werte herauszuarbeiten, die eingesetzten »Waffen« wie Kränkungen, Verletzungen, Demütigungen, Verweigerungen und Sabotagen zu benennen und erst von dort aus zu sondieren, was es an Möglichkeiten der Veränderung gibt. Es bieten sich als Optionen an: einseitige Kapitulation (nach der Logik: »Wer kapituliert, hat die Macht, einen Krieg zu beenden«, Simon 2001);

Vereinbarung eines Waffenstillstandes und, im besten Falle, Friedensverhandlungen und Friedensvertrag. Wenn es gut läuft, kann der Krieg für beendet erklärt werden mit einem Ritual, nach Möglichkeit auf der Basis der gemeinsamen Anerkennung des Leidens durch den Krieg auf beiden Seiten (vgl. hierzu die Übung »Kriegsbeil begraben« in Lieb 2006).

3.2.11 Paar- und Familientypen

In den ersten Jahrzehnten der Systemtherapie wurden gesunde und gestörte Familientypen voneinander unterschieden und klassifiziert wie zuvor Einzelpersonen nach ICD- bzw. den DSM-Klassifikationen.

Das ist systemtheoretisch nach der kybernetischen Wende (siehe Abschnitt 4.1 der Einleitung) nicht mehr haltbar. Wegen ihrer fachlichen Verbreitung und wegen ihres gelegentlichen praktischen Nutzens seien die »klassischen« Typologien hier dennoch vorgestellt.

3.2.11.1 Paartypen

Gottman (2002) hat auf Grund seiner Forschungen stabile und instabile Partnerschaftstypen identifiziert.

Die *drei stabilen* sind:

- Die *Explosiven*: Hier sind Auseinandersetzungen heftig und häufig. Es werden sowohl positive wie negative Effekte deutlich ausgedrückt in einem ausgewogenen Verhältnis.
- Die *Empathischen*: Das Paar drückt sich gegenseitige Unterstützung aus. Zeiten der Problemkonfrontation werden sorgfältig ausgewählt, und die Konfrontation selbst wird in der Form inhaltlich klar und verstehensorientiert geführt. Solche Paare haben große Fähigkeiten zur Konfliktlösung – manchmal um den Preis der Spontaneität.
- Die *Konfliktscheuen*: Diese Paare meiden das Austragen von Meinungsverschiedenheiten und damit von offenen Konflikten, die gegebenenfalls auch verleugnet werden. Auch wenn langfristig die Gefahr von Emotions- und Kontaktverlust besteht, bleibt dieser Partnerschaftstyp lange stabil.

Die *zwei instabilen* Beziehungstypen sind:

- Die *Metzler*: Das Interaktionsmuster entspricht einer symmetrischen Eskalation: Gleiches wird mit Gleichem beantwortet. Auseinandersetzungen werden verletzend geführt mit verbalen

und manchmal auch tatsächlichen »Schlägen«. Manche dieser Paare dürften sich im oben beschriebenen Kriegszustand befinden oder laufen Gefahr, in ihn hineinzugeraten.
- Die *Verächtlichen*: Bei diesen Paaren kann es laut oder »still« zugehen. Beides hat von beiden Seiten verächtlich-entwertenden und im »Verachtungsabtausch« eskalierenden Charakter mit einseitigem oder beidseitigem innerem Rückzug.

Nur eine dieser Interaktionsformen (die der Empathischen) entspricht dem gesellschaftlichen und in der Regel auch dem von Therapeuten vertretenen Idealbild einer guten Partnerschaft. Während von den ersten aber alle drei nach Gottman eine für das Paar akzeptable Homöostase oder Stabilität finden, sind die letzten beiden auf Grund ihres negativ eskalierenden Musters instabil. In der Regel werden die Eskalationen entweder durch ständige Interventionen von außen oder durch eine Trennung unterbrochen.

3.2.11.2 Familientypen

Auch für Familien wurden »normal funktionierende« oder »gesunde« von »dysfunktionalen« oder »gestörten« unterschieden und typologisiert. Aus systemtheoretisch-konstruktivistischer Sicht darf nicht vergessen werden, dass diese Typologisierungen und Bewertungen Merkmale der Beobachter und nicht der Familien selbst sind.

In Anlehnung an Friesen (1985) beschreibt Hand (2008) folgende Familienkonstellationen (andere Familientherapeuten haben ähnliche Typen identifiziert, z. B. Minuchin 1977; Stierlin 1988):

- Die *gesunde Familie* kennt klare Subgruppengrenzen (z. B. Generations- oder Geschlechtergrenzen). Man darf z. B. Geheimnisse voreinander haben oder sich abgrenzen und ist doch miteinander in Kontakt und in Kommunikation (auch und gerade bei Konflikten zwischen Subsystemen). Es gibt gute und stabile Regeln erster und zweiter Ordnung. Regeln erster Ordnung geben an, was zu tun und zu lassen ist. Regeln zweiter Ordnung geben vor, wie in der Entwicklung der Familie alte Regeln erster Ordnung durch neue ersetzt werden.
- Die *verstrickte Familie* hat hohen kommunikativen Austausch mit emotionaler Dichte, kennt dabei aber kaum Grenzen: Ein Elternteil spricht mit einem Kind über die Sexualität des Eltern-

paares; der Vater kommt zum Zähneputzen auch zur 17-jährigen Tochter noch ins Badezimmer; Geheimnisse voreinander werden als Problem bezeichnet usw.

- In der *entkoppelten Familie* lebt jeder für sich; man weiß wenig vom anderen und will auch nicht viel vom anderen wissen. Es gibt wenig beziehungsorientierte Kommunikation. Insgesamt handelt es sich eher um eine Art sachlich organisierter »Firma«.
- Im *Elternkonfliktsystem* liegen die Eltern in ständigem Kampf miteinander, die Kinder beobachten das Ganze verängstigt. Manchmal wollen die Kinder schlichten und scheitern daran.
- In der *Eltern-Kind-Triangulierung* wird ein Kind von einem Erwachsenen *gegen den anderen* in Koalition genommen, andere Kinder werden isoliert, ausgeschlossen, ein Elternteil steht allein da.
- In der *Mutter-Kind- bzw. Vater-Kind-Koalition* besteht eine enge Bindung zwischen einem Elternteil und einem Kind. Diese Koalition grenzt sich von den anderen ab.
- In der *Single-Eltern-Kind-Koalition* fehlt eine Erwachsenenebene (meistens der Vater), und ein Kind nimmt die Position des fehlenden Erwachsenen ein (»Partnerersatz«).

Symptome können hier Folge solcher oft sehr stressbeladenen und unauflösbar erscheinenden Konstellationen sein (»Familienisolation erzeugt Depression«) oder als »Warnsignal« für anstehende Veränderungen gedeutet werden (»Das delinquente Verhalten ist ein Hilferuf des Kindes, das aus einer Verstrickung herauswill oder das damit anzeigt, dass seine Eltern Hilfe brauchen«). Sie können auch die Funktion haben, die damit verbundenen Dilemmata oder Loyalitätskonflikte zu lösen. Symptome können somit als vom System selbst erzeugte Elemente der Aufrechterhaltung der bisherigen Systemkonstellation dienen (»Vaters Alkoholkonsum und seine Aggression machen es der Mutter-Kind-Koalition leicht, einander näherzurücken und ihn auszuschließen – mit diesem ›Ausschluss‹ begründet er sein Trinken«).

3.2.12 Externalisierung: Das Symptom als Gast im System

Das Konzept der »Externalisierung« wurde als therapeutische Technik vom australischen Familientherapeuten Michael White (1992) in die systemische Welt eingeführt. Es war zuerst für die Therapie mit

Kindern entwickelt worden, kann aber auch zu einer *besonderen Form der Paar- oder Familiendiagnose und -therapie* verwendet werden. Dabei wird in bewusster Verletzung der Ordnung der logischen Ebenen von Systemelementen das Symptom in den Status einer Person versetzt und ihm die Rolle eines (unerwünschten und nicht leicht zu vertreibenden) Familiengastes zugeschrieben. Man kann dann mit dem Paar oder der Familie gemeinsam ein Bild von den Beziehungen zu diesem Gast entwickeln: Wer steht ihm am nächsten? Wer hat etwas von seiner Anwesenheit? Wer leidet am meisten unter ihm? Wer kann ihn ein-, wer ihn ausladen? Was braucht der Gast, damit er freiwillig geht? Wie wird es der Familie gehen, wenn er gegangen sein wird? Man kann den Gast auch nutzen, um die Beziehung der anderen untereinander zu explorieren: Was ändert sich zwischen Vater und Mutter, wenn »Ana Rex« (Anorexie) zu Gast bei der Tochter ist? (Vgl. dazu die eindrucksvolle Externalisierungs-DVD zum Thema Anorexie, auf der ein Gespräch einer Therapeutin mit dieser »Ana Rex« gezeigt wird: Institut für systemische Therapie [DVD] 2008.) Der Vorteil dieser *System-plus-Gast-Diagnose* ist, dass zwischen Person und Symptom getrennt wird, dass es demzufolge keine »Schuldigen« gibt und dass alle sich in einer Allianz zusammentun können, um mit dem Gast so umzugehen, dass dieser in Anstand gehen kann (vgl. ausführlicher auch von Schlippe u. Schweitzer 1996, S. 169 f.).

3.2.13 Der Systemblick in der Einzeltherapie

Aus verschiedenen Gründen bedarf der Systemblick eines Konzeptes dafür, wie er auch ohne Anwesenheit anderer praktisch umgesetzt werden kann. Wie erscheint die soziale Welt in der Psyche des Einzelnen, und wie kann man in der Einzeltherapie mit dieser inneren sozialen Welt in Kontakt kommen? Mit welchen Fragen das gelingt, wird in Abschnitt 3.3 behandelt. Auf konzeptueller Ebene bieten sich hierzu zwei dem Konstruktivismus entstammende Konstrukte an:

- das Konzept des »inneren Filmes«
- der Begriff der »Leit-« bzw. der »Kernunterscheidung«.

3.2.13.1 »Mein Film« – »dein Film« – »unser Film«: Das Konzept des »inneren Films«

Fallbeispiel
Ein seit einigen Jahren zusammenlebendes, nicht verheiratetes, aber seit längerem die Heirat erwägendes Paar (beide seit kurzem selbstständig, er als Buchhändler, sie als Steuerberaterin) berichtet von einem zermürbenden Hin und Her zwischen beiden: Im Grunde komme man nicht recht zusammen und nicht voneinander los. Wenn es einmal »gut« läuft, macht sich Spannung breit. Will der eine die Heirat, kann sich das der andere gerade gar nicht vorstellen. Keine der beiden Seiten findet ein dauerhaftes und stabiles Ja zum Partner, keine ein wirkliches Nein, beide ärgern sich über diese Ambivalenz des anderen ebenso wie über die eigene. In der Therapie wird die Metapher »Wir sitzen im gleichen Kino, aber jeder sieht seinen eigenen Film« verwendet, und zur beschriebenen Paardynamik wird vom Therapeuten der jeweils innere Film erforscht. Jeder dieser Filme könnte auch in einer Einzeltherapie des Mannes oder der Frau exploriert werden. Jeder könnte dem anderen dann zu Hause von seinem Film berichten und sich nach dessen Film erkundigen.

Ergebnis: Der Mann sieht eine Frau, für deren Leiden er verantwortlich ist, und eine, die ihn für immer bindet. Beidem will er ausweichen. In seiner Herkunftsfamilie ist eine Schwester von ihm früh verstorben, was großes Leid über die Familie und vor allem über seine Mutter gebracht hat. Die Frau sieht in ihrem Film einen Mann, der ihr gegenüber zögert und ihr keinen Platz an seiner Seite zuweist. Sich selbst sieht sie als jemanden, die sich niemals ihren Platz »einfach nehmen« würde, wenn ihr das nicht explizit erlaubt würde. In ihrer Herkunftsfamilie hatte sie keinen »richtigen Platz« und keine Geschwister bei großer Sehnsucht nach beidem. In der Therapie entsteht die Idee, dass beide im anderen außer dem Partner auch das verlorene und ersehnte Geschwister sehen, das für den Mann die Wiederherstellung der heilen Familie und für sie das Ende ihrer Isolation wäre. Sie wussten beide nichts von der Bedeutung dieser Filme für die Paardynamik. Als neue Möglichkeiten bot sich für ihn an, dass ein Rückzug von oder ein Nein zu einer Frau weder für sie ewiges

Leid bedeutet noch für ihn Schuld. Für sie wurde die Option möglich, einen Platz bei ihm einzufordern und/oder einzunehmen und ihn von der Verantwortung freizusprechen, ihr im Leben den Platz zu geben, den sie in ihrer Familie nie hatte.

Mit der Metapher vom inneren Film wird zum Ausdruck gebracht, dass Paare, Familien und andere Systeme zwar in der gleichen Welt leben und annehmen, man erfahre deshalb diese Welt auch gleich (»Der Abend war doch für alle gleich schön ...«), innerlich aber jeder seine eigene Version von Systemvergangenheit, Systemgegenwart und Systemzukunft erzeugt. Keiner kann in die Köpfe der anderen hineinsehen, um seinen Film mit denen der anderen zu vergleichen. Mit dieser Metapher kann man das Konzept des Konstruktivismus in der Therapie einführen und Patienten dazu verführen, auf die Frage nach dem »Wahrheitsgehalt« von Filmen zu verzichten und stattdessen die Vielfalt von Wahrheiten zu akzeptieren. Jeder ist in seinem Film gleichzeitig Regisseur und Darsteller.

3.2.13.2 Leit- oder Kernunterscheidungen

Die Filmmetapher greift den emotional-dramaturgischen Aspekt der Weltkonstruktion der Systemmitglieder auf. Der Begriff der Leit- oder der Kernunterscheidung verweist logisch und erkenntnistheoretisch auf die dabei immer wieder verwendeten zentralen Grundoperationen. Diese steuern sowohl die realen Interaktionen und Kommunikationen wie auch das Drehbuch der inneren Filme. Dass aus systemisch-konstruktivistischer Sicht jeder Weltkonstruktion primäre Unterscheidungen zu Grunde liegen, wurde in Abschnitt 2.1 dargelegt. Dieser Gedanke kann jetzt für eine Systemdiagnose nutzbar gemacht werden – auch im einzeltherapeutischen Setting. Um diese zu erstellen, versucht der Therapeut als Systembeobachter von außen sich eine Vorstellung von jenen primären Unterscheidungen zu machen, auf denen das Denken und Handeln eines Systems oder einzelner seiner Mitglieder beruht. Der Argumentationslinie des sozialen Konstruktivismus (Gergen 1985, 1990) und der Logik der Entwicklung isomorpher Strukturen in Systemen (vgl. Abschnitt 3.2.5 und 3.2.6) entsprechend, verwendet die Autopoiese der Psyche gleiche oder ähnliche Leitunterscheidungen wie die Autopoiese des sozialen Systems, in dem sie lebt. Man kann sich eine Hypothese dazu, mit welcher Kernunterscheidung ein System operiert, am besten durch hohe Aufmerksamkeit für die von Patienten verwendete Sprache bilden. Die Sprache ist ein sicherer Indikator für bewusste und unbewusste Weltbilder. Man kann sich parallel auch von seiner Intuition leiten lassen, wenn man dabei auch auf die nonverbale »Begleitmusik« achtet, mit der ein Patient seine sprachlichen Äußerungen »kommentiert«. Ein Therapeut kommt zu valideren Ergebnissen, wenn er auch seine eigenen ersten spontanen Impulse beobachtet, mit denen er auf seine Begegnung mit dem Patienten reagiert. Was in der Psychoanalyse die Gegenübertragung ist, ist hier ein interaktioneller Vorgang, bei dem der Therapeut im Kontakt mit einem Patienten oder einem System zur Verwendung der gleichen Leitunterscheidungen wie diese »verführt« wird – z. B. »gut/schlecht« oder »schuldig/unschuldig«.

Nehmen wir als Beispiel die Kernunterscheidung »Opfer/Täter«. Man kann den Storys, Sprachspielen und Worten der Patienten oft schon entnehmen, dass in ihrer Welt die Einteilung in Opfer und Täter wichtig ist. Die Sprache ist z. B. voller Täter-und-Opfer-Metaphern. Bei sich selbst kann der Therapeut dann eine Art moralische Verpflichtung spüren, den Patienten darin zuzustimmen, wer hier als Opfer und wer als Täter zu sehen ist bzw. wer als gut und wer als schlecht. Von einer Person oder einem System verwendete Kernunterscheidungen verweisen immer auf Lebenskontexte, in denen sie entstanden sind. Weitere Beispiele für häufige Kernunterscheidungen sind: »anwesend/abwesend«; »dazugehörig/nicht dazugehörig«; »schuldig/unschuldig«; »früher/jetzt« oder »Gewinner/Verlierer«. Diese sind nicht per se wichtig, sondern nur dann, wenn sie im System den Umgang miteinander bewusst oder unbewusst regeln. Die Diagnose einer Kernunterscheidung hat immer hypothetischen Charakter und muss überprüft werden. Um zu ihr zu gelangen, muss sich der Therapeut zum Beobachter zweiter Ordnung machen und die Patienten bei ihrer Weltkonstruktion bzw. bei deren verbaler oder nonverbaler Präsentation zusehen. Ist man als Therapeut selbst in einer Therapie emotional hoch engagiert, geht einem der Blick auf diese Unterscheidungsakte der Patientensysteme verloren. Man wird dann zum Beobachter erster Ordnung, »sieht« nur noch seine Welt und wird blind für die Akte der Weltkonstruktionen anderer. Als Therapeut braucht man zur Bildung von Hypothesen über Kernunterscheidungen einen breiten, offenen und distanzierten Wahrnehmungs- und Aufmerksamkeitsmodus, der unvoreingenommen weit gestellt und innerlich »koinästhetisch« (vgl. Weber, Schmidt u. Simon 2005, S. 59), d. h. ganzheitlich ausgerichtet ist. Er sollte nicht auf eine bestimmte Sinneswahrnehmung und nicht zu sehr auf eigene Ziele fixiert sein. Wenn man ohne eigene Verstrickungen sich der Wahrnehmung der Sprachspiele von Patienten öffnet, auch ihren Tonfall, ihre Körperhaltung und Gestik wahrnehmen kann und sich gleichzeitig der eigenen Impulse, darauf zu reagieren, einigermaßen bewusst ist, ohne sie zu befolgen, stellen sich manchmal »intuitiv« Hypothesen über die von anderen verwendeten Kernunterscheidungen ein. Man »spürt« dann (d. h., man hat eine Hypothese!), es könnte um »Platz haben oder Platz verlieren«, »angenommen oder abgewiesen sein«, »gewinnen oder verlieren« gehen. Man kann mit einer solchen Kernunterscheidungshypothese dann auf verschiedene Weise therapeutisch weiterarbeiten: Man sollte prüfen, ob die Hypothese stimmt, zum System passt und ob sie kommunikativ anschlussfähig ist. Man kann sie dazu den Patienten transparent darlegen. Man kann Rückschlüsse auf das ziehen, was ein System deshalb vom Therapeuten braucht, um sich einerseits sicher zu fühlen und andererseits im Verlauf der Therapie zu anderen Unterscheidungen zu kommen. Man kann explizit andere Unterscheidungen anbieten. Wir kommen in Abschnitt 3.4 darauf zurück.

Fallbeispiel

Im Folgenden wird zwar wieder eine Paarsituation beschrieben. Inhaltlich könnte das Gleiche aber auch in der Einzeltherapie bei einem der beiden verfolgt werden.

Ein Ehepaar kommt nach positiver Lösung von Erziehungsfragen auf sich selbst als Paar zu sprechen. Sie (35 Jahre) berichtet von ihrer organisch ohne Befund abgeklärten ständigen Erschöpftheit; er davon, dass er nicht »an sie herankomme« – gerade in ihren erschöpften Zuständen. Zuerst wird der Tanz um das Problem auf der Handlungsebene erhoben, und es werden die »Filme« in den Köpfen beider rund um diese zwei Themen erkundet. Ergebnis: Er fragt sie oft, wie es ihr geht. Sie berichtet dann von ihrer Erschöpfung. Daraufhin zieht er sich zurück. Auf der Ebene der inneren Filme: Ihr Film: Für sie sind seine Fragen nach ihrem Befinden Erkundungen, ob »etwas laufen könnte« (im Klartext ist Sex gemeint). Sie hat dazu nur selten Lust. Sein Film: Was sein stärkeres Interesse an Sex betrifft, stimmt er zu. Das spiele aber in seinem Film eine Nebenrolle. Im Kern sieht er in ihrer Erschöpftheit eine Frau, die viel leistet und der er deshalb etwas schuldig ist. Das auszugleichen gelingt ihm nicht, weshalb er sich zurückzieht. Ihre Kernunterscheidung lautet: »Sex oder Nichtsex.« Seine lautet: »Meine Frau zufriedenstellen = unschuldig bleiben, oder das nicht erreichen = ihr etwas schuldig bleiben!« Zusammen mit dem Therapeuten werden darauf aufbauend folgende Lösungen entwickelt: Er wird in Zukunft sich nicht nach ihrem Befinden erkundigen, sondern sagen, was er gerne von ihr hätte: Freispruch von Schuld, Sex oder etwas anderes. Sie darf klarere Jas oder Neins entwickeln: »Ja, ich habe Lust auf ...« Und: »Nein, jetzt habe ich keine Lust auf ...« Später berichten beide, dass diese Stunde für sie sehr hilfreich war, weil die ermittelten Kernunterscheidungen sie sehr dominiert hätten. Danach hätten sie für beide an Bedeutung verloren, was befreiend wirke.

3.2.14 Zeit und Historie: Systemvergangenheit und Systemzukunft

Zeit ist eine der primären Dimensionen, die nach Luhmann zur Konstruktion von Lebenssinn benutzt wird. Jede Therapie operiert mit dieser Dimension, insofern sie die Zukunft besser machen soll als die Gegenwart oder verhindern soll, dass die Zukunft schlechter wird als diese. Fast alle Therapieschulen verwenden die Vergangenheit als Erklärung für die Gegenwart. Viele Problemkonstruktionen operieren mit der Kernunterscheidung einer Vergangenheit oder einer Zukunft, die besser ist als die Gegenwart. Fragen zur Zeitdimension können zwei verschiedene logische Formen annehmen: Fragen nach Fakten und Ereignissen und ihren Korrelationen mit der Symptomentwicklung einerseits und hypothetische Fragen über »mögliche« Vergangenheiten und Zukünfte andererseits. Die einen sind die von Patienten erwarteten und üblichen: Wann hat das Problem begonnen – welche Ereignisse oder Erfahrungen gingen dem voraus oder folgten nach? Therapeut und Patient befinden sich in ihrer Weltkonstruktion während solcher Fragen *in der Position der Gegenwart* mit Blick auf die Vergangenheit.

Reflexive Fragen zur Zeitdimension (»was wäre, wenn ...«) erzeugen eine imaginäre *Position außerhalb der Zeit* mit Blick auf den Lauf der Lebenszeit. Aus dieser »zeitlosen« Position betrachten Therapeut und Patient dann die »Zeitschiene«.

3.2.14.1 Timeline: Zeitschienen in der Therapie

Man kann die Zeitachse des Lebens eines Patienten oder eines Systems symbolisch im Therapieraum anordnen und z. B. auf den Boden eine Schnur legen mit Jahreszahlen, die Vergangenheit, Gegenwart und Zukunft umschließen.[7] Dazu wird dann eine Metaposition »außerhalb der Zeit« erzeugt, von der aus man »auf« diese Schnur blickt. Der Patient bzw. sein System wird eingeladen, aus dieser Position auf die Zeit zu blicken. Man kann auch mal »in« eine bestimmte Zeit gehen und dann von außen darauf blicken. Das ist für beliebige Themen und Unterscheidungen möglich: In der lösungsorientierten Version kann man z. B. eine imaginierte positive Zukunft entwerfen (»Das Symptom ist verschwunden«) und dann den Weg von der »Vergangenheit« (also von der realen Gegenwart) zu dieser symptomfreien Zukunft rekonstruieren. Stellt man den Patienten mit dieser »Lösung« in die Zukunft, kann er sich »aus der Zukunft« Empfehlungen für die Gegenwart geben, um aus dieser gut in die Zukunft zu kommen. Der Therapeut kann das alles in Form von Fragen oder Empfehlungen steuern.

3.2.14.2 Die Rolle der Geschichte und der Zukunft für die Gegenwart

Ein System präsentiert in der Art seines aktuellen Lebens und Überlebens auch seine Geschichte. Es kann sich nicht jeden Tag neu erfinden, sondern verwendet in seinen Operationen nichts anderes als die Prozesse, die es bisher immer verwendet hat. Es kann auch in Zukunft nichts anderes tun, als mit diesen fortzufahren. Zu dieser fortwährenden Autopoiese gibt es keine Alternative – außer dem Ende des Überlebens. Das gilt für biologische, psychische und soziale Systeme. Zeitüberdauernde Denk- und Verhaltensmuster in sozialen Systemen sind aus systemtheoretischer Sicht ihr soziales Gedächtnis. Sie leben länger als Personen, weil sie von den Weiterlebenden über-

7 In der systemischen Literatur werden verschiedene Versionen dieser Methode beschrieben. Die hier genannte Version der »Timeline« ist eine davon.

nommen und in Interaktionen von Generation zu Generation weitergegeben werden. Wenn wir heute bei einem System auf die Verwendung von Kernunterscheidungen wie »Leben oder Sterben«, »Freund oder Feind« stoßen und wissen, dass es trotz solchen Empfindens im System heute nicht mehr darum geht, können wir annehmen, dass es in einer früheren Generation um Leben oder Sterben ging. Die noch heute verwendete Kernunterscheidung »erinnert« daran.

In der Mehrgenerationenperspektive kann die Geschichte des »Systems« selbst ebenso erfragt werden wie ihre Vernetzung mit den historisch prägenden nationalen und internationalen Ereignissen, in die sie eingebettet war.

Die Entwicklung solcher historischer Systemblicke auf Ereignisse und ihre Verarbeitung kann in der Ausbildung von Therapeuten dadurch gefördert werden, dass sie ihr eigenes Herkunftssystem über zwei bis drei Jahrhunderte zurück in zwei oder drei Tabellen nebeneinanderstellen: wichtige lokale oder überlokale politische Ereignisse, wichtige familiär-verwandtschaftliche Ereignisse, Muster, mit denen das System mit diesen Ereignissen umging, die überdauernden Regeln, die es dabei entwickelt und an die nächsten Generationen weitergegeben hat. Manchmal »müssen« oder »dürfen« sich die jungen Therapeuten dann z. B. hineinfühlen, wie es einer Mutter mit drei Kindern ging, deren Ehemann und Vater 1918 oder 1945 nicht mehr aus dem Krieg zurückkamen. Oder in das, was in einer Familie geschieht, wenn eines ihrer Mitglieder sich umgebracht hat. In Arbeitsgruppen entwickeln sie dann ganz spezielle Fragen an Systeme oder Systemmitglieder zu solchen historischen Erfahrungen. Wenn ein junger männlicher Therapeut dann eine Ahnung davon bekommt, wie sich sein Großvater wohl gefühlt hat, der als vormals begeisterter deutscher Reichssoldat nach dem Krieg in Elend und Not heimkam und dann vor sich und der ganzen Welt plötzlich als Täter dastand, wird dem jungen Mann vielleicht verständlich, warum die Familie des Großvaters (zu der sein Vater gehörte) inhaltlich mit der Kernunterscheidung »Schuld/Unschuld« operiert und warum sie nach dem Krieg als Kommunikationsstil die Lösung des Schweigens gewählt hatte. Er wird verstehen, weshalb seine Warum-hast-du-damals-nicht-Fragen in Sackgassen geführt haben und weshalb er andere Kommunikationsformen und Fragen finden muss, wenn er an einen seiner Vorfahren oder an ähnliche Systeme ankoppeln will.

3.2.14.3 Die Dimension der Zeit in der Aufstellung von Systemen

Therapeutinnen und Therapeuten, die mit sogenannten *Aufstellungen* arbeiten, haben hierzu spezielle Methoden, Deutungsmöglichkeiten und Lösungen entwickelt, um historische Zusammenhänge sehr komprimiert in einer Aufstellungsarbeit sichtbar und fühlbar zu machen. Hier sei auf die diesbezügliche Originalliteratur verwiesen (Weber 1993; Weber et al. 2005; Varga von Kibéd u. Sparrer 2000). Man kann als Therapeut nicht ins Blaue hinein einfach »die Geschichte« eines Systems erheben. Das wäre zu komplex und führte leicht zu für das gegenwärtige Problem irrelevanten Informationen. Es nutzt auch nichts, hier zusammen mit den Patienten Fakten auf Fakten aneinanderzureihen. Man muss, will man historisch arbeiten, vielmehr versuchen, den Fokus zu finden, der mit den in der Therapie geschilderten Problemen zusammenhängt. Man muss dann solche Systemereignisse und Formen ihrer Bewältigung finden, die mit der Erzeugung des aktuellen Problems zu tun haben. Es geht also um jene noch heute vorhandenen Systemoperationen, die das System zur Bewältigung früherer gewichtiger Ereignisse entwickelt und weitervererbt hat: Verwendung bestimmter Streit- und Schweigestile, unerfüllte Sehnsüchte, Verantwortungszuschreibungen, Delegationen von Aufgaben an spätere Generationen. Und es geht umgekehrt darum, ob spätere Generationen dadurch etwas fühlen, etwas lösen oder jemanden erlösen wollen, was nicht mehr zu ihrer Zeit gehört und wovon loszulassen sie lernen müssen.

Da ein System auf ein Ereignis nicht *nicht* reagieren kann, können auch auffällige »Nichthandlungen« oder emotionale »Nichtreaktionen« eine Art von Systemgedächtnis sein.

Manchmal geht es um weit zurückliegende Zeiten, manchmal um die jüngere Vergangenheit. Zur Zeitdimension eines Systems gehört auch seine Zukunft. Ohne sie wäre die Vergangenheit einfach zu Ende. Mit ihr wirkt sie weiter. Oft ist die Zukunft für ein System das, was aus vergangenen Erfahrungen verhindert werden soll. Das folgende Fallbeispiel soll zeigen, wie aus historischer Perspektive die erlebte Gegenwart eines Systems seine Vergangenheit (hier recht »gegenwartsnah«) und seine Zukunft kondensiert:

Fallbeispiel
Ein Paar, verheiratet, drei Kinder (zwölf, 15 und 17 Jahre), sie Hausfrau, er Finanzbeamter, kommen zur Therapie, weil man miteinander »feststecke«: Sie wolle die Trennung, er nicht. Er erwähnt am Anfang eine koronare Erkrankung, geht dann aber wie sie nicht weiter darauf ein, sondern auf Probleme des alltäglichen familiären Zusammenlebens. Hierüber führen beide Seiten heftige Klagen.

Der Therapeut lässt sich darauf ein, und man bespricht Möglichkeiten der Bewältigung dieser Alltagsprobleme. Später merkt der Therapeut, dass er dabei ein Muster des Systems im Umgang mit der nebenbei erwähnten Herzerkrankung des Patienten wiederholt: »Hören und Beiseitelegen.« Eine genaue Exploration dieses Themas ergibt dann, dass der Patient laut Arztbefunden so schwer herzkrank ist, dass er nur zwei Möglichkeiten habe: den Tod binnen zwei Jahren oder eine Herztransplantation (mit schwieriger Aussicht auf Realisierung mangels Spender und ungewissem Ausgang). Entgegen dem offiziellen Therapieauftrag gibt der Therapeut diesem Thema in der Paartherapie Raum. Dann kann die trotz lauter und heftiger Kommunikation erfahrene »Lähmung« im System offengelegt werden angesichts nun zweier im Raum stehender Abschiede: eines von der Partnerschaft und, viel wichtiger, eines durch den möglichen Tod des Mannes und Vaters. Das Auseinanderhalten beider völlig verschiedenen und hier gleichzeitig im Raume stehenden Trennungen führt erwartungsgemäß dazu, dass die existenzielle Trennung, d. h. der mögliche Tod, Vorrang erhält vor der Paartrennung – auch wenn das Erleben der einen das der anderen beeinflusst. Langsam und vorsichtig ist es dann – in Anwesenheit der Ehefrau – im Kontakt des Therapeuten zum Mann möglich, über seine Gefühle, Ängste, Erwartungen und Hoffnungen im Umgang damit zu sprechen. Er sagt, dass er sich vor diesem existenziellen Hintergrund nicht von seiner Familie trennen könne. Die Ehefrau erkennt an dieser Stelle, dass nun ihr Ziel der Paartherapie (sie war die treibende Kraft dazu gewesen) hier nicht erreicht werde: dass er »von sich aus« einer Trennung zustimme. Auch ihre Nöte, die sich daraus ergeben, dass sie einen Mann verlassen will, der todkrank ist, waren nie in Sprache gebracht worden. Es hatte sie auch niemand dazu gefragt. Sie spürt, dass sie das im Rahmen einer Paartherapie zusammen mit ihrem Mann nicht könne und nicht wolle. Nun erfolgt eine von allen als sinnvoll erfahrene »kleine Trennung«. Der Mann erwägt, beim Therapeuten alleine weiter Einzelgespräche zu führen. Sie lässt sich die Adresse einer Therapeutin für eine Einzeltherapie geben.

Die Dimension Zeit umfasst Vergangenheit, Gegenwart und Zukunft. In diesem System bedeutet die Einbeziehung der Historie die Begegnung mit der Zukunft des Systems und mit dem dort im Raum stehenden Tod des Mannes. Die Vergangenheit und die Gegenwart können zum Ausgangspunkt genommen werden, um die erhoffte oder befürchtete Zukunft zu beleuchten; die erhoffte Zukunft kann man als Ausgangspunkt nehmen, um die dahin führenden Schritte zu entwerfen. Im Fallbeispiel: Darauf zu blicken war zunächst kein Auftrag des Paares, das ganz mit der Gegenwart beschäftigt war. Welche Erfahrungen im Umgang mit Tod und Verlust gab es in den Herkunftssystemen dieses Ehepaares, wie ging man mit Tod und Sterben um? Systemisch geht es bei der Historie nicht um die Verursachung der Gegenwart durch die Vergangenheit, sondern um die Zirkularitäten von Zukunft, Gegenwart und Vergangenheit im Lebensentwurf eines Systems.

3.3 Mit Systemen reden: Systeme interviewen

Auch wenn im systemischen Ansatz Intervention und Informationserhebung nicht getrennt werden können, kann man pragmatisch zwischen Informationserhebung und Intervention unterscheiden. Ersterer gilt dieser Abschnitt. Der Interviewstil systemischer Therapeuten widerspricht vielen orthodoxen psychotherapeutischen Regeln. Systemtherapeuten sind aktiv, übernehmen in der Regel erkennbar die Leitung einer Sitzung und fragen ihren Kunden »Löcher in den Bauch« (Simon u. Rech-Simon 1999, S. 7). Die systemischen Fragemethoden – vor allem die sogenannten *zirkulären Fragen* – haben nach Simon und Rech-Simon in der Systemtherapie die gleiche Wichtigkeit wie die Traumdeutung in der Psychoanalyse. Man könnte hier anfügen: Fragen haben im Systemischen die gleiche Bedeutung wie Diagnose und Verhaltensanalysen in der Verhaltenstherapie.

»Systemische Fragen sind Methoden, die den Blick auf den Bereich von Phänomenen eröffnen, der üblicherweise nicht systematisch beobachtet wird und daher nicht ins Bewusstsein tritt« (ebd.).

3.3.1 Anlass? Anliegen? Auftrag? Fragen, die zum Therapiekontrakt führen

Fred Kanfer hat den therapeutischen Veränderungsprozess für seine Zeit wegweisend in sieben Stufen gegliedert, deren erste die »Rollenklärung« zwischen Therapeut und Patient bildet (Kanfer a. Scheft 1988). Die Analogie dazu sind in der Systemtheorie Fragen nach Anlass, Anliegen und Auftrag eines Patienten oder eines Systems für die Therapie. Erst ihre explizite oder oft auch nur implizite Klärung führt zum bewussten oder unbewussten Therapiekontrakt. Dieser prägt den späteren Therapieprozess, und das oft mehr, als beide Seiten merken. Die »drei A« (Anlass, Anliegen und Auftrag) können voneinander getrennt erfragt werden. Sie voreilig »verdichtet« als eins zu verstehen hat Tücken, die sich dann im Therapieprozess zeigen.

Zum Anlass: Welches ist der Grund, warum ein Patient oder ein System gerade jetzt zur Therapie kommt? Beispiel für Antworten: Ein Arzt empfiehlt es, weil er mit seinem Latein am Ende ist. Ein Lehrer regt die Behandlung eines Kindes an. Eine neue Arbeitsstelle erzwingt den Abbau des Zwangsverhaltens. Der Partner sagt, so gehe es nicht weiter, usw.

Man hüte sich als Therapeut davor, hier schon vom Anlass auf das Anliegen zu schließen.

Zum Anliegen: Man kann drei Anliegen voneinander unterscheiden: (1) Etwas gegenwärtig Unangenehmes (Schmerzen, Depressionen, Streitereien ...) soll beseitigt werden. (2) Etwas Positives soll erreicht werden (Gesundheit, berufliche Zufriedenheit, Systemfrieden ...). (3) Etwas zukünftig Negatives soll verhindert werden (die Trennung, die Entlassung, der Rückfall ...). Verhaltenstherapeutische Lehrbücher geben umfangreiche Hilfen, wie aus Abbau- oder Verhinderungszielen positive Ziele formuliert werden können. Das unterscheidet die VT nicht von den systemischen »Kriterien wohlformulierter Ziele«: positiv, konkret, sinnlich wahrnehmbar, aus eigenen Mitteln erreichbar und in den Lebenskontext des Patienten passend (siehe von Schlippe u. Schweitzer 1996, S. 211, 230).

Es empfiehlt sich allerdings abzuklären, ob die rasch und zuerst formulierten Ziele auch dem »tieferen« Anliegen eines Patienten oder einzelner Systemmitglieder entsprechen oder ob ein Ziel zur Kategorie »Therapieeintrittskarte« oder zur »Dieses Ziel *sollte* ich haben«-Kategorie gehört, während es »darunter« ein für den therapeutischen Prozess viel wichtigeres Anliegen gibt. Bei »unfreiwilligen« oder »Zwangstherapien« ist das eigentliche Anliegen oft, möglichst schnell wieder aus der Therapiesituation herauszukommen. Oder das »heimliche« primäre Anliegen eines Klienten besteht darin, dass nicht er, sondern jemand anders etwas tun solle oder zumindest für »schuld« am Problem erklärt werde. Man kann pragmatisch zwischen »offiziellem« und »inoffiziellem« Anliegen unterscheiden. Therapeuten können Letzteres eher erkunden und darüber Auskunft erhalten, wenn sie ihren Patienten vermitteln, dass kein Anliegen einem Tabu unterworfen wird, dass für Anliegen keine Bedingungen gestellt werden und dass es daher keine »besseren« und »schlechteren« gibt. Eine ungute therapeutische Bedingung für Anliegen lautet, sie müssten »eigene« und nicht »fremde« sein, weshalb Patienten »freiwillig« kommen sollten. Auch unfreiwillige, »fremdmotivierte« und »un«motivierte Patienten können willkommen geheißen werden.

Zum Auftrag: Auch voreilige Schlüsse vom Anliegen auf den Auftrag können sich als tückisch erweisen. Der Auftrag kann, muss sich aber nicht aus dem Anliegen ergeben. In der Regel wird er etwa so lauten: »Tun Sie etwas, damit ich mein Ziel erreiche bzw. mein Anliegen erfüllt wird.« Was Klienten damit allerdings auf bewusster und oft unbewusster Ebene meinen, kann sehr verschieden sein. Die Frage ist nämlich, ob Patienten dem Therapeuten mit ihrem Auftrag eher eine beraterische Rolle zuschreiben und davon ausgehen, dass sie die Veränderungsschritte selbst gehen, oder ob sie darin eher ein »Reparaturverständnis« zum Ausdruck bringen. In diesem Falle wird erwartet, dass der Therapeut Veränderungen »am Patienten« – z. B. in seiner Seele – vornimmt, während der Patient auf diese Veränderung in sich wartet wie jemand nach Einnahme einer Medizin. Die Frage an den Patienten lautet: »Was, denken Sie, kann oder soll ich dafür tun, damit ich Ihr Anliegen erfülle oder Sie Ihr Ziel erreichen?« Patienten können nicht *keine* Vorstellung davon haben. Man muss sie nur danach fragen. Auch hier gilt, dass das leichter geschieht, wenn es kein Auftragstabu gibt. Jeder Auftrag ist erlaubt. Ob er angenommen wird und erfüllt werden kann, wird erst in der nächsten Phase geklärt.

Der Kontrakt: Nun entsteht explizit oder implizit ein Vertrag. Der Therapeut erklärt, ob er den Auftrag annehmen kann und will oder (was meistens eher der Fall ist) welchen Teil er annehmen und welchen er in der vom Patienten geäußerten Form nicht annehmen kann und was er stattdessen anbietet. Auch wenn der explizite, d. h. ausgesprochene Teil des Kontraktes nicht alle potenziellen Bestandteile enthalten kann und auch nicht muss, gehören potenziell folgende Bestandteile dazu: (1) Sitzungsfrequenz und veranschlagte Therapiedauer. (2) Honorar (was bei Kassentherapien nicht Gegenstand ist). (3) Eine Zielvision, die sich zwischen verbindlicher Operationalisierung und unverbindlicher Vision bewegen kann. (4) Was kann der Patient dafür tun und was der Therapeut? Manchmal gibt es einige Zusatzkontrakte, z. B. über die Art der Therapiebeendigung (Beispiel: »Bei Abbruch von Patientenseite noch eine Abschlusssitzung«).

Der Autor vertritt nicht die verbreitete Auffassung, eine gute Therapie oder Beratung bedürfe erstens immer einer sehr klaren Auftragsklärung und ein Therapeut sollte zweitens ausschließlich an klar definierten und erteilten Aufträgen arbeiten. Das widerspricht zum einen der Systemtheorie, der zufolge ein System, hier das Therapiesystem, sein operatives Geschehen nicht per Plan steuern kann (siehe 2.8). Das wäre systemtheoretisch die Einführung einer Kontrollillusion, weil bewusst formulierbare Aufträge nur ein Teil der Operationen des Systems sind. Zum anderen sind erteilte Aufträge oft selbst Teil des Problems und nicht der Lösung. Und schließlich widerspricht es der prinzipiellen Unvorhersagbarkeit der Entwicklung nichttrivialer Systeme, ihren Endzustand per Vertrag festlegen zu wollen. Etliche Aspekte des Kontraktes zwischen Therapeut und Patient sind ohnehin durch ihre Rollen vorbestimmt. Man kann und sollte aber sehr wohl am Anfang einer Therapie und in ihrem Verlauf vor allem dann, wenn sich stagnierende Wiederholungen zeigen, prüfen, ob das an der Wirkung nicht geklärter Aufträge und Anliegen liegt. Als Faustregel gilt: Je weniger Therapeut und Patient explizit darüber gesprochen haben, umso mehr werden sie von impliziten Anliegen, Aufträgen und Kontrakten gesteuert.

3.3.2 Inhalte: Wonach fragen, um das System kennenzulernen?

Mit Fragen nach Zielen und Aufträgen lernt man nur einen kleinen Teil eines Systems kennen. Bestimmte Typen von Fragen, die man stellt, um die Struktur, die innere Logik und die systemtypischen

Muster zu erfassen, sind in der Systemtherapie im Laufe ihrer Entwicklung wieder ausgestorben, weil sie sich als wenig nützlich erweisen haben, andere haben überlebt und wurden weiterentwickelt. Diese kann man heute jedem System stellen und ihnen dann, je nach Thema des Systems, konkreten inhaltlichen Gehalt verleihen. Man kann das mit dem Unterschied zwischen der Struktur einer Verhaltensanalyse und den dadurch ermittelten Inhalten in der Verhaltenstherapie vergleichen. Ihre allgemeine Struktur gibt vor, nach Auslösern, Problemverhalten (Emotion/Verhalten/Kognition/Physiologie) und Konsequenzen zu fragen, was dann je nach Fall mit Inhalt gefüllt wird. In gleicher Weise können die im Folgenden aufgeführten systemischen Fragen genutzt werden, indem man sie bei einem bestimmten System auf ein bestimmtes Thema anwendet.

3.3.2.1 Unterschiede erfragen – Unterscheidungen, die das System macht

»Ohne Unterscheidung keine Information« (Simon u. Rech-Simon 1999, S. 270).

Fragen nach Unterschieden *im* System und nach Unterscheidungen, die *vom* System getroffen werden, haben fast immer energetisierenden Charakter im Unterschied zu Faktenabfragen. Das beginnt schon bei der Problemerhebung: »Sehen das alle gleich, oder gibt es unterschiedliche Sichtweisen dazu? Wenn ja, welche?« Welche Bedeutung bestimmte Sichtweisen und Worte im System haben, erfährt man durch die Untersuchung ihrer Auswirkungen oder der ihnen zu Grunde liegenden Unterscheidungsakte: »Was folgt daraus, dass es der eine so und der andere anders sieht? Was meint der eine mit seinen Worten und was der andere mit seinen (Abgleich Landkarte – Land)? Welches sind die zu den verwendeten Begriffen beobachteten Merkmale (Was muss C tun, damit B meint, sie sei ›zickig‹?)? Wovon wird das unterschieden (Wie müsste C ihren Ärger zum Ausdruck bringen, damit B sagt, das sei ›nicht zickig‹?)?« Implizit führt der Therapeut mit solchen Unterscheidungsfragen auch die konstruktivistische Überzeugung ein, dass jede Sichtweise und Beschreibungsform ihre Berechtigung und keine den alleinigen Wahrheitsanspruch hat. Bei Systemen, die sich ihrer Unterschiede untereinander sehr bewusst sind und diese deutlich (z. B. in Form eines Streites) zum Ausdruck bringen, fällt die Erhebung von Unterschieden nicht schwer.

Hier ist es interessanter, nach dem Gemeinsamen zu suchen. Bei Systemen, die nach der Regel »Wir denken, fühlen und sehen alles gleich« leben, muss man einige fragetechnische Kunstgriffe anwenden, um Unterschiede zu erfassen bzw. zu erzeugen. Hierzu gehören die sogenannten *Rangfolgen-* und *Skalierungsfragen*. Zahlen legen von Natur aus Unterschiede nahe, und sei es im Mikrobereich. Beispiel für *Rangfolgenfragen:* »Wer bemerkt hier etwas als Erster, als Zweiter ..., als Letzter?« »Wenn wir eine Rangreihe aufstellen in Bezug auf ... (z. B. Grad der Freiwilligkeit, in die Therapie zu kommen): Wer käme an erster, zweiter ... Stelle?« Beispiel für *Skalierungsfragen*: »Zu wie viel Prozent glauben (denken, tun) Sie ... (z. B.: Glauben Sie, dass hier in der Therapie etwas Gutes herauskommt)?« »Wenn hier alle skeptisch sind, wer hat 0,5 Prozent mehr Hoffnung als die anderen?« Die Identifikation von Unterschieden beinhaltet, dass durch jeden erhobenen oder fragetechnisch erzeugten Unterschied ein weiterer Unterschied erhoben oder erzeugt werden kann: »Wenn Ihr Bruder 0,5 Prozent weniger Hoffnung hat als Sie: Welche Erfahrung Ihres Bruders liegt dem zu Grunde? Worin unterscheidet sich die Lebenserfahrung Ihres Bruders von Ihrer?«

3.3.2.2 Welche offiziellen und welche inoffiziellen Subgruppen gibt es im System?

»Welches sind die gegenwärtig wichtigsten sichtbaren und bekannten Subgruppen (z. B. Kind/Eltern, Männer/Frauen, Arbeitstätige/Arbeitslose, Kranke/Gesunde)?« »Welches sind die weniger sichtbaren oder geheimen: Wer will, dass X auszieht, und wer will, dass X bleibt?« » Wer hält zur Mutter, und wer hält zum Vater?« Seit Minuchin (1977) wird, was die Beziehung zwischen Subgruppen betrifft, zwischen Allianzen und Koalitionen unterschieden: Subgruppen in Allianz verfolgen gemeinsame Ziele und Interessen, was jeder weiß und keinen bedroht (»Alle unsere Männer lieben Fußball ...«). Koalitionen zwischen Subgruppen sind dadurch gekennzeichnet, dass sie sich offen oder heimlich gegen andere zusammentun (Vater mit Kindern gegen die Mutter). Die Aufdeckung und Benennung von Koalitionen ist für viele Systeme eine neue, hilfreiche Erfahrung und deshalb manchmal bereits eine Veränderung – vor allem, wenn ihre Existenz tabu war.

3.3.2.3 Erfassung von Weltbildern: Beschreibungen, Erklärungen und Bewertungen erfragen

Anstelle »verdichteter« Beschreibungen (siehe Abschnitt 2.7.4) führt der Therapeut in Form von Fragen gezielt die Unterscheidung zwischen der Beschreibung eines Problems, seiner Bewertung und seiner Erklärung ein. Wichtig ist, dass die hierzu gestellten Fragen des Therapeuten selbst möglichst deutungs- und wertfrei sind. Das »Klauen« des Kindes, die ständige »Abwesenheit« des Ehemannes und die permanente »Nörgelei« der Ehefrau (Achtung: Das sind schon verdichtete Beschreibungen!) sind dann z. B. auf der Bewertungsebene nicht per se gut oder schlecht. Man kann zuerst fragen, welches Verhalten damit bezeichnet wird. »Gut« oder »schlecht« sind sie erst aus der Sichtweise Einzelner und erst im »Bewertungsteil« ihrer Weltkonstruktionen. Alle Bewertungen haben ihre Berechtigung und können erfragt werden. Man kann dann nach den Erklärungen fragen: »Wie erklären Sie sich, dass Ihr Kind in der Schule das tut, was ›Klauen‹ genannt wird?« Dann kann untersucht werden, zu welchen Handlungen die bisherigen Erklärungen geführt haben: »Wenn Sie sich das Schweigen Ihres Mannes bei emotionalen Themen mit seiner Beziehung zu seiner Mutter erklären: Reden Sie dann mit seiner Mutter, schicken Sie ihn in eine Psychoanalyse, oder versuchen Sie, ihm emotionales Reden beizubringen? Haben Sie Erfolge damit?« »Wenn Sie das Nörgeln Ihrer Frau als weiblichen Versuch ansehen, Dominanz über Männer zu erlangen, lassen Sie ihr dann kleine Siege, bekämpfen sie solche Bestrebungen, oder gehen Sie einfach aus dem Felde?«

3.3.2.4 Verflüssigung von Eigenschaften

Alle Systeme verwenden gegenseitige Eigenschaftszuschreibungen – je nach Beziehung und je nach Konfliktlage eher positive oder eher negative: »hilfsbereit« – »eigenbrötlerisch« – »klug« – »doof« – »zuverlässig« – »männlich« – »feminin« – »überproduktiv« usw. Solche Verdinglichungen und personalen Zuschreibungen bezeichnen im Kern sich wiederholende Verhaltensmuster einer Person durch die, die sie dabei beobachten, und geben implizit eine Art »Erklärung von Verhalten durch Eigenschaften« wieder. Der Beobachter führt die Tatsache, dass X keinen Termin vergisst, auf seine »Zuverlässigkeit« zurück. Verflüssigende Fragen führen die bezeichneten Eigenschaften (d. h. das vom Beobachter Unterschiedene) erstens auf die Unterscheidungsakte des Beobachters zurück, die seine Eigenschaftszuschreibungen hervorgebracht haben. Zweitens operationalisieren sie die Begriffe so, dass veränderbares Verhalten daraus wird. Sie fragen deshalb nach beobachtbarem Verhalten: »Was genau tut der, der von Ihnen als fürsorglich bezeichnet wird?« »Welches Verhalten muss Ihr Ehemann zeigen, dass Sie über ihn denken, er sei ›unmännlich‹?« Das ist eine Rückführung von Eigenschaften auf Verhaltensweisen. Der nächste systemische Schritt ist dann die Untersuchung der Zirkularität der identifizierten Verhaltensweisen, die ja stets Teil von Verhaltensketten im System sind. Man rekonstruiert fragetechnisch dann den interaktionellen Kontext: »Was muss jemand tun, damit er bei X dessen ›fürsorgliches Verhalten‹ auslöst? Durch welches Verhalten kann man die ›aggressive Seite‹ von Y hervorlocken? In welchen Situationen geht das leichter oder schwerer? Wie reagieren dann andere auf die Aggression von Y?« Für das Ziel der Verflüssigung von Eigenschaften nützlich ist das Sprachspiel »eine Seite *zeigen*« statt »eine Eigenschaft *haben*«: »In welcher Situation zeigt Z seine depressive, unterwürfige ... Seite – und in welchen Situationen zeigt er eine andere Seite? Wer kann wie welche sichtbar werden lassen?« Solche Sprachwendungen entkoppeln Person und Verhalten und führen Personen als Handelnde ein.

3.3.2.5 Rekonstruktion der Zirkularität von Verhalten als Teil von Interaktionsabfolgen

Das war bereits bei der »Verflüssigung von Eigenschaften« enthalten: Durch diese Art von Fragen werden die an Interaktionen Teilnehmenden als Handelnde rekonstruiert, die gleichermaßen agieren und reagieren (auch wenn sie selbst das Gefühl haben, sie würden nur re-agieren, womit sie nach Watzlawick aber nur eine einseitige Interpunktion vornehmen: A bewirke ursächlich B). »Wenn Sie wollen, dass Ihre Tochter wieder einmal wütend den Raum verlässt: Was müssten Sie tun, um sie dazu zu bringen?« Antwort: Irgendjemand muss XY tun. Frage an die Tochter: »Wenn Sie wollen, dass irgendjemand hier XY tut, wie könnten Sie ihn dazu bringen?« Usw. Diese Re-Interaktionalisierung ist vor allem für Systeme hilfreich, die sich in strikten Täter-Opfer-Schemata festgefahren haben.

3.3.2.6 Systemstorys

Wie in Abschnitt 3.2.5.3 ausgeführt, gehören systemtypische Storys zur Identität eines Systems. Was in der kognitiven Verhaltenstherapie kognitive Schemata oder Pläne in der Psyche des Einzelnen sind, sind Systemstorys in der Systemtherapie. Beide können erfragt werden. Fragen zur Erfassung von Storys: »Welche Erzählungen oder Geschichten gibt es über die Systemvergangenheit und welche über die erhoffte oder befürchtete Systemzukunft? Wer waren die Helden, wer die Versager, wer die Guten, wer die Bösen? Welche Schicksalsschläge mussten überwunden werden? Welche impliziten Lebensanweisungen enthalten sie? Welche Sprichwörter werden weitergegeben?« – »Wenn du denkst, es geht nicht mehr, kommt von irgendwo ein Lichtlein her« ist z. B. eine in einem Sprichwort komprimierte Story mit einem Hoffnungs- und einem Vertrauensappell. Damit man auf therapeutisch relevante Storys trifft, lohnt es sich, vom aktuellen Problem auszugehen: »Welche Geschichte behandelt dieses oder ein ähnliches Problem?«

3.3.2.7 Hypothetische Fragen, die neue Beschreibungs-, Erklärungs-, Bewertungs- und Handlungsmöglichkeiten einführen

Ein Problem kann nur dann als Problem angesehen werden, wenn man von seiner Lösbarkeit ausgeht. Man kann das fragetechnisch zweifach nutzen. Zum einen lässt sich fragen: »Welche hypothetische Alternative zum Problemzustand liegt im System selbst bereits vor?« Oder man führt als Therapeut hypothetische Lösungen in Form von Fragen ins System ein: »Wie wäre es, wenn Sie ...?«. Im Grunde handelt es sich dabei um Gedankenexperimente. In ihnen werden hypothetisch neue Optionen eines Systems durchgespielt: »Was wäre, wenn Sie das ›Weicheiverhalten‹ Ihres Mannes als Fähigkeit, nachzugeben, ansehen würden?« »Wie würden Sie reagieren, wenn Ihre Frau Ihnen, statt sich von Ihnen schweigend zurückzuziehen, sagen würde: ›Mit deiner Meinung bin ich nicht einverstanden!‹?« »Was würde es für Sie bedeuten, wenn offenbar würde, dass das Verhalten Ihres Kindes nicht Ausdruck einer Störung ist, sondern der kindliche Versuch, Ihnen mitzuteilen, dass es sich vernachlässigt fühlt?«

3.3.3 Erstellung visueller Landkarten: Genogramme – Systemzeichnungen – Aufstellungen

Jede Therapieschule hat Formen der Visualisierung ihr wichtiger Informationen entwickelt. In der Verhaltenstherapie finden wir – für die Darstellung von Entstehung und Aufrechterhaltung vieler Störungen – Grafiken mit strukturell gleich aussehenden Flussdiagrammen: Fast alle enthalten oben einen Kasten mit früheren, prädisponierenden Erfahrungen, in der Mitte einen mit Belastungen der Gegenwart, deren als Pfeil symbolisierte Auswirkung auf einen unteren Kasten weist, der die aktuelle Symptomatik enthält. Von dort gehen dann wieder Wirkungspfeile nach oben in die Abteilung »aktuelle Belastung«, womit Wechselwirkungen sichtbar gemacht werden. Das Schaubild der Verhaltensanalyse mit den Abteilungen »Stimulus (...), Organismus (...), Erwartungen (...), Reaktionen (...) und Konsequenzen (...)« fasst die ein Problem aktuell aufrechterhaltenden Faktoren visuell übersichtlich zusammen. Die beiden bekanntesten der in der systemischen Welt verwendeten Grafiken sind das Genogramm und die Systemzeichnung von Minuchin.

3.3.3.1 Genogramme

Sie dienen der übersichtlichen Darstellung generationenübergreifender Informationen über Familiensysteme. Hierzu haben sich international bestimmte Zeichen und Symbole durchgesetzt. In der Regel enthalten Genogramme drei Generationen. Abbildung 14 enthält diese Genogrammsymbolsprache.

Genogramme sind wie Fingerabdrücke – beide gleichermaßen einzigartig. Bringt man sie zu Papier, so scheinen sie nicht mehr zu sein als ein paar Linien oder Figuren. Und doch sind sie nicht leblos – sie sind komprimierte Zeichen früheren und zukünftigen Lebens. Sie stehen für die Geschichte eines Systems – mit Erfahrung, Wissen, Gefühlen, Wünschen, Hoffnungen, Ängsten, Beziehungen, Bindungen und Aufträgen.

Das Offene und das darin Verborgene sichtbar, spürbar, erfahrbar zu machen ist Ziel von Genogrammen. Sie sollen auch helfen, der scheinbaren Unentrinnbarkeit des familiären Schicksals ein Schnippchen zu schlagen, indem die Zusammenhänge, Bindungen und Muster einer Be- und Verarbeitung zugänglich gemacht werden und sich so für Betroffene eine Möglichkeit eröffnet, diesen Mustern und Beziehungsregeln nicht mehr unbedingt gehorchen zu müssen (nach Roedel 1990).

Stets eingetragen werden die wichtigsten Fakten und Informationen: Geburts- und Todesdaten mit Todesursachen, eventuell Wohnorte, Krankheiten und Berufe. Manchmal werden sie durch »weichere« Informationen ergänzt: Eigenschaften von Personen oder Lebensthemen einer Familie.

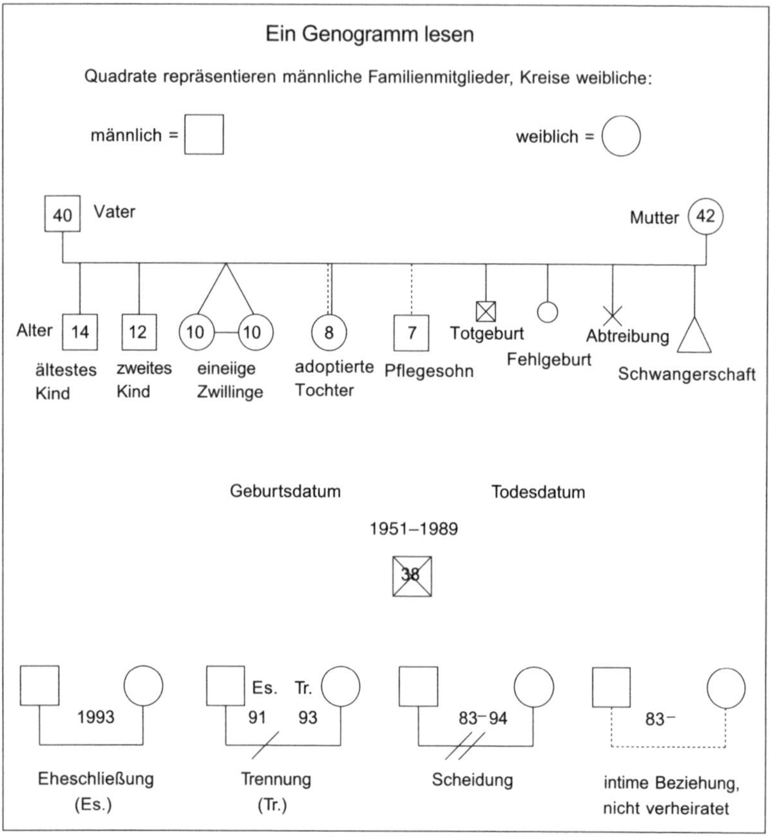

Abb. 14: Genogramme (nach McGoldrick 2007)

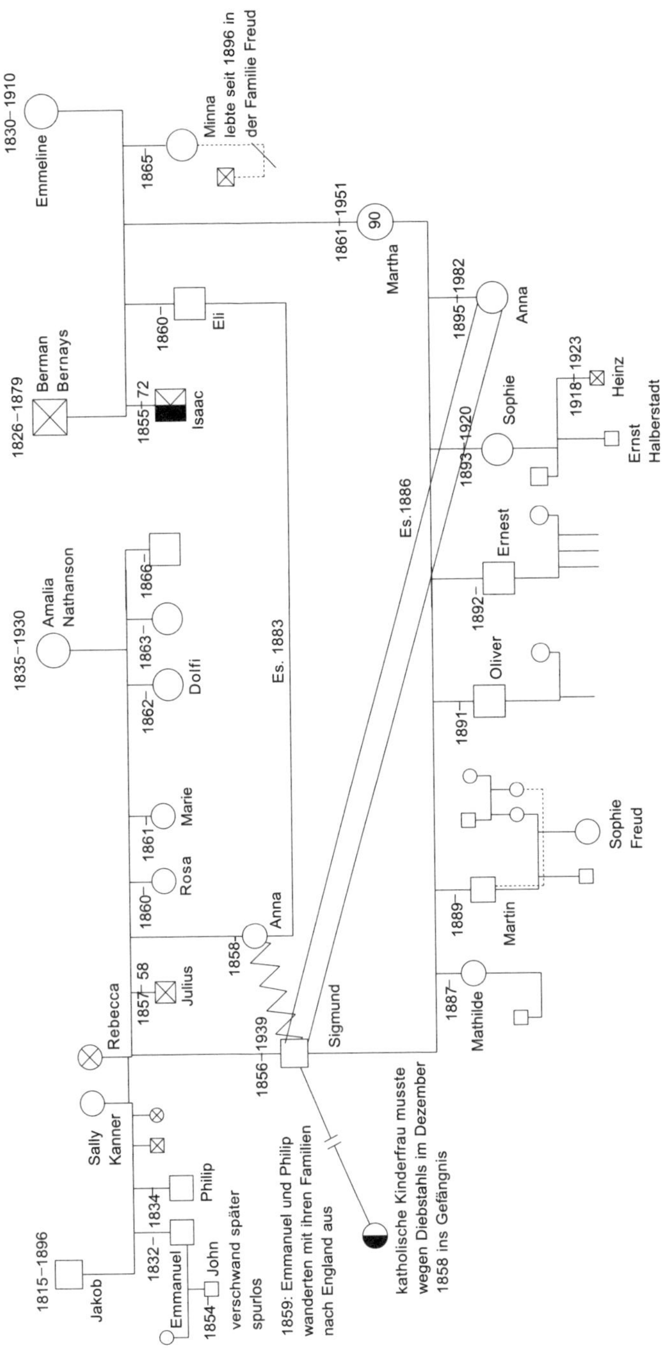

Abb. 15: Genogramm der Familie Freud 1896 (nach McGoldrick 2007, S. 190 f.)

Für manche Patienten wird diese Zusammenstellung, für die sie oft einige Recherchen in ihren Herkunftsfamilien vornehmen müssen, eine Reise zu den eigenen Wurzeln. Oft sind besonders die »weißen Flecke« von Bedeutung – z. B. dass man über die erste Frau des Großvaters oder über das Kind, das daraus entstand, nichts weiß. Zur Mehrgenerationenperspektive gehören auch jene Personen, die in den offiziellen Familiengeschichten einen schlechten oder manchmal gar keinen offiziellen Platz haben. Oft spürt man ein Tabu im System, wenn der Therapeut an bestimmten Stellen nachfragt. Das Gespräch über die Genogrammdaten lässt manchmal erkennen, mit welcher Überlebensstrategie ein System auf ein schweres Ereignis reagiert hat. Kommt z. B. ein in jungen Jahren im Krieg gefallener Mann oder ein Suizid vor und man erfährt als Therapeut, dass darüber nur am Rande, nüchtern und emotionslos gesprochen wird, kann er das zu der Hypothese verwenden, dass in diesem System »Nicht fühlen« oder »Nicht über Gefühle reden« zum Überleben gehörte und dass sich dieses Muster vielleicht bis heute erhalten hat.

Der Blick aufs Genogramm kann auch zur Bildung von Hypothesen über den Zustand eines Systems in einer bestimmten Zeit oder über die Rolle einer bestimmten Person genutzt werden. Wenn man im Blick auf das Genogramm der Familie von Sigmund Freud in Abb. 15 z. B. weiß, dass die Schwester seiner Ehefrau, Minna, mit im Haus lebte, kann man sich Thesen darüber bilden, wie es Freud mit zwei Frauen und sechs Kindern im Haus wohl ergangen sein mag. Litt er unter der großen Verantwortung für dieses System? Wurde er in der Familie zu einer Randfigur?

McGoldrick verwendet Genogramme, um von der Pathologisierung oder Problematisierung einzelner Personen wegzukommen:

> »Wenn z. B. in einer Familie eine Mutter und ihre Töchter sich immer wieder über die oberflächliche materialistische und selbstsüchtige Schwiegertochter auslassen, dann mag es sich dabei auf den ersten Blick um eine Reaktion auf bestimmte offenkundige Charakterzüge der Schwiegertochter handeln. Wenn Sie jedoch feststellen, dass es seit 3 Generationen in Ihrer Familie Tradition hat, die Schwiegertochter zum Sündenbock zu machen, dann können Sie einen Schritt zurücktreten und die Beziehung überdenken. Vielleicht hat Ihre Reaktion vor allem damit zu tun, dass Ihre Familie Ihren Bruder zum Familienhelden stilisiert hat; welche Frau er auch auswählen mag, keine ist gut genug, besonders wenn die anderen Familienmitglieder auch noch das Gefühl haben, diese Frau habe ihn der Familie weggenommen. Abgesehen davon kann es sein, dass Ihr Bruder, der

Held, das Gegenstück zu einem anderen Bruder ist, der in Ihrer Familie die Rolle des Verlierers innehat – dass also der eine die Träume, Hoffnungen und ehrgeizigen Ziele der Familie ausspielt, während der andere die Ängste der Familie übernommen hat. Wenn sich also bei bestimmten Fragen oder Problemen die einzelnen Familienmitglieder polarisieren, dann wird die Frage, wer sich auf wessen Seite schlägt, häufig nicht von diesen Problemen bestimmt, sondern von den emotionalen Bedürfnissen in der Familie« (McGoldrick 2007, S. 35).

3.3.3.2 Systemzeichnungen

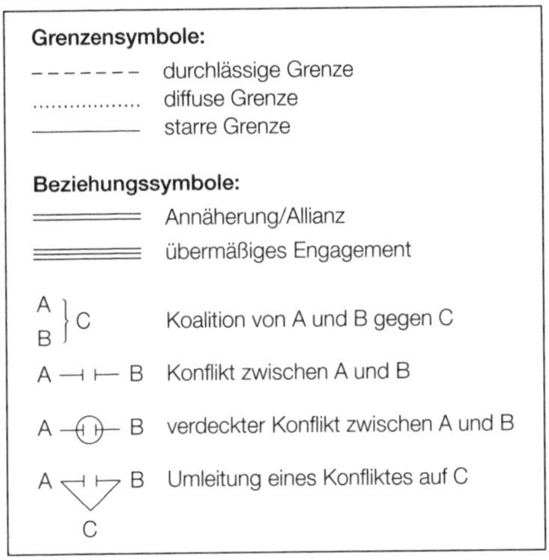

Abb. 16: Symbole der Systemzeichnung (nach Minuchin 1977)

Die Systemzeichnung nach Minuchin benutzt eingängliche Symbole, um folgende Systemmerkmale in einer Art »Kurzschrift« sichtbar zu machen (vgl. Abb. 16):

(1) Grenzen

Der Begriff »Grenze« beschreibt, wie die Verbindung von Personen oder Subsystemen gestaltet wird. Mögliche Grenzen sind: Selbstgrenzen – Subsystemgrenzen – Generationsgrenzen – Geschlechtergrenzen – Systemaußengrenzen.

Es hat sich eingebürgert, drei verschiedene Qualitäten von Grenzen zu unterscheiden:

starr: ______________ durchlässig: ---------------- diffus: ....

(2) Subsysteme

Systeme brauchen zum Überleben Subsysteme mit bestimmten Aufgaben und Merkmalen, deren Interaktionen das System prägen. Lebende Systeme üben ihre Funktionen über die Differenzierung in Subsysteme aus. Damit eine stabile Struktur gehalten werden kann, ist ein System ab einem bestimmten Komplexitätsgrad genötigt, Subsysteme auszubilden – bei einem zu hohen Vernetzungsgrad ohne Subsystembildung sinkt die Stabilität. Das weist auf die Bedeutung von Gruppen, Untergruppierungen und kleineren, flexiblen Teams mit eigenen Aufgaben- und Kompetenzbereichen hin.

Es gibt viele Möglichkeiten der Subsystembildung, am vertrautesten sind bei Familien die Strukturierungen hinsichtlich Generation (Eltern- und Kindersubsystem) und Geschlecht, in Institutionen hinsichtlich einzelner Funktionsbereiche (Abteilungen, Teams) oder hinsichtlich verschiedener hierarchischer Ebenen (Abteilungsleiterkonferenz), doch können auch bedeutsame andere Aspekte für die Aufteilung von Subsystemen eine Rolle spielen wie gemeinsame Vorlieben (»die Raucher«) oder Interessen, Freundschaften, politische Zugehörigkeit usw. Es können auch einzelne Personen als Subsysteme gesehen werden (z. B. Vater, Chefin, Sekretärin usw.).

(3) Muster der Beziehung zwischen Personen oder Subsystemen

»Als Allianz wird eine Beziehung bezeichnet, die eng ist, sich aber nicht gegen jemanden Drittes richtet – anders als die Koalition, die ein (meist geheimes) Bündnis zweier gegen einen Dritten darstellt [...] Meist geht die Koalition auch mit der Umleitung eines verdeckten oder offenen Konfliktes einher, vielfach ist dann ein Kind in eine elterliche Auseinandersetzung einbezogen. Minuchin spricht dann von Triangulation. Verdeckt wird ein Konflikt dann genannt, wenn für einen Beobachter viele Anzeichen, inkongruente Kommunikation, Andeutungen usw. dafür sprechen, der Konflikt aber von den Beteiligten nicht explizit angesprochen wird« (von Schlippe u. Schweitzer 1996, S. 132).

3.3.3.3 Aufstellung als räumliches Bild eines Systems

Man kann den Raum nutzen, um sich ein visuell-räumliches Bild von den Positionen und von den Beziehungen der Mitglieder eines Systems zu machen (vgl. Weber 1993; Weber et al. 2005). Werden in der Alltagssprache Beziehungen beschrieben, ist die Sprache voller Raummetaphorik: »in den Rücken fallen; sich nahe sein; jemandem gegenübertreten; sich entziehen, herabblicken, unterwerfen« usw. In

Aufstellungen werden solche Metaphern sichtbar gemacht. Sie können in drei Versionen stattfinden.

(1) *Aufstellungen in der Gruppe:* Ein Teilnehmer stellt seine Partnerschaft, seine Familie oder sein Arbeitsteam im Raum auf und gibt den anderen Gruppenmitgliedern die Systemrollen. Als mit diesem System selbst nicht emotional verstrickte »Aufgestellte« erfahren diese dann, wie es sich auf bestimmten Positionen anfühlt. Sie können, da selbst keinem Tabu des Systems unterworfen, recht offen darüber berichten, auch über Tabuisiertes oder »Verbotenes«. *Dass* dem so ist, lässt sich mittlerweile empirisch nicht mehr besteiten (vgl. Schlötter 2005). *Warum* das so ist und wie dieses Phänomen zu erklären ist, ist eine andere und viel schwieriger zu beantwortende Frage (vgl. dazu Weber et al. 2005). Man kann den Prozess einer solchen Aufstellung mit Personen einteilen in eine erste diagnostische Phase zur Erfassung der Gefühle der Personen auf ihren Plätzen und zur Erfassung der Systemdynamik. Man kann so auch zu einer übergeordneten Systemdiagnose kommen: »Hier geht es um ...« In der zweiten Phase nutzt man die Aufstellung zur Entwicklung neuer Positionen, neuer Interaktionen und Kommunikationen oder neuer Formen der Bewältigung von Ereignissen im System. Die Ideen, die ein Therapeut hierzu einbringt, sind stets theorie- und hypothesengeleitet und können mit seinen eigenen Systemerfahrungen korrelieren. Es bedarf einiger Erfahrung von Therapeuten mit dieser Arbeitsform. Sie ist und sollte kein Experimentierfeld für unerfahrene Kollegen sein. Es empfiehlt sich sehr, die Beschreibung von Phänomenen während einer Aufstellung zu trennen von ihrem *Erklärungswert*, vor allem von Versuchen, damit Symptome und Krankheiten zu erklären. Die Aufstellungsarbeit hat auch Eingang in die Verhaltenstherapie gefunden (vgl. z. B. Langlotz-Weis 2003).

(2) *Aufstellung von Systemen durch das System selbst (Paar, Familie, Team):* Ebenso fruchtbar, aber mit einer ganz anderen Dynamik verlaufen Aufstellungen, die ein Therapeut mit dem selbst *anwesenden* System durchführt: Ein System stellt sich selbst auf. Man kann z. B. ein an einem aktuellen Familienkonflikt weniger beteiligtes Mitglied der Familie bitten, die in der Therapiesitzung anwesende Familie nach seinem Bild »im Raum darzustellen«. Dabei zeigen sich manchmal überraschende und bisher so nicht beschriebene Systemaspekte, z. B. eine innere Verbindung oder eine große innere Distanz zwischen Einzelnen, eine Triangulation (Positionierung ei-

ner Person zwischen zwei Konfliktparteien), Koalitionen zwischen Personen oder Subgruppen. Oder man sieht, dass in diesem Systembild jemand einen anderen Platz innehat, als es den Erzählungen und Berichten entnommen werden könnte. Der Therapeut muss hier gelegentlich markieren, dass Aufstellungen »nur« Sichtweisen sind und es auch andere Möglichkeiten gibt, das System zu sehen. Zeigen sich hierzu dann unterschiedliche Sichtweisen (»Ich sehe Mama nicht so im Zentrum – für mich steht sie eher am Rande der Familie«), kann das ebenso eine »Information« sein wie (manchmal unerwartete) Übereinstimmungen (»Wir, die sonst immer miteinander streiten, haben beide eine Außenseiterposition«). Mit beidem kann man therapeutisch weiterarbeiten. Diese Form der räumlich-visuellen Darstellung eines Systems von sich selbst im Raum ist aus theoretischer Sicht eine reflexive Metaposition: Der Therapeut kann mit dem System zusammen auf dieses von einer Beobachter-zweiter-Ordnung-Perspektive aus blicken und aus dieser Position heraus mit dem System zusammen Veränderungsmöglichkeiten sondieren.

(3) *Holzfiguren, Playmobil oder Kaffeebohnen – Aufstellungen in der Einzeltherapie:* Man kann beliebige Gegenstände zu symbolischen Vertretern von Systemmitgliedern machen und sie auf dem Schreibtisch oder sonst wo im Therapieraum nach dem inneren Bild des Therapeuten oder des Patienten »aufstellen«. Der Nachteil ist, dass diese Dinge nicht sprechen. Der Vorteil ist, dass es eines sehr geringen Aufwandes bedarf und die Anwesenheit einer einzigen Person aus einem System reicht, um eine solche »Aufstellung« durchzuführen. Man kann den Patienten seine Familie, sein Team oder ein anderes System aufstellen lassen, an dem er leidet. Man kann das dann mit ihm reflektieren: »Wer steht wo, wer wem nahe, wer hat einen guten, einen schlechten oder gar keinen Platz?« Der Therapeut kann seine Sicht einbringen: »So, wie Sie das erzählen oder wie das aussieht, hat das erste Kind Ihres Vaters aus seiner früheren Ehe hier keinen guten Platz ...«. »Ich könnte mir vorstellen, dass sich die Leitung Ihres Teams hier der Loyalität der Mitarbeiter nicht sicher ist.« Man kann dem Patienten helfen, sein System einmal aus der Perspektive eines anderen anzusehen. Man kann auch gezielt bestimmte Themen oder Beziehungsdimensionen ansprechen, die bisher nicht Bestandteil der Berichte des Patienten über sein System waren: »Was glauben Sie, wie es dem ›Vater dieses Sohnes‹ [gemeint ist hier der Patient selbst] ging, als dieser sich von ihm und der Familie abwen-

dete?« Man kann dazu die eine oder andere der in Abschnitt 3.2.9 beschriebenen Systemdimensionen aufgreifen: »Wer steht hier für Autonomie, wer für Bindung? Wer ›gibt‹ was, wer ›nimmt‹ was? Wer hat welche Macht? Wer steht für Veränderung und wer für das Bewahrende?« Ein weiterer Vorteil ist es, dass man hier gefahrlos jede Menge an Veränderungen durchspielen kann: »Was würde passieren, wenn z. B. X mehr an die Seite von Y rücken würde? Wie fände Z das?« Usw.

Fallbeispiel: Holzkonstellation mit dem Ehepaar W.

Das Paar wurde angeleitet, durch sukzessives Konstellieren von Holzfiguren den Zustand einer friedlichen Koexistenz ihrer verschiedenen Vorstellungen vom familiären Zusammenleben zu entwickeln. Zuerst stellte Frau W. ihre ideale Familie. Dann wurde Herr W. gebeten, das so zu verändern, dass es seinen Vorstellungen entspreche, was sie wiederum nach ihren Vorstellungen verändern dürfe usw. Dieser Prozess dauerte ca. 15 Minuten, und es ergab sich – wider Erwarten des Therapeuten und des Paares –, dass man eine beide zufriedenstellende »Endkonstellation« fand. Es zeigte sich also wieder einmal, dass es das Entweder-oder nur in der Logik oder in der Theorie gibt, während das wirkliche Leben zum Sowohl-als-auch findet. In der letzten Konstellation, mit der beide zufrieden waren, war der von der Ehefrau erwünschte Zusammenhalt dadurch symbolisiert, dass alle Familienmitglieder in einer Art Kreis stehen, und seine Vorstellung von mehr Autonomie und Familienunabhängigkeit dadurch, dass sich sein Blick durch eine deutliche Lücke in diesem Familienkreis nach außen wenden konnte.

3.3.4 Fragestile

Der Inhalt, nach dem Fragen fragen, ist das eine, der Stil, mit dem sie das tun, das andere. Stil und Inhalt sind nicht unabhängig voneinander. Man kann dennoch für den gleichen Inhalt verschiedene Stile wählen. Manche Stile bewirken etwas völlig anderes als andere. Auch hier gilt, dass therapeutische Fragestile dem hinreichend ähnlich sein müssen, was das System kennt, und hinreichend neu, damit Neues geschieht. Nüchternes Faktenabfragen bewirkt etwas anderes als empathisch-einfühlendes Fragen nach Gefühlen und das wieder anderes als provozierende oder konfrontierende Fragen. Oft muss man sich erst davon überraschen lassen, wie ein System auf einen Stil reagiert, da im Sinne der Nichtvorhersagbarkeit nichttrivialer Systeme niemand weiß, wie ein System auf einen ihm neuen Stil reagieren wird. Bei zu viel Fremdheit droht Kommunikationsabbruch, bei zu viel Vertrautheit Redundanz. Man sollte sich also »irgendwo« dazwischen bewegen oder den Stil öfter mal wechseln. Da nicht alle Systeme vom gleichen Stil profitieren, sollten Therapeuten in ihrer Ausbildung verschiedene kennen- und anwenden lernen. Zur Kompetenz von Therapeuten gehört es, diese verschiedenen Stile nicht nur anzuwenden, sondern gegebenenfalls auch erläutern und sie wieder »zurücknehmen« zu können, wenn sie nicht passen. Fühlt sich eine Person z. B. durch Humor oder Provokation verletzt, kann der Therapeut sagen, dass er das nicht wollte, ihm das leidtue, und bei dieser Person dann einen anderen Stil wählen. Würde er Humor und Provokation deshalb aber ganz aus seinem Repertoire streichen, wäre er um zwei Stile ärmer geworden.

Man kann Patienten auch einmal danach fragen, welche Stile sie in Vortherapien kennengelernt haben, welche ihnen geholfen haben, bei welchen sie stagnierten, sich verletzt oder abgewertet fühlten. Man kann ungewöhnliche Stile auch ankündigen oder für ihre Verwendung um Erlaubnis bitten. Therapeut: »Darf ich Sie einmal etwas Provozierendes fragen?« (System: »Ja«.) Therapeut: »Sie kommen mir hier wie eine Versammlung harmoniegelähmter Aggressoren vor. Wenn alles so friedlich aussieht: Gibt es auch eine ›Riesenwut‹ dahinter?« Man kann ein wenig paradox um die Erlaubnis bitten, ein heißes Thema ansprechen zu dürfen: »Darf ich Sie einmal etwas ›Heißes‹ fragen?« Man kann dann tabuisierte Hypothesen in Form einer Frage anbieten, z. B. im Stil einer »Regierungsanfrage«: »Wenn ich Ihnen als Paar zuhöre, komme ich auf die Idee, einer von Ihnen beiden im Paar ist schon auf dem ›Absprung‹ aus der Partnerschaft und braucht, um gehen zu können, nur noch die Legitimation einer gescheiterten Paartherapie. Was halten Sie von einem solchen vielleicht etwas verrückten Gedanken?« Bei Systemtherapeuten beliebt ist die Technik des »Splittings«, bei dem man zwei Positionen oder Fragen gleichzeitig bzw. hintereinander präsentiert: »Einige meiner Kollegen würden jetzt sagen ...; einige andere würden sagen ...« In der Supervision von jüngeren, noch unerfahrenen Kollegen, die auf der Suche nach den zu ihnen passenden Stilen sind, kann man eine etwas witzig-stützende Version anbieten, der zufolge sie einem Patienten mitteilen können: »Ich selbst würde Sie so etwas ja nicht fragen, aber mein Supervisor hat mir empfohlen, Sie Folgendes zu fragen: …«

3.3.5 Jeder zu jedem Thema: Stockwerkfragen

Wer ein Mehrpersonensystem interviewt, muss beständig entscheiden: Wen wann was fragen und wen was nicht fragen? Zu einem Thema alle fragen? A nach seiner eigenen Meinung fragen oder A nach der Meinung von B fragen oder A nach seiner Meinung über Bs Meinung fragen? Eine Entscheidung, die das Problem löst und die man vor allem in der ersten Phase einer Therapiesitzung treffen kann, lautet: zu einem Thema immer alle und dann wieder alle zum nächsten Thema. Das wird »Stockwerkfragen« genannt: Jedes Thema ist ein Stockwerk, man geht von einem zum anderen und klopft an jede Türe.

Stockwerkfragenbeispiel

In einer Familie geht es um die psychotische Erkrankung des ältesten Sohnes. Stockwerk 1: Wie hat jeder, inklusive des ältesten Sohnes selbst, von dieser Diagnose erfahren, und wie fühlte er sich in diesem Moment? Stockwerk 2: Was glaubt jeder, inklusive des ältesten Sohnes selbst, welche Auswirkung diese Krankheit auf den Sohn und auf die anderen Familienmitglieder hatte und weiter haben wird? Stockwerk 3: Welche Erklärungen gibt es in der Familie dafür, wie es zu dieser Erkrankung kam? Usw. Zu jedem Thema wird jeder gefragt; jeder weiß, dass er zu jedem Thema gefragt wird, und jede Antwort hat die gleiche Berechtigung. Das schützt vor »Kämpfen« um Redeanteile und gibt jedem Systemmitglied seinen Platz.

3.3.6 Zur Informationserzeugung benutzte Wahrnehmungskanäle

Systemmitglieder ebenso wie Therapeuten, die von außen mit einem System in Kontakt treten, nehmen das, was im System geschieht, gleichzeitig über verschiedene Wahrnehmungskanäle auf. Sehen wir von einzelnen Behinderungen wie Taubheit, Blindheit ab, stehen primär Hören und Sehen zur Verfügung. Mit Riechen kommt man selten weiter. Schmecken entfällt. Und man hat parallel in und mit sich selbst Körperempfindungen, die entweder zu einer Position im System gehören oder bei Systembeobachtern ihre inneren Reaktionen auf das sind, was im System geschieht oder nicht geschieht, aber geschehen sollte. Grawe (2004) hat in seinem Modell der allgemeinen Psychotherapie explizit auf die Ebene hingewiesen, die sich zwischen Therapeut und Klientensystem nonverbal einspielt. Diese nonverbalen Interaktionen verlaufen für beide Seite weitgehend unbewusst, sind aber einer bewussten Beobachtung und dann einer verbalen Codierung zugänglich; der Therapeut kann sie in Sprache fassen. Das schmälert ihre Bedeutung nicht, im Gegenteil: Viele dieser non- oder vorverbalen Vorgänge sind so selbstverständlich und so grundlegend, dass sie das Systemgeschehen jenseits dessen bestimmen, was darüber bewusst gedacht und gesprochen werden kann. Das gilt für Paare und Familien ebenso wie für das Therapiesystem. Das wissen Therapeuten aller Therapieschulen. Auf das laute, polternde Reden eines Mannes mit großer Statur und drohenden Gebärden reagieren Therapeuten ebenso wie andere Systemmitglieder mit typischen vorsprachlichen Mustern und werden von diesen vermutlich umso mehr dominiert, je weniger sie diese Ebene bewusst wahrnehmen. Dass wir Informationen über den Zustand anderer in uns ohne sprachliche Informationen darüber aufnehmen, ist eine Erkenntnis der »Spiegelneuronen«-Forschung (vgl. Bauer 2008): Hirnphysiologische Untersuchungen einer italienischen Forschergruppe um Giaccomo Rizzolatti haben die neurologische Basis empathischen Mitfühlens entdeckt und gezeigt, dass bestimmt Neuronen von selbst den wahrgenommenen emotionalen Zustand von Artgenossen imitieren, wobei diese »propriozeptiven« Wahrnehmungen dem Wahrnehmenden einen Einblick in das Innere des anderen geben. Ist man sich der Gefahr bewusst, die trotz dieser Erkenntnisse darin besteht, von sich auf andere zu schließen (»Ich weiß in mir, wie es dir gerade geht«), dann kann dieser propriozeptive Wahrnehmungskanal von Therapeuten zur Bildung von Hypothesen (cave: nicht von Wissen) über das »Geschehen im System« benutzt werden. Wenn man im Kontakt mit einem System z. B. plötzlich Angst, Schmerz oder Trauer fühlt und auf Grund eigener, selbstreflexiver Erfahrungen weiß, dass das nicht zum eigenen Leben gehört, kann man das zur Bildung der Hypothese nutzen, dass sich alle oder einige im System hier so fühlen könnten. Man kann dann daraus Fragen zur Hypothesenprüfung ableiten. Diese Vorgänge im Therapeuten sind dann mehr als reine

Emotionen, weil sich sein kritischer, denkender Kopf hinzugesellen und ein unreflektiertes Agieren mit dieser Emotion verhindern kann. Im Stil kann ein Therapeut zum Zweck der Hypothesenbildung ein Systemmitglied sogar bewusst »innerlich imitieren«, in sich imaginär die gleiche Art von Schulterzucken, abwinkenden Gesten oder des Kopfeinziehens nachzeichnen und sich hineinfühlen. Er kann das dabei Erlebte dann vorsichtig zur Hypothesenbildung verwenden und so gegebenenfalls in die Welt der Sprache einbringen. Das kann im Stil empathisch, herausfordernd, provozierend und in der Form als Statements oder Fragen geschehen.

Beispiel: Eine Klientin begleitet alles, was sie verbal berichtet, nonverbal und ihrer bewussten Aufmerksamkeit entzogen mit einer abwinkenden Handbewegung und einem subtilen Schulterzucken. Im »inneren Imitieren« und diese Imitation reflektierend, kommt der Therapeut zur Hypothese, dass dieses von der Patientin »nonverbal« gezeigte Muster vielleicht eine Belastungsbewältigung repräsentiert, zu der Bagatellisierungen und Bedeutungsminderungen im Sinne einer »Was-soll's«-Haltung gehören. Er könnte nun die Patientin darauf ansprechen; er könnte sein eigenes Gefühl verbalisieren oder – meistens der effektivere Weg – daraus eine Frage an die Patientin und ihr System bilden: »Könnte es sein, dass Ihnen, wenn es schlimm für Sie war, jemand gesagt hat: Nimm es nicht so wichtig ... das ist nicht so wichtig ... du bist nicht so wichtig?« Mit dieser Vermutung kann der Therapeut ziemlich danebenliegen. Dann kann er diese »unsinnige Idee« zurücknehmen. Manchmal trifft man mit solchen Thesen aber auch den »Nagel auf den Kopf«, weil nonverbale Muster oder Körperempfindungen, wenn sie sich wiederholen (»Iterationen«), manchmal deutlicher als verbale Äußerungen die Überlebensstrategien eines Systems zum Ausdruck bringen können.

Die Nutzung nonverbaler Kanäle ist dann optimal, wenn man sich in der coinästhetischen statt diakritischen Wahrnehmung übt (Bildung einer ganzheitlichen Wahrnehmungsgestalt durch gleichzeitige Aufmerksamkeit für alle Wahrnehmungskanäle versus Zentrierung auf einen Kanal, z. B. nur auf den angesprochenen Inhalt).

3.3.7 Vorsprachliche Unterscheidungen

Die *Systemtheorie* bietet – wie andere Theorien auch – eine Erklärung dafür an, warum nonverbale Interaktionen und Aktionen so informationsträchtig sein können. Die *Bindungsforschung* hat gezeigt, dass ein Kind, lange bevor es seine Erfahrungen in Sprache fassen kann, auf vorsprachlicher Ebene Beziehungen erfährt – nicht nur die stärker erforschte Mutter-Kind-, sondern auch die triadische Mutter-Kind-Vater-Beziehung. Hier trifft die somatische ebenso wie die frühe psychische Autopoiese des Kindes im Kontakt zu Vater und Mutter vorsprachlich Unterscheidungen, wobei »treffen« sowohl aktiv (das Kind macht eine Unterscheidung) wie passiv (das Kind begegnet einer Unterscheidung) verstanden werden kann. Es unterscheidet in sich Zustände – abhängig davon, was sein Umfeld ihm »bietet«. Der Bewegungsrhythmus im Strampeln eines Kindes passt sich z. B. dem Bewegungs- und Sprachrhythmus der Mutter an. Wenn ein Baby die Welt bis zu einem bestimmten Tag als »Mama und Papa anwesend« erlebt und ab diesem Tag nur noch als »Mama anwesend – Papa abwesend« erlebt (weil z. B. der Vater verstorben ist oder nach der Trennung der Eltern der Kontakt abbricht), dann »kodiert« das Kind diese erfahrene Unterscheidung (anwesend – abwesend) und kann sich später an sie körperlich und psychisch ohne Sprache »erinnern«. Ein solches Deutungsschema (anwesend – abwesend) könnte später sogar zu einer seiner Kernunterscheidungen werden und sein interaktionelles Verhalten und Bestreben prägen. Hinsichtlich der Bedeutung solcher vorsprachlichen Beziehungserfahrung sind sich alle Schulen einig. Es liegt deshalb nahe, dies alles – die Aktivität der Spiegelneuronen im autopoietischen System des Therapeuten, die Fähigkeit der Psyche zu propriozeptiver und coinästhetischer Wahrnehmung und die Fähigkeit therapeutischer Denkapparate, solche Erfahrungen bewusst zu registrieren, sprachlich zu kodieren und daraus Hypothesen abzuleiten – in Therapien zu nutzen.

Man kann und muss das nicht permanent tun. Wenn Therapeuten diese Art der Versprachlichung ihrer Wahrnehmungen als Basis für hypothetische Diagnosen und Fragen an ein System nutzen, sollten sie sich dabei ihrer therapeutischen Macht bewusst sein. Deutungen von Therapeuten haben, weil sie von »zertifizierten Deutern« kommen, einen potenziellen »Wahrheitsanspruch«. Die damit verbundene Macht sollte nicht geleugnet werden. Prinzipiell könnten ja auch Patienten ihre Therapeuten deuten: sie z. B. »innerlich imitieren« und daraus Fragen ableiten. Sie tun das aber in der Regel nicht, weil sie in ihrer Patientenrolle, die solcherlei nicht vorsieht, bleiben. Nicht mit den systemtheoretischen Grundannahmen vereinbar ist es, wenn Therapeuten ihre Wahrnehmungen dazu benutzen, deren Produkte als »objektiv« markierte Erkenntnisse über Patientensysteme kundzutun. Das wäre aus systemischer Sicht ein Machtmissbrauch. Man darf allerdings auf Grund der Autopoiesetheorie annehmen, dass die meisten psychischen und sozialen Systeme gelernt haben, sich gegen solche Manöver ganz gut zu behaupten. Es empfiehlt sich, auf diesem Gebiet so mit der therapeutischen Macht umzugehen, dass in Stil und Wortwahl klar bleibt, dass es um Hypothesen geht und nicht um objektive Erkenntnisse.

3.3.8 Vergleichen und vergleichen lassen

Wer etwas mit etwas vergleicht, erzeugt einen Unterschied, also eine Information. Wer seine Körpergröße mit der eines anderen vergleicht, setzt erstens zwei Dinge miteinander in Beziehung und erzeugt zweitens durch so erkannte Unterschiede eine Information: Ich bin kleiner als du; du bist größer als ich. Der »Ort« der Information ist der Kopf dessen, der vergleicht. Die Operation des Vergleichens ist eine des Unterscheidens und der Erzeugung von Information. Man kann das in Therapien nutzen und a) danach fragen, welche Vergleiche ein System bereits vornimmt. Man kann dann b) das System zu Vergleichen anregen, die es bisher nicht vorgenommen hat. Es ist dann gezwungen, neue Informationen zu erzeugen. Man sollte a und b stets kombinieren.

Patient: »Mir geht es schlecht.«
Therapeut: »Schlechter als wem?«
Patient: »Schlechter als allen anderen!«
Therapeut: »Wann ging es Ihnen vergleichsweise besser?«

Wenn Patienten den Komparativ verwenden (»Schlecht*er*, *besser*, hübsch*er*, ängstlich*er* …«), zeigen sie sprachlich an, dass sie einen Vergleich verwenden: »Schlechter als …? Depressiver als …?«

Man kann solche sprachlichen Hinweise von Patienten auf bereits vorgenommene Unterscheidungsakte nutzen, um diese Akte genauer zu beleuchten und sie so Patienten selbst bewusstwerden zu lassen. Wenn es um Leiden und Probleme im Kontext von Beziehungen geht, könnten z. B. folgende Vergleiche eine Rolle spielen, sei es für die »Systemdiagnose« oder für eine Intervention:

- *Normative Vergleiche:* »Denken Sie, Sie sind als Paar (oder Person ...) strenger, friedlicher, ehrgeiziger ... als die Mehrheit aller Paare?«
- *Vergleiche mit Entwicklungsnormen:* »Wenn Sie sich über ... (den Sohn, der zu viel zu Hause sitzt/die Tochter, die nicht weiß, was sie beruflich will) beklagen: Was, glauben Sie, ist im Alter Ihres Sohnes/Ihrer Tochter normal – wen haben Sie dabei vor Augen?«
- *Vergleiche, die von außen auf das System angewandt werden*: »Wenn Sie von anderen gesagt bekommen, Sie seien ... (phobisch, depressiv ...): Was glauben Sie, was diese Person für normal hält oder mit wem sie Sie verglichen hat, um zu dieser Meinung über Sie zu gelangen?«
- *Zeitvergleiche*: »Wann ging es Ihnen vergleichsweise besser/schlechter? Mit welcher Zeit Ihres bisherigen Lebens müssen Sie sich vergleichen, damit es Ihnen besser-/schlechtergeht?«

Diese Fragen klingen kompliziert. Sie sind es auch. Zur Erzeugung ihrer Probleme haben Systeme sie aber beantwortet. Also tut man als Therapeut gut daran, Patienten gelegentlich zu zeigen, auf welche Fragen sie sich Antworten gegeben haben, die ihnen die Probleme bescheren.

3.3.9 Lösungsorientierte Fragen

Folgt man der Idee, dass jeder Bezeichnung eines Zustandes als Problem der Gedanke zu Grunde liegt, es gebe dafür auch eine Lösung, kann man sich das Leben manchmal einfacher machen und gleich danach fragen. Da aber die Lösung im Kopf des Patienten noch nicht in abrufbarer Version vorliegt, kann man ihre bewusste Formulierung durch bestimmte Fragetypen anregen. Prior hat in seinem pragmatischen Buch *MiniMax-Interventionen* (2002) an vielen Beispielen gezeigt, wie man schon mit kleinsten sprachlichen Wendungen von der Problemsicht auf eine Lösungssicht umschalten kann. Wenn ein Patient z. B. seine Vergangenheit als problematisch beschreibt, kann man fragen: »Gut, in der Vergangenheit war es schlecht ..., wie soll es deshalb in der Zukunft sein?« Wer sein Leid schildert, dem kann die Sondern-Frage gestellt werden: »Sie möchten also nicht mehr in dieser Form miteinander umgehen, sondern wie …?« Man kann die Formulierung von Sorgen auch verwenden, um direkt zu den dahinterliegenden Hoffnungen zu kommen: »Sie haben Sorgen, es könnte mit Ihrem Sohn schiefgehen. Wie sieht seine Zukunft aus, wenn das nicht passiert?« Bei der Beschreibung einer schlechten Vergangenheit oder einer negativen Gegenwart kann die Sprachwendung »noch nicht« das sprachlich hervorholen, was bei negativen Beschreibungen bereits an Positivem mitgedacht wird: Die Patientenaussage »Wir haben so wenig gemeinsam, dass ich ganz verzweifelt über unsere Beziehung bin« wird dann therapeutisch z. B. so beantwortet: »… das heißt, Sie haben das Gemeinsame noch nicht gefundnen oder noch nicht wiedergefunden. Wollen wir mal sehen, wo das liegen könnte?« Die Einführung der Unterscheidung zwischen »bisher« und »noch nicht« kann verknüpft werden mit der Suggestion, dass etwas im System für das »ungute Alte« und etwas anderes für das »bessere Neue« zuständig ist und dass demzufolge Letzteres im System schon vorhanden ist: »Mit Ihrem bewussten Verstand konnten Sie bisher noch nicht …, aber etwas in Ihnen weiß, dass Sie auch anders könnten …« (vgl. zu diesen lösungsorientierten Fragetypen Prior 2002).

3.3.10 Vier Fragemodi – vier Antwortmodi: Faktenfragen – strategische Fragen – zirkuläre Fragen – reflexive Fragen

In Abschnitt 3.3.2 wurden Inhaltsbereiche vorgestellt, nach denen man jedes System befragen kann. In Abschnitt 3.3.4 ging es um Fragestile. Jetzt soll es darum gehen, was eine Frage beabsichtigt, was sie beim Befragten bewirkt und welche Rückwirkung sie auf den hat, der sie stellt. Hierzu hat der kanadische Systemtherapeut Karl Tomm (2001), langjähriger Leiter des »Family Therapy Program« an der Universität Calgary, das Spektrum therapeutischer Fragen in vier Gruppen eingeteilt. Jeder liegt eine spezifische Absicht des Therapeuten zu Grunde, jede hat eine spezifische Wirkung auf die befragte Person oder das befragte System. Und jede versetzt den, der sie stellt, in einen bestimmten Zustand. Da Absicht, Wirkung, Rückwirkung und grammatische Form dieser Fragen eine Einheit bilden, wird hier der Begriff »Fragemodus« gewählt. Jeder Therapeut kennt alle Modi. Jede Therapieschule hat ihre bevorzugten Modi. Auch wenn man nicht vorhersagen kann, wie eine bestimmte Person auf einen bestimmten Modus reagieren wird, lassen sich doch Typologien solcher Wirkungsmodi bilden. Der jeweiligen theoretischen Basis von Verhaltenstherapie und Systemtherapie entsprechend, sind die Modi der Faktenfragen und der strategischen Fragen mehr in der VT zu Hause, die Modi der zirkulären und reflexiven Fragen mehr in der ST. Therapeuten beider Schulen sollten aber, wollen sie mit einem breiten Spektrum an Patienten, Problemen und Therapiesituationen zurechtkommen, alle Fragemodi beherrschen. Jeder Modus hat seine Chancen und seine Grenzen.

Inhaltliche Fragebereiche, Fragestile und die hier vorgestellten Fragemodi können nahezu beliebig kombiniert werden. Manche Kombinationen passen dabei besser, manche weniger zusammen. Humor oder Provokation passt z. B. gut zum Modus der reflexiven Frage und weniger gut zur Faktenfrage. Der Unterscheidung zwischen Faktenfragen und reflexiven Fragen sind wir bereits begegnet. Diese Fragengruppen werden hier nochmals aufgegriffen und der Typologie von Tomm zugeordnet.

3.3.10.1 Lineale Faktenfragen

Tomm selbst nennt diesen Modus »lineale Fragen«, weil sie aus seiner systemtheoretischen Sicht auf sogenannten linealen Annahmen über Entstehung und Veränderung psychischer Probleme beruhen. Die linealen Annahmen stellen eine Beziehung her zwischen verursachenden und verursachten bzw. zwischen unabhängigen und abhängigen Variablen. Ihre Fragen zielen deshalb darauf ab, die für ein Problem entscheidenden Ursachenvariablen zu identifizieren, um dann mit daraus gewonnenen Ursachenhypothesen weiterzuarbeiten. In der *Verhaltenstherapie* gibt es dazu *störungsübergreifende* und *störungsspezifische Fakten*, die der Therapeut erfragen kann. Dafür kann er auch Fragemanuale verwenden. Faktenfragen sind: »Seit wann? Wie stark? Wie oft? Wer tut was? Was wird gedacht, gefühlt, getan? Usw.« Bei Zwangsneurosen wird z. B. gezielt nach Waschverhalten, Kontrollverhalten oder zwanghaftem Zählen gefragt. Legen Therapeuten ihrer Arbeit ein Diathesestressmodell zu Grunde, fragen sie nach früheren und jetzigen Belastungsfaktoren und nach vorhandenen oder fehlenden Bewältigungsfertigkeiten. Daraus konstruieren sie dann ätiologisch ein Störungsgenesemodell, das auf den erfragten Fakten beruht. Folgt man der Unterscheidung von Unterscheidungsakt und Unterschiedenem (2.1), beziehen sich Faktenfragen auf die Ebene des Unterschiedenen. Sie erforschen dieses immer genauer. Sie führen zu spezifischen Erkenntnissen und erzeugen durch ihren Modus der Expertenbefragung die dazugehörende spezifische Therapeut-Patient-Beziehung.

Einige Beispiele linealer Fragen hat Karl Tomm (2001, S. 179; hier leicht modifiziert) selbst vorgestellt:

> »Welche Probleme haben Sie heute zu mir geführt? Was deprimiert Sie? Haben Sie Schlafstörungen? Beschäftigt Sie irgendetwas sehr stark? Was bedrückt Sie? Warum, glauben Sie, hat ihr Mann Depressionen? Wie lange geht das schon mit den Depressionen? Ist etwas passiert, was dies alles ausgelöst hat? Seit wann frustriert Sie die Sache ...?«

Das Positive an linealen oder Faktenfragen ist, dass der Therapeut mit ihnen in seine Expertenrolle einsteigt und zu erkennen gibt, dass er seine Verantwortung für die Therapie übernimmt. Den meisten Patienten ist dieser Fragetyp vertraut, und er kann ihnen das Gefühl geben, in erfahrenen Händen zu sein. Für Patienten sind solche Fragen Ausdruck von Expertenwissen und Experteninteresse. Sie erwarten, dass ihr Therapeut seine Sammlung an Informationen auf Grund seines Wissens und seiner Erfahrung zu heilenden Interventionen verwerten wird. Das berührt allerdings auch die *Nebenwirkung* dieses Fragetyps: Der Patient bleibt oder kommt in eine passive Rolle als Informant und als Heilung Erwartender. Manchmal erlebt eine Person oder ein befragtes System solche Fragen auf unangenehme Weise »investigatorisch«. Dann können sie Scham oder Schuldgefühle provozieren und zu einer Abwehrhaltung führen. Die Fragen selbst haben nur geringe therapeutische Wirkung, weil der Patient nur etwas von sich gibt, was er vorher schon weiß. Für ihn gilt: »Nach der Frage ist vor der Frage.« Nach seiner Antwort ist er in keinem anderen Zustand als vorher. Deshalb spricht Tomm von einer »erhaltenden Wirkung« (»conservative effect«).

> »Ein Risiko bei den linealen Fragen stellt [...] dar, dass diese Frageart die Familie [oder den Einzelpatienten; H. L.] unbeabsichtigt noch tiefer in ihren linealen Wahrnehmungen verankert, indem sie Wertvorstellungen, die bereits zuvor existierten, unausgesprochen bestätigen und bestärken« (ebd., S. 188).

Denkt eine Familie z. B., die Tochter sei krank, und stellt der Therapeut Faktenfragen rund um diese Krankheit (»Seit wann, wie stark ...?«), kann sich in der Familie die Sichtweise verfestigen, dass die Tochter krank ist. Faktenfragen sind in jeder Therapie notwendig für die erste therapeutische Orientierung. Jeder Therapeut muss, um sich ein Bild zu machen, zuerst einiges wissen: Alter? Beruf? Worum geht es? Ist der Patient verheiratet? Hat das Paar Kinder? Wo lebt die Familie?

Jede Art, jemanden zu befragen, hat eine *Rückwirkung auf den Fragenden* selbst.

Fragen in einem bestimmten Fragemodus zu stellen erzeugt einen dazugehörigen inneren Zustand bei dem, der sie formuliert. Die Art der Reaktion von Patienten auf solche Fragen haben Rückwirkungen auf den Therapeuten. Lineale oder Faktenfragen erzeugen wegen ihrer linealen Ursache-Wirkungs-Denkweise eher ein ernstes und manchmal auch anstrengendes Gesprächsklima, in dem Witz, Humor und Kreativität schwer Platz finden. Als Fragender kann sich der Therapeut in der wissenden Expertenrolle sicher und wohlfühlen. Er kann aber auch unter Erfolgsdruck geraten, wenn seine Expertenfragen bewusst oder unbewusst eine Art »Bringschuld« erzeugen, weil Patienten erwarten, dass die von ihnen gegebenen Antworten nun vom Therapeuten durch gute Interventionen belohnt werden. Dieser Expertenerfolgsdruck lastet heute auf vielen jungen Verhaltenstherapeuten, wenn sie in ihrer Ausbildung primär diesen Fragemodus lernen und üben.

3.3.10.2 Strategische Fragen

Man kann den Modus einer strategischen Frage mit der Vergabe eines Medikamentes vergleichen, dessen Wirkung der Patient erlebt, ohne zu wissen, dass ihm ein Medikament verabreicht worden ist. Das ist zunächst weder schlecht noch gut, und das gilt so auch für zirkuläre und reflexive Fragen. Während bei diesen der Therapeut sich aber von der erzielten Wirkung erst überraschen lassen muss, hat er bei einer strategischen Frage die beim Patienten beabsichtigte Wirkung klar vor Augen. Karl Tomm schreibt ihnen deshalb eine »strategische bzw. korrektive Absicht« zu. Der strategische Fragemodus basiert wie der lineale logisch auf Ursache-Wirkungs-Annahmen. Während im linealen Faktenmodus aber Diagnose und Intervention zeitlich voneinander getrennt werden (»Erst die Diagnose, dann die Therapie«), ist das im strategischen Modus »eins«. Hier will die Frage zugleich fragen und verändern. Auch sie zielt auf die »Veränderung der Ursache« eines Problems ab. Diese Ursache liegt aus Sicht des strategisch fragenden Therapeuten aber nicht außerhalb des Patienten oder des Systems, sondern in seinem Denken oder Handeln selbst. Diese

Selbstverursachung von Problemen will die strategische Frage indirekt verändern, indem sie Patienten anregt, das bei sich zu ändern, was der Therapeut dort als problemverursachend ansieht. Wer strategische Fragen stellt, hat also immer eine Idee, was für den Patienten besser, richtiger oder heilsamer wäre. »Das lenkende Verhalten des Therapeuten kann verborgen bleiben, da die korrektiven Aussagen in Form von Fragen dargeboten werden« (Tomm 2001, S. 182). Tomm nimmt eine weitgehend negative Bewertung strategischer Fragen in Psychotherapien vor. Dem muss man nicht folgen, zumal er auch selbst darauf aufmerksam macht, dass sie im therapeutischen Prozess durchaus auch wichtig und konstruktiv sein können. Das sind sie vor allem dann, wenn sie ganz offenbar problematisches Denken und Verhalten bei Patienten infrage stellen. Man kann mit ihnen z. B. »Beschränkungen, Zwänge oder Widersprüche«, denen Patienten selbst unterliegen, auf direkte oder provokativ-herausfordernde Art aufzeigen. Mit solchen Fragen kann man auch sehr klar auf bisher nicht genutzte Lösungsmöglichkeiten hinweisen.

Zur Veranschaulichung dieses Typs einige Beispiele:

Bei Parentifizierung von Kindern: »Warum erzählen Sie nicht Ihrem Partner statt Ihren Kindern von Ihren Sorgen?«

Bei Vermeidungsverhalten von Angstpatienten: »Wissen Sie, was geschieht, wenn Sie wegen Ihrer Angst die Situation verlassen?«

Bei einer »dependenten« Persönlichkeit: »Wie würde es Ihnen damit gehen, wenn eine Person sich ständig nach Ihnen richtet? Wie würde es Ihrem Partner wohl gehen, wenn Sie das einmal sein ließen und ihm klar sagten, was Sie wollen?«

Wenn ein Therapeut einen Patienten zu mehr Empathie auffordern will: »Wissen Sie, wie sich Ihr Partner fühlt, wenn Sie sich so von ihm abwenden?«

Wenn er jemandem eine berufliche Veränderung nahelegen will: »Wenn Sie so unterfordert sind, wäre es nicht besser, Sie suchten sich einen neuen Arbeitsplatz?« Usw.

Hinter jeder dieser strategischen Fragen stecken eine Hypothese über die Verursachung des Leidens der befragten Person oder des befragten Systems und eine daraus abgeleitete Lösung. Verhaltenstherapeuten kennen diese Veränderungsstrategie vor allem aus der *kognitiven Verhaltenstherapie* in Form der *sokratischen Fragen.* Ein Ziel des strategischen Modus ist, einerseits die Beziehung zum Patienten bzw. zum System möglichst wenig belehrend-autoritär anzulegen und gleichzeitig eine bestimmte Sicht oder eine bestimmte Lösung zu platzieren.

Ein Vorteil solcher Fragen ist daher, dass der Therapeut mit seinen Lösungsideen nicht »hinterm Berg« halten muss. Er kann in Form einer strategischen Frage z. B. indirekt mitteilen, dass er von den Lösungsversuchen des Patientensystems wenig hält: »Was glauben Sie, wie Ihre strengen Erziehungsmaßnahmen auf Ihr Kind wirken?« Hier »hört« jeder, dass der Therapeut das Erziehungsverhalten der Eltern nicht gut findet.

Strategische Fragen können allerdings auch deutlich *unerwünschte »Nebenwirkungen«* haben. Ein so befragtes System kann sich angegriffen fühlen. Viele kennen diese indirekte Art der Kritik oder der Lenkungsversuche aus ihrer Erziehung und haben Strategien entwickelt, solchen indirekten Veränderungsversuchen indirekt zu widerstehen. Das führt oft zu einer Eskalation zwischen strategischen Fragen und strategischen Ausweichmanövern. Da sie stets auf Veränderungen aus sind und dabei das bisherige Denken und Verhalten kritisch bewerten, können strategische Fragen auch ungewollt selbst Teil problemstabilisierender Musterwiederholungen sein. Wenn ein Problem z. B. durch negative Bewertungen von Denken und Handeln erzeugt oder aufrechterhalten wird, sind strategische Fragen »mehr desselben«, wenn auch sie das bisherige implizit negativ bewerten. Möglicherweise schränken so befragte Personen oder Systeme das, was sie dem Therapeuten mitteilen, dann ein in der Angst, sonst im Modus gutgemeinter strategischer Fragen Kritik zu ernten. Indirekte Manipulationsversuche sind in allen Gesellschaften vertraut und üblich. Wir alle haben gelernt, sie zu verwenden und damit umzugehen. Jeder hat gelernt, wie man ihnen entgeht und wie man sie wirkungslos macht, ohne dieses Ausweichen offen kenntlich zu machen.

Die *Rückwirkung des strategischen Fragemodus auf den Therapeuten* selbst besteht im guten Falle darin, dass dieser sich in einer aktiven, leitenden, lösungsorientierten und damit für Patienten hilfreichen Position befindet. Er kann aber auch zu einer oppositionellen Haltung des Therapeuten gegenüber dem Patientensystem führen, wenn Patienten nicht in der erhofften Weise darauf reagieren. Dann kann es zu innerem Ärger von Therapeuten über Patienten kommen, die seine guten Absichten torpedieren.

3.3.10.3 Zirkuläre Fragen

Zwei unterschiedliche Bedeutungen des Begriffes »zirkuläre Frage«
Der Begriff »zirkuläre Frage« hat sich über die systemische Welt hinaus verbreitet und dabei verschiedene Bedeutungen erlangt. Im Kern lassen sich zwei Verwendungsarten unterscheiden. Sie widersprechen sich nicht, beziehen sich aber auf verschiedene Komponenten. In der einen werden damit Fragen bezeichnet, die von Person A etwas über Person B wissen wollen. Sie erforschen z. B., was A glaubt, dass B denkt. Zugespitzt könnte man sagen, dass in diesem Fall die Person, der die Frage gestellt wird, und die Person, über die etwas gefragt wird, verschieden sind.

In der anderen, von Karl Tomm verwendeten Weise bezieht sich der Terminus »zirkulär« darauf, dass sich der Therapeut für das interaktionelle Wechselspiel zwischen Mitgliedern eines Systems interessiert. Zirkulär bedeutet hier Gegenseitigkeit und Rekursivität. Zirkuläre Fragen erforschen dann die Interaktionen zwischen den Mitgliedern eines Systems. Es kommt dabei nicht darauf an, ob A über B, über sich selbst oder über andere Aspekte des Systems befragt wird. Alle zirkulären Fragen haben gemein, dass sie zu Auskünften über das zirkuläre interaktionelle Geschehen führen. Die erste Version zirkulärer Fragen ist also Teil des generellen zirkulären Fragemodus. Wegen der großen Bedeutung beider Verwendungsarten des Terminus »zirkuläres Fragen« für die praktische Arbeit mit Systemen seien hier beide getrennt vorgestellt: zuerst die, in der A über andere befragt wird. Danach wenden wir uns dem grundsätzlichen Modus zirkulärer Fragen im Sinne von Tomm zu.

3.3.10.3.1 Zirkuläre Fragen als Fragen an A über B

Die Abfolge der Abbildungen 17.1–5 zeigt bildlich Inhalt und Logik dieser Art des zirkulären Fragens. Auch wenn Klienten, die so befragt werden, darüber zunächst befremdet sind, ist das, was damit »abgefragt« wird, Bestandteil ihres täglichen Zusammenlebens: Man reagiert nicht oder nur zum Teil auf das, was der andere tut, sondern auf das, was wir ihm dabei an »Innerlichem« unterstellen. Jeder macht sich ein Bild vom anderen und legt das seinen Interaktionen zu Grunde. Diese Selbstverständlichkeit nutzt diese Version des zirkulären Fragens. Ihre Logik und ihre Pragmatik haben von Schlippe u. Schweitzer (1996) bildlich dargestellt. Die nachfolgenden Abbildungen sind diesem Buch entnommen (S. 139–141).

Ein Beispiel: Helmut weint

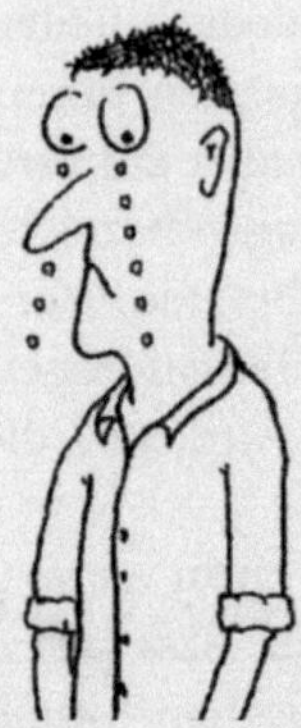

Abb. 17.1: Helmut weint

Normalerweise fragen wir Helmut so, wie es auch dieser Therapeut tut:

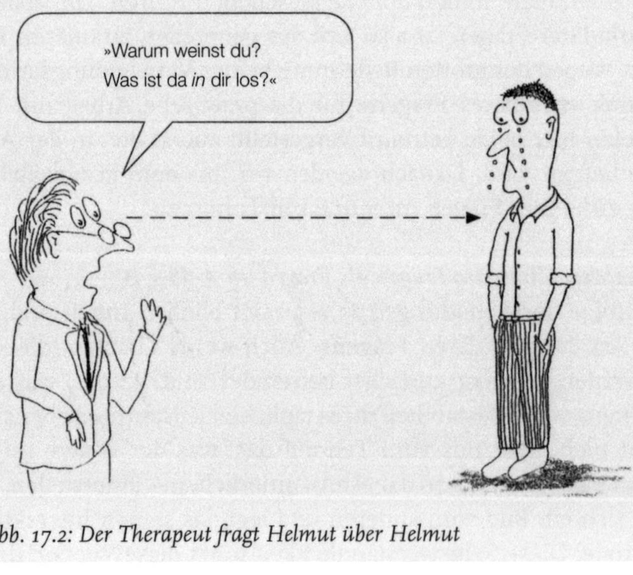

Abb. 17.2: Der Therapeut fragt Helmut über Helmut

Aus systemisch-konstruktivistischer Sicht interessiert nun aber nicht nur, was in Helmut vor sich geht, sondern auch, wer Helmut dabei beobachtet:

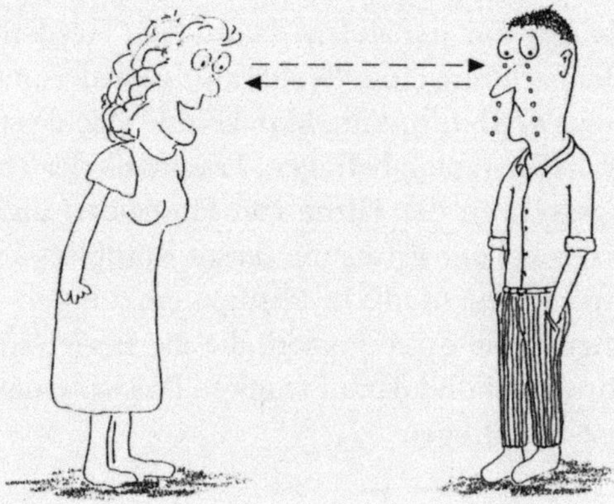

Abb. 17.3: Hannelore beobachtet, dass Helmut weint

Nun liegt eine Interaktion vor: Helmut weint. Seine Frau nimmt das wahr, und Helmut weiß, dass sie das wahrnimmt. Dieser schon recht komplexe interaktionelle Vorgang wird in der hier vorgestellten Variante der zirkulären Fragen dadurch aufgeschlüsselt, dass A (hier Helmut) über B (seine Frau) befragt wird:

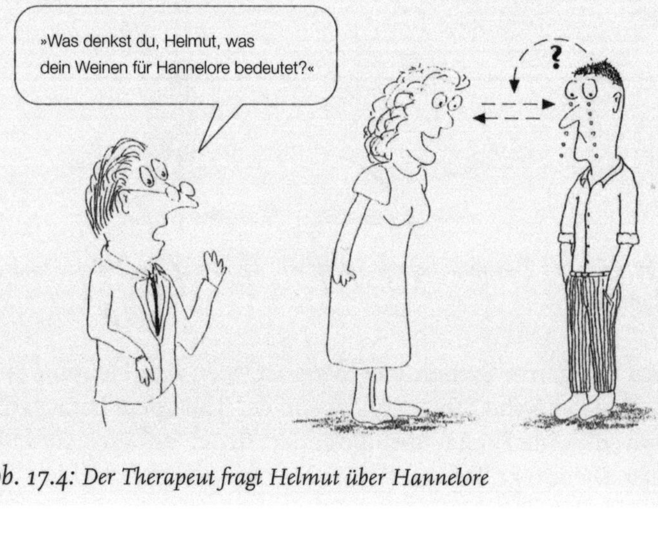
»Was denkst du, Helmut, was dein Weinen für Hannelore bedeutet?«
?

Abb. 17.4: Der Therapeut fragt Helmut über Hannelore

Helmut gibt nicht, wie sonst bei weinenden Personen in Therapien, Auskunft über sich, sondern über seine Vermutung, wie andere auf ihn reagieren.

Das kann prinzipiell unendlich erweitert werden, weil auch die Beobachtung von jemandem beobachtet werden kann und auch diese Beobachtung einer Beobachtung wiederum beobachtet werden kann usw. ad infinitum. Man könnte jede dieser Beobachtungsebenen in Therapien befragen. Pragmatik der Therapie und Verarbeitungsgrenzen der Hirne von Fragenden und Befragten setzen Grenzen bei der Erfassung dieser Komplexität. Üblich ist es aber, hiernach eine *triadische* Position einzufügen: Es gibt immer mindestens eine dritte Person, die die Beziehung von zwei anderen wahrnimmt und darauf reagiert. Das kann der Therapeut beispielsweise so abfragen:

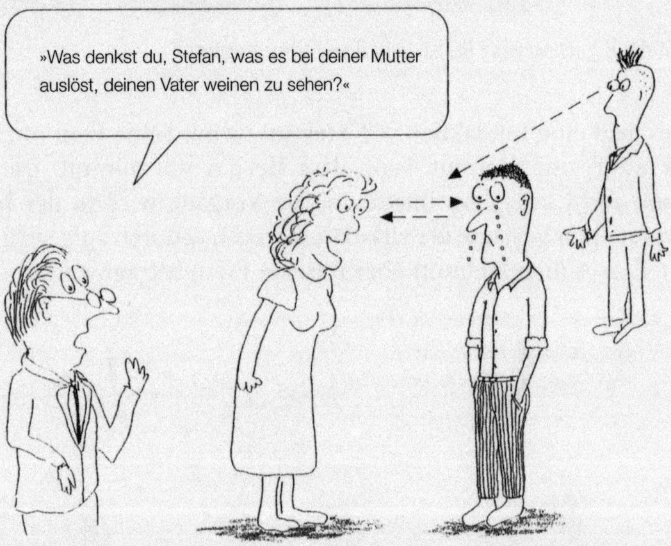
»Was denkst du, Stefan, was es bei deiner Mutter auslöst, deinen Vater weinen zu sehen?«

Abb. 17.5: Der Therapeut befragt Stefan zur Beziehung von Helmut und Hannelore

Wenn das ganze System anwesend ist, hier also Helmut, seine Frau und der Sohn Stefan, und wenn der Therapeut herausarbeitet, was die eine Person über die andere denkt, erfahren alle etwas Neues. Die direkt Befragten (hier Helmut und Stefan) über sich, weil uns unsere »Projektionen auf andere« meistens nicht bewusst sind und erst durch solche therapeutischen Fragen »entdeckt werden«. Die anderen (hier die Ehefrau bzw. die Eltern) erhalten Informationen darüber, wie sie von Stefan gesehen werden. So entstehen durch Therapie im befragten System in dem Sinne Informationen, dass Unterscheidungen erzeugt werden, die zu weiteren Unterscheidungen führen. Wenn Helmut z. B. erkennt, dass er bisher davon ausging, dass seine Frau sich angesichts seiner Tränen schuldig fühlt und dass sein Sohn Stefan glaubt, er müsse seinen Eltern helfen, kann dieses »neue Wissen« das Handeln Helmuts in Zukunft beeinflussen. Wenn die Ehefrau bisher nicht wusste, dass ihr Mann so über sie denkt, hat sie etwas erfahren, das ihr weiteres Verhalten zu Helmut beeinflussen kann.

3.3.10.3.2 Zirkuläre Fragen zur Erfassung von Interaktionen und Rekursivität

Im Rahmen der Fragentypologie von Karl Tomm ist die eben geschilderte Variante des zirkulären Fragens (A über B oder C über A und B usw.) nur eine Sonderform zirkulärer Fragen. Übergeordnet sind damit alle Fragen gemeint, die sich auf die Interaktion zwischen zwei oder mehreren Elmenten eines Systems und ihre Beziehungsmuster auf den Ebenen Denken, Fühlen und Verhalten beziehen.

Tomm nennt den allgemeinen Modus, der die Wechselwirkungen zwischen dem Verhalten der Systemmitglieder erforscht, »exploratorisch«, weil der Therapeut wie ein Wissenschaftler darauf aus sei, mit dem befragten System zusammen neue Entdeckungen über seine Interaktionen zu machen auf der Basis interaktionell-systemischer Vorannahmen.

> »Die gestellten Fragen dienen dazu, die Muster freizulegen, die Personen, Objekte, Handlungen, Wahrnehmungen, Ideen, Gefühle, Ereignisse, Werte, Kontexte usw. in wiederkehrenden oder kybernetischen Kreisläufen miteinander verknüpfen« (Tomm 2001, S. 181).

Für verschiedene Dyaden wird mindestens ein zirkulärer Prozess erforscht. Für dyadische Interaktionen wird untersucht, welche Rolle Dritte dabei spielen bzw. welche Auswirkungen das Dyadische auf Dritte hat. Man nennt das dann die *triadische* Perspektive. Insgesamt ist man dabei auf der Suche nach jenen übergeordneten systemtypischen Wiederholungen, die das Problem, über das in der Therapie berichtet wird, generieren (siehe 3.2.5). Zuerst geht es meistens um die Wechselwirkung zwischen zwei Personen: Verhalten von A zu B und B zu A. Für eine bestimmte Beziehung (A–B) wird exploriert, welche Bedeutung sie für andere (z. B. für C) hat oder welche Bedeutung diese Person für die Beziehung hat: Wie erzeugen A und B wechselseitig ihren Streit? Welche Auswirkung hat dieser auf C? Welchen Einfluss hat C darauf? Wie kann C den Streit fördern oder dämpfen?

Ob und wie bestimmte Interaktionen stattfinden, hängt auch vom Kontext ab, weshalb seine Untersuchung zum zirkulären Fragemodus gehört. Manche Paare streiten nie und manche nur, wenn Dritte anwesend sind. Die Erfassung solcher Interaktionskontexte ist daher Bestandteil dieses Fragemodus: In welchen Kontexten zeigen A und B ihre Streitseite und in welchen ihre Friedensseite? Zirkuläre Fragen machen aus Eigenschaften oder Zuständen Verhalten: »Wenn Sie sich über Ihre Mutter Sorgen machen: Wie zeigen Sie ihr das? Wenn sie das mitkriegt, wie verhält sie sich dann?« Ein Blick in die Zukunft kann die Aufmerksamkeit auf potenzielle neue, zukünftige Interaktionen richten und damit den Optionsraum eines Systems erweitern: »Nehmen wir an, Sie streiten weiter, aber so, dass darunter keiner mehr leidet: Wie sähe das aus?« Wenn A und B ihren Streit für immer beendet haben werden: »Was macht dann C? Zwischen wem könnte es dann Streit geben?«

Bei zirkulären Fragen sind Therapeuten ebenso wie bei linealen oder strategischen in der Rolle von Experten. Während die einen sich aber im Rahmen ihrer naturwissenschaftlichen und monokausal ausgerichteten Eine-Welt-Theorie (vgl. 2.2) eher für kausale Wirkzusammenhänge interessieren, ist der im Sinne seiner Systemtheorie zirkulär fragende Therapeut *ausschließlich* daran interessiert, die *Selbstorganisation* des von ihm interviewten Systems zu erforschen: Mit welchen sich wiederholenden Interaktionen bringt das System das, was es beklagt, durch seine zirkulär-rekursiven Operationen selbst hervor? Um solche Art von Fragen fließend vorzutragen, muss ein Therapeut eine Zeit lang mit ihnen und mit zirkulärem Hypothetisieren gespielt haben (vgl. dazu näher Selvini Palazzoli et al. 1981; Cecchin 1988).

Der Zweck dieser Art von zirkulären Fragen besteht zum einen in der Erstellung und Überprüfung zirkulärer Hypothesen: »Kann es sein, dass der Streit zwischen A und B vom viel bedrohlicheren Konflikt zwischen B und C ablenkt?« Zum anderen tragen zirkuläre

Fragen selbst ein befreiendes Potenzial für die Befragten in sich (»liberating effect«). Patienten sind wie die Therapeuten nämlich primär im abendländisch-naturwissenschaftlichen Denken sozialisiert, dass ein »Etwas« stets auf ein »anderes Etwas«, also auf eine davon unabhängige »Ursache« zurückführt. Mit dieser Haltung fühlt man sich rasch als »Opfer« von ursächlichen Faktoren, die außerhalb der eigenen Kontrolle liegen. Mit zirkulären Thesen in Form von Fragen konfrontiert, fangen Patienten im Idealfall selbst an, Wechselwirkungen zwischen sich und anderen zu erkennen, statt die Ursache und die Veränderung bei anderen oder »im Außen« zu sehen. Dann spielt jeder irgendwie mit und kann seine Art, mitzuspielen, verändern. Tomm (2001, S. 189) gibt hierzu folgendes Beispiel:

> »Angenommen, ein Ehemann wird durch eine Reihe von Verhaltenswirkungsfragen [Wer reagiert womit auf wen; H. L.] so weit gebracht, dass er langsam erkennt, dass nicht alleine die sorgenvollen Beschwerden seiner Frau seine Depression in Gang bringen, sondern dass auch umgekehrt sein Deprimiertsein ihre Klagen fördert; durch eine solche Erkenntnis kann er sich befreit fühlen, anders zu handeln, anstatt ständig nur noch mutloser zu werden, wenn sie sich Sorgen macht und klagt. Er hat dadurch einen größeren Freiraum, um zu erkennen, dass irgendeine konstruktive Initiative seinerseits eine andere Reaktion bei ihr auslösen kann. Er wird ihre besorgte Reaktion auch eher akzeptieren können und wird sich weniger verurteilend verhalten.«

Auch dieser Fragemodus kann *ungute Wirkungen auf Patienten und Rückwirkungen auf Therapeuten und die therapeutische Beziehung* haben. Eine Gefahr liegt darin, dass Therapeuten sich in zirkulären Fragen verlieren, weil zu jeder Antwort auf eine zirkuläre Frage eine neue zirkuläre Frage gestellt werden kann. Die »Befragung kann [...] auf Bereiche abrutschen, die im Grunde für die momentanen Belange und Bedürfnisse der Familie überhaupt nicht relevant sind« (ebd.). Manche noch unerfahrenen Systemtherapeuten wenden diesen Fragetyp rein stilistisch an, wodurch er ins Banale abgleiten kann. Die zirkulären Fragen »Wenn X das tut, was tut dann Z?« oder »Wie denkt X darüber?« werden dann ebenso kraftlos und stilisiert gestellt wie in anderen Therapieschulen manchmal die Standardfrage: »Wie ist das jetzt für Sie – wie geht es Ihnen damit?« Manchmal reagieren Personen auch sehr irritiert auf zirkuläre Fragen – vor allem, wenn sie vom Experten Faktenfragen erwarten.

Die Rückwirkung auf Therapeuten besteht zum einen aus einer sich in ihm automatisch einstellenden wertschätzenden Akzeptanz des befragten Systems. Das liegt daran, dass man mit diesen Fragen dessen Selbstorganisation immer besser erkennt und versteht. Es macht sich damit aber auch der »liberating effect« breit. Dem Therapeuten ergeht es dann wie dem System selbst: Wenn man sieht, »wie es läuft«, weiß man, dass es ganz anders laufen könnte. Erkennen z. B. alle – d. h. Therapeut und System –, mit welchen Denk- und Handlungsweisen ein System sich immer wieder in den gleichen Täter-Opfer-Schemata festfährt, dann kann es eine befreiende Wirkung haben, sich einmal die Umkehrung dieser Abläufe vorzunehmen und das Ganze so zu beschreiben, dass aus leidenden Opfern Täter und aus bösen Tätern verstrickte Opfer werden. Die Entdeckung eines zirkulären Kreislaufs beinhaltet immer die Möglichkeit, dass dieser unterbrochen werden kann. Wenn dieser Fragemodus auf Patientensysteme befreiend wirkt, wirkt er auch auf Therapeuten energetisierend. Wird er im Stil bewusst übertrieben formuliert (»Wer aus der Familie hat es diesmal geschafft, Sie in Ihre Depression und damit ins Bett zu jagen?«), kann das auch ein provokativ-humorvolles Klima erzeugen.

3.3.10.4 Reflexive Fragen

Über diesen Fragemodus wird manchmal gesagt, man könne ihn nur gegenüber intellektuellen Patienten anwenden. Diese Aussage verwechselt Theorie und Praxis. Zirkuläre und reflexive Fragen sind selbstverständlicher Teil unserer Alltagsdialoge: »Was wird wohl Papa dazu sagen« ist eine der ersten zirkulären Fragen, die Kindern gestellt wird. »Wie kommst du denn darauf?« ist eine reflexive Frage aus dem Alltag. Es gehört zur Kunst des Therapeuten, mit dem reflexiven Modus so umzugehen, dass die entsprechenden Fragen nicht abstrakt, sondern alltagsnah gestellt werden.

3.3.10.4.1 Reflexive Fragen führen bei Befragten zu Beobachtungen zweiter Ordnung von sich selbst

Aus theoretischer Sicht machen reflexive Fragen den Befragten zu einem Beobachter zweiter Ordnung von sich selbst oder seinem Platz im System. Erkenntnistheoretisch beleuchtet diese Frage den Unterscheidungsakt selbst und nicht das durch diesen Unterschiedene. Reflexive Fragen haben die Absicht zu zeigen, dass man die Dinge immer auch anders sehen und dass man immer anders handeln könnte. Ihr übergeordnetes Ziel ist deshalb eine Optionserweiterung in Denken und Handeln. Nach Tomm ist ihre Wirkung deshalb überwiegend eine »fördernde« (»faciliative«). Das liegt daran, dass der durch sie angeregte reflexive Akt ein System erkennen lässt, auf welchen Prämissen es seine bisherigen Sichtweisen und Handlungen aufgebaut hat. Manche dieser Prämissen entdecken wir ohne Fremdhilfe selbst, wenn unsere bisher nützlichen Deutungs- und Handlungsschemata plötzlich ihren Dienst versagen und wir merken, dass etwas anders läuft als gewohnt. Dann kann man sich fragen: Liegt das an anderen? Oder liegt es an mir: Muss ich meine Sicht der Dinge ändern? Die reflexive Position betrachtet weniger die Umwelt als sich selbst: Man war mit sich und der Welt zufrieden. Keiner beklagte sich. Auf der alten Arbeitsstelle lief alles glatt. Man wechselt die Arbeitsstelle. Im neuen Team klappt nichts mehr. Der eigene bisherige Stil kommt gar nicht gut an: Die Kollegen lachen nicht über die alten Witze, und dem hohen Engagement wird nicht mehr applaudiert. Irgendetwas stimmt nicht. Man schiebt das einmal nicht auf die Kollegen, sondern sucht bei sich selbst. Man erkennt (von alleine), dass eine der bisherigen Prämissen nicht stimmt: »Wer gut ankommen will, muss viel geben.« Man kann, darf oder muss umdenken: »Hier liebt man die Zurückhaltung!«

In anderen Lebenslagen benötigen wir fremde Hilfe, um unsere eigenen Prämissen zu entdecken und neue Optionen zu eröffnen. Wittgenstein hat gesagt, dass das Wichtigste und Selbstverständlichste so fundamental und uns so vertraut ist, dass wir es nicht erkennen können. Ein Fisch könnte uns nichts vom Wasser erzählen, weil er nicht weiß, dass es Wasser gibt. Dazu müsste er Wasser von Luft unterscheiden, und das könnte er nur als Selbstbeobachter zweiter Ordnung. Wenn Personen in Problemen feststecken, geht es ihnen ähnlich: Sie kennen die Prämissen ihrer Problemkonstruktionen nicht und bedürfen zu ihrer Entdeckung oder Veränderung (das ist leider nicht das Gleiche!) kommunikativer Anregungen durch andere. Der Modus der reflexiven Frage ist eine solche direkte oder indirekte Anregung. Er setzt ein bewusstseins- und sprachfähiges Individuum voraus und basiert anthropologisch auf dem Konzept autonomer bzw. autopoietischer Systeme. Eine seiner Grundannahmen ist, dass jedes System über die Möglichkeiten verfügt, in dazu geeigneten Dialogen mit anderen neue, bisher nicht gewählte Optionen des Denkens oder Handelns zu generieren. Er geht neurologisch von höchster Plastizität des Gehirns aus.

Durch reflexive Fragen angeregte Veränderungen können entweder die Deutungsprämissen eines Systems betreffen (»Ich bin immer davon ausgegangen, dass er feindliche Absichten gegen mich hat – vielleicht stimmt das gar nicht«) oder die damit korrespondierenden Handlungen (»Ich könnte ihn ja mal fragen, wie er über mich denkt, und seiner Antwort Vertrauen schenken«). Da Kognition und Handlung sich zirkulär bedingen, kann eine Veränderung von jeder dieser Seiten ausgehen. Sie wird früher oder später die andere Seite davon infizieren. Manchmal wird »nur« ein Aspekt in die Weltkonstruktion aufgenommen, der in der bisherigen Weltkonstruktion nicht enthalten war: »Was würde sich bei Ihnen ändern, wenn Sie hinter dem Rückzug Ihrer Frau nicht Ablehnung sehen würden, sondern eine Art, zu sich zu kommen und sich zu sammeln?«

3.3.10.4.2 Konjunktiv – Hypothesendarbietung – Suggestion

Therapeuten, die mit dem reflexiven Fragemodus arbeiten, verwenden häufig die Sprachfiguren des *Konjunktiv*s, der *Darbietung von hypothetischen Alternativen* und der *Suggestion*.

Einige Beispiele möglicher reflexiver Fragen an das Ehepaar W.:

Prämissenreflexion

Zur Prämisse *an Herrn W.*: »Was glauben Sie, was es für Ihre Frau bedeutet, wenn Sie sich mit Ihrem Stiefsohn heftig streiten? Und wenn sie dann eingreift: Was denkt sie wohl über einen Stiefvater, der sich mit seinem Stiefsohn zofft?«

An Frau W.: »Nehmen wir an, zwischen Stiefvater und Stiefsohn ließe sich eine Grundspannung nicht aus der Welt schaffen. Nehmen wir an, Sie hätten lange versucht, diese zu beseitigen, und seien daran gescheitert. Und nehmen wir schließlich auch noch an, das wäre für Sie eine persönliche Niederlage: Wie hieße dann das Projekt, an dem Sie gescheitert wären?«

Hypothetische Alternativen

An Herrn W.: »Wie würde Ihre Frau reagieren, wenn Sie Ihr sagen: Ich habe mich lange bemüht, deinen Vorstellungen eines Vaters, Stiefvaters und Partners zu entsprechen. Dieses Projekt gebe ich auf. Ich bin in meinen Augen ein hinreichend guter Vater, Stiefvater und Partner, und ich respektiere, dass ich deine Erwartungen nicht erfülle?«

An Frau W.: »Wie würde Ihr Mann reagieren, wenn Sie ihm sagen: Meine Angst, dass unsere Familie auseinanderbricht, hat mit dir nichts zu tun. Niemand kann mir aber mehr helfen, diese Angst in mir zu beruhigen, als du, wenn du mir ab und an ein Zeichen gibst, dass du als Partner präsent bist und meinen Sohn schätzt?«

Suggestion
An beide: »Stellen Sie sich einmal vor, Sie wären der Illusion aufgesessen, dass Sie den anderen dazu bringen können, der ideale Stiefvater, Vater, Mann bzw. die ideale Mutter und Partnerin zu werden. Und stellen Sie sich weiter vor, eine bessere Lösung läge darin, den Schmerz und die Einsamkeit zu akzeptieren, die mit dem Verzicht auf diese Illusion einhergehen würde: Wer von Ihnen beiden wäre eher in der Lage, diesen Weg zu gehen?«

Suggestive Lenkung der Aufmerksamkeit auf neue Aspekte
An beide: »Sie haben jetzt beide offen und klar von Ihren unterschiedlichen Vorstellungen von Partnerschaft und Familie berichtet. Was vermuten Sie, worin ihre Gemeinsamkeiten liehen: in der Vergangenheit? In der Gegenwart? In der Zukunft?«

An beide: »Nehmen wir an, die Zukunft würde zeigen, dass Sie es geschafft haben, mit der Unterschiedlichkeit nicht nur einigermaßen gut zu leben, sondern diese sogar als Quelle der Inspiration und der gegenseitigen Weiterentwicklung zu nutzen. Welche Hinweise, dass Sie das können, gibt es schon heute?«

Das sind zugestandenerweise recht komplexe Fragen. Sie entsprechen aber der Komplexität der interaktionellen Koppelung zweier autopoietischer Systeme und ihrer Interaktionen mit der Autopoiese der Kommunikation des Paares. Die Kunst, in Therapien gute reflexive Fragen zu stellen, besteht nicht darin, diese Komplexität zu leugnen, sondern sie zu einigen zentralen Fragen an die Autopoiese der Psyche oder an die der Kommunikation eines Systems zu kondensieren. »Wie kommen Sie darauf, dass ein innerer Zwiespalt eine Krankheit ist?« könnte ein solches Kondensat sein. Man kann und muss komplexe reflexive Fragen manchmal in kleine Portionen aufteilen. Wer sich auf solche Fragen einlässt, wird immer zu alternativem Denken oder Handeln verführt. Natürlich hängt die Wirkung sehr davon ab, mit welchem emotionalen Ton der Therapeut solche Fragen stellt.

Auch wenn die Verwendung von Konjunktiv, Hypothesendarbietung und Suggestion häufige Figuren reflexiver Fragen sind, sind auch andere Formen möglich:

> »Es muss ausdrücklich betont werden, dass das Differenzieren dieser Fragen weder von deren syntaktischer Struktur abhängt noch von ihrem semantischen Gehalt. Es hängt einzig von den therapeutischen Absichten und Annahmen beim Stellen der Frage ab. Tatsächlich könnte eine genau gleiche Abfolge von Worten eine lineale, zirkuläre, reflexive oder strategische Frage ergeben« (Tomm 2001, S. 185).

Damit Fragen reflexive Wirkung, d. h. optionserweiternde Wirkung, haben, bedarf es also einerseits einer entsprechenden »Sprache der Infragestellung« und andererseits eines wohlwollend-neugierigen therapeutischen Tons.

3.3.10.4.3 Reflexive Fragen erzeugen ein Reentry

Reflexive Fragen stellen ein gutes Beispiel dafür dar, wie sich Theorie und klinische Praxis verbinden können. Theoretisch bedeutet der Modus der Reflexion die Einführung eines Reentrys, d. h. die Einführung der Unterscheidung »System/Umwelt« in das System selbst. Personen, Paare oder Familien werden durch solche Fragen dazu angeregt, sich selbst in Relation zu ihren Umwelten zu betrachten. Es wird immer eine Beobachter-zweiter-Ordnung-Perspektive erzeugt: Mit der Einlassung auf eine reflexive Frage (die ein System natürlich jederzeit und aus guten Gründen ablehnen kann!) beobachtet man sich dabei, wie man die Welt beobachtet und wie man sich zu ihr verhält. Diese sehr abstrakte Theorie führt praktisch zu der in der Alltagssprache bereits vorhandenen, dort aber seltener zur Problemlösung verwendeten reflexiven Sprachfigur.

Im Unterschied zum strategischen Modus ist der reflexive ein hypothetisches Angebot zur Optionserweiterung und kein therapeutisches Hinführen zu einer bestimmten Veränderung. Er will Räume neuer Wahrnehmungen, neuer Sichtweisen, neuer Handlungen und neuer Bewertungen öffnen.

Auch dieser Fragetyp kann *ungute Nebenwirkungen* haben. Man kann sich wie bei den zirkulären Fragen therapeutisch in der Produktion immer neuer oder alternativer Sichtweisen verirren, weil die Palette von potenziell Neuem und Alternativem prinzipiell unendlich ist. Die Produktion wenig hilfreicher reflexiver Fragen unterläuft Therapeuten vor allem dann, wenn für sie die »Erzeugung von Neuem« ein Wert an sich ist, und vor allem, wenn dieser mehr gilt als die tatsächliche Reduktion von menschlichem Leiden. Dann wird »Kreativität« zum höchsten Wert – egal ob oder wem das nutzt. Man kann als Therapeut von seinen reflexiven Kreationen so begeistert sein, dass man den emotionalen Kontakt zur Not des Patienten verliert und seine verbalen oder nonverbalen Hinweise, dass das nicht hilfreich ist, nicht wahrnimmt. Die oft geäußerte systemtheoretisch-kybernetische Aussage »Man kann alles anders sehen« hat dann ihre Tücken: Dass man etwas anders sehen kann, nutzt nichts, wenn die neue Sichtweise keinem hilft.

3.3.10.4.4 Kontraindikationen für reflexive Fragen: akute Krisen

	Faktenfragen	**Strategische Fragen**	**Zirkuläre Fragen**	**Reflexive Fragen**
Kennzeichen	Konzentration auf vom Patienten Unterschiedenes	Aufforderung zu *bestimmten* Veränderungen	Erforschung der Systemselbstorganisation	Veränderung von Systemprämissen
Absichten	Daten sammeln für spätere Interventionen	Beseitigung von Problemursachen/Anregung einer bestimmten Lösung	Einsicht in Selbstorganisation/Anregung zur Musterunterbrechung	Optionserweiterung in Denken und Handeln
Wirkung auf das befragte System	Bestätigung des Bisherigen/Erwartung einer Intervention	positiv: Orientierung gebend/negativ: einengend	befreiende Bereitschaft zu Musterunterbrechungen	kreative Verstörung/Perspektivenerweiterung
Rückwirkung auf Therapeuten	Expertenrolle/Expertendruck	positiv: Wegweiserposition negativ: gefangen in der eigenen Strategie	Systemneugier und Systemakzeptanz	Kreativität, Distanz
Unerwünschte Nebenwirkungen	Bestätigung und Verfestigung problemerzeugender Muster	Schuld- und Schamgefühle/Abwehrhaltung	Verirrung in irrelevante Themen	Orientierungslosigkeit

Tab. 4: Die vier Fragemodi (nach Tomm 2001)

Reflexive Fragen passen nicht für Personen, die sich mitten in einer bedrohlichen Krise befinden oder die aktuell von belastenden Emotionen überflutet sind. Dann braucht es oft eher eine strukturierende Führung als reflexive Perspektivenerweiterungen. Wenn Menschen in einer aktuellen Not eine Sicherheit gebende Orientierung suchen, kann die Einführung neuer Perspektiven auf sie unempathisch bis zynisch wirken. Als Faustregel könnte gelten: Im Zentrum der Krise braucht man eher strukturgebende Krisenintervention. Außerhalb der akuten Krise helfen perspektivenerweiternde Reflexionen.

Die *Rückwirkung dieses Fragemodus auf Therapeuten* ist auch hier ähnlich der Wirkung auf dadurch befragte Personen: von festgefahrenem Denken befreiend und kreativitätsfördernd (»divirgent thinking«). Reflexiven Fragen wohnt die Erlaubnis inne, den Fragen- oder Themenraum zu wechseln, wenn sich zeigt, dass bestimmte Fragen nicht weiterführen und keine neuen Optionen eröffnen.

Tabelle 4 fasst die vier Fragemodi von Karl Tomm mit ihren Kennzeichen, Absichten, Wirkungen auf Patienten und Rückwirkungen auf Therapeuten zusammen.

3.3.11 Von der Einzeltherapie zur Paar- und Familientherapie: Wie man Angehörige einladen und das Gespräch eröffnen kann

Auf diese Frage wird hier gesondert eingegangen, weil sie sich primär einzeltherapeutisch arbeitenden Verhaltenstherapeuten oft stellt.

Manchmal sind sich alle einig, dass ein Partner oder ein anderer Angehöriger zur Therapie hinzukommen soll, manchmal nicht. Gelegentlich will es der Therapeut, aber keiner vom System. In einigen Fällen wollen Angehörige explizit ohne den »Patienten« ein Gespräch mit dessen Therapeuten. Ist mindestens einer offen gegen eine gemeinsame Sitzung, tut man gut daran, dieses klar geäußerte Nein als Form der Kooperation zu kennzeichnen. Man kann dann ohne heimliche Überzeugungsabsicht nach den Gründen des Neins fragen. Vermutete Ängste oder Befürchtungen kann man gezielt ansprechen. Einen zur bereits etablierten einzeltherapeutischen Dyade Patient/Therapeut hinzukommenden Partner kann man ernst oder humorvoll fragen, was er glaubt, wie er in der Einzeltherapiedyade bisher »weggekommen« sei. Solche, die gegenüber diesem Therapiesetting skeptisch sind, sollen gerade mit ihrer Skepsis *willkommen* geheißen werden. Unfreiwilligkeit sollte nicht negativ bewertet werden.

Es wurde schon angemerkt, dass Patienten, die bisher Einzeltherapie hatten, manchmal Angst haben, sie könnten »ihren Therapeuten« an einbezogene Angehörige »verlieren«, der Therapeut könnte diese abwerten oder ein in der Therapie negativ beschriebener Angehöriger könnte sich in den Augen des Therapeuten als »nett« erweisen und sie so das Gesicht vor ihrem Therapeuten verlieren. Es gibt viele gute Gründe für Patienten und Angehörige, die gegen gemeinsame Sitzungen sprechen. In all diesen Konstellationen steigt die Chance zu fruchtbaren gemeinsamen therapeutischen Sitzungen, wenn all diese Gedanken, Gefühle und Befürchtungen vom Therapeuten aktiv erfragt oder angesprochen und als verständlich und normal angesehen werden. Mit wenigen Ausnahmen, bei denen es ethisch oder rechtlich um höhere Werte geht (wie z. B. um Schutz von Leben oder um die Unversehrtheit aller Systemmitglieder), muss es natürlich am Ende dem Patienten und seinen Angehörigen überlassen bleiben, ob sie gemeinsam zur Therapie kommen oder gegebenenfalls wiederkommen.

Wer spricht im Rahmen einer Einzeltherapie die »Einladung« an Angehörige aus? In der Regel werden im Verlauf einer Einzeltherapie Angehörige vom Patienten selbst eingeladen. Manchmal lohnt es sich, nach den genauen Worten jener Einladung zu fragen, auf die der Eingeladene mit Nein geantwortet hat. Nicht selten sind darin heimliche Ausladungen enthalten. Eine Variante davon ist die paradoxe Aufforderung: »Komm freiwillig mit zur Therapie!« Oder einem Partner wird in der Einladung implizit angedeutet, es gehe um seine »Schuld« an der Partnerproblematik oder am Symptom des Patienten. Manchmal ändern Angehörige ihre Haltung und sind zur Teilnahme bereit, wenn sie mit anderen Worten eingeladen werden: »Ich bitte dich, mir zuliebe mit in die Therapie zu kommen.« Viele können kommen, wenn sie anderen helfen dürfen, nicht aber, wenn sie sich selbst in die Rolle von Problemträgern gedrängt wähnen. Manche Angehörige sind eher geneigt zu kommen, wenn sie der Therapeut um Teilnahme bittet, nachdem er sich vom Patienten die Erlaubnis geholt hat, den Angehörigen schriftlich oder mündlich einzuladen.

Wenn der *Therapeut der Hauptinitiator einer gemeinsamen Sitzung* ist, sollte er diese damit eröffnen, seine Motive und gegebenenfalls auch Ziele für dieses Setting transparent darzustellen. Er sollte als gastgebender Einladender nicht – und schon gar nicht gegenüber

Skeptikern – mit der Frage beginnen: »Was ist Ihr Anliegen?« Wenn angebracht oder nötig, kann und sollte der Therapeut am Anfang zu seiner Expertenrolle stehen und den Weg der Transparenz wählen: seine bisherige Sichtweise darlegen, seine Verantwortung und seine Möglichkeiten als Therapeut ebenso benennen wie seine Grenzen. Das Ziel ist, dass die Frage: »Warum sind wir hier eingeladen worden?«, klar beantwortet wird, damit nicht Spekulationen darüber das Klima prägen und damit das Gespräch sich ganz den wichtigen Themen des Systems zuwenden kann. Therapeuten sollten es vermeiden, bewusst oder unbewusst mit Teilen des Systems eine »Koalition der Gesunden« einzugehen: Das wäre der Fall, wenn Therapeut und »gesunde Angehörige« miteinander »über den Kranken« reden. Eher würde es sich empfehlen, die Rollen »gesund/krank« im System selbst als solche zu markieren und die dazugehörigen Storys, Gefühle und Muster zu explorieren.

3.4 Systemische Interventionen

3.4.1 Verhaltenstherapeutische Interventionen aus systemtheoretischer Sicht: Einführung neuer Gewohnheiten

Verhaltenstherapeutische Interventionen lassen sich systemtheoretisch als Musterunterbrechung oder als Einführung neuer Gewohnheiten beschreiben. Wenn Angstsituationen nicht mehr vermieden, sondern aufgesucht werden, wird das bisherige Lösungsmuster der Vermeidung durch das der Exposition ersetzt. In der kognitiven Verhaltenstherapie erzeugen hedonistische, empirische oder logische Dispute neue Denkgewohnheiten. Eine der Stärken der Verhaltenstherapie ist es, für bestimmte Störungen konkrete Musterunterbrechungen bereitzuhalten und Wege aufzuzeigen, wie aus diesen neue Gewohnheiten werden können. Ein Interventionsmerkmal der Verhaltenstherapie ist das *Üben*. Verhaltenstherapeuten setzen auf der Basis ihrer Lerntheorien darauf, dass Musterveränderungen durch gezieltes Üben, d. h. durch Wiederholen, zu neuen Gewohnheiten werden.

3.4.2 Die Architektur systemischer Intervention: Kreation von Neuem durch Verstörung des Alten

Systemische Interventionen führen im Unterschied zur VT selten vordefinierte neue Muster ein. Sie regen Systeme vielmehr durch eine wohlwollende Verstörung des bisher Vertrauten zur Erzeugung neuer Muster an. Vom Ergebnis lassen sie sich dann oft selbst überraschen. Manche Systemtherapeuten verzichten deshalb bewusst darauf, selbst konkrete Veränderungsvorschläge zu machen. Andere, zu denen sich der Autor zählt, tun das gelegentlich im Wissen, dass das an der grundsätzlichen Autopoiese des so beratenen Systems nichts ändert und nichts ändern kann. Ein Therapeut kann nicht entscheiden, ob eine Person oder ein System autopoietisch ist. Der Empfänger bestimmt auch hier die Botschaft. Aus der Systemtheorie selbst lässt sich keine Moral ableiten, die Ratschläge gebietet oder verbietet. »Systemisch« hat nichts mit Moral zu tun. Von der Autopoiese auszugehen heißt, darauf zu vertrauen, dass das mit Ratschlägen versorgte oder durch Fragen irritierte System das für es passende Neue entwickelt oder am passenden Alten festhält. Systemische Therapien haben nach Simon oft das Merkmal eines Versuch-und-Irrtum-Prozesses. Das liegt daran, dass sie die Autopoiese eines Systems höher bewerten als die Orientierung an »fertigem« Expertenwissen über Störungen. Man muss beides nicht in einen Gegensatz zueinander setzen. Die meisten der vorgestellten Frageinhalte, -stile und -modi dienen dazu, die Autopoiese eines Systems kennenzulernen und erst daraus und nicht aus einem Störungswissen Interventionen abzuleiten. Deshalb gibt es für Systemtherapeuten keine Manuale. Meistens sind die gestellten Fragen genug an Interventionen. Oft bedarf es aber auch im systemischen Ansatz eines gesonderten Interventionsschrittes.

Systemische Interventionen können sich auf zwei Bereiche beziehen:

- auf die »kognitive« Ebene der individuellen und kollektiven Wirklichkeitskonstruktionen mit ihren Beschreibungen, Erklärungen und Bewertungen
- auf die Ebene des Verhaltens und der sozialen Interaktionen.

In der Verhaltenstherapie ist eine Intervention ein Wirkfaktor, der auf eine Person oder ein System einwirkt. Nach der Systemtheorie koppeln zwei Systeme aneinander an (vgl. Abschnitt 2.10). Dabei bestimmt das »behandelte System«, was es aus dem »Angebot« des »behandelnden Systems« macht.

Die Verhaltenstherapie leitet die den Patienten angebotenen Veränderungen entweder aus einer individuellen Verhaltensanalyse oder aus ihren Störungstheorien ab, die Systemtherapie aus ihren Hypothesen über die Selbstorganisation eines Systems. Da diese bei jedem System »einmalig« ist, ist seine Selbstorganisation in jeder neuen Therapie neu zu erforschen. Im Folgenden einige Beispiele therapeutischer Interventionen, die das Klientensystem zu Veränderungen anregten oder anregen wollten.

Veränderung durch wohlwollende Verstörungen von Selbstorganisationen: Fallbeispiele

Meine Frau ist eine Borderline
Herr M., ein erfolgreicher Architekt, leidet an einer schmerzhaft zu Ende gehenden Partnerschaft und erklärt sich die Trennung als unausweichliche Folge davon, dass seine Partnerin »borderlinekrank« ist. Darin wurde er bestätigt durch Lektüre und durch Urteile befragter Experten. Die Trennung war für ihn also Folge einer Gesund-krank-Unterscheidung mit deutlichen Entwertungen seiner Partnerin. Vom Behandler wurde als Musterunterbrechung die ihn provozierende Idee eingeführt, dass dieser Unterschied zwischen ihm und seiner Expartnerin so nicht bestehe: Entweder seien beide gesund (was er bestritt) oder beide »gestört«, was zur humorvollen und in der Therapie fruchtbar verwerteten provokativen »Diagnose« einer »narzisstischen Komponente« bei ihm führte. Teils witzig, teils ernst konnten dann auf diesen »Gleichheitsprämissen« beruhende heilsame Veränderungen in der Interaktion zwischen dem Paar und auch in der Beziehung des Mannes zu sich selbst erarbeitet werden. Das Wichtigste war, dass er sich von seiner Partnerin in Würde statt mit Entwertungen verabschieden konnte.

Gesundschreibung als Intervention
Frau K., pensionierte Lehrerin, kam wegen einer Kombination aus Agoraphobie und spezieller Phobie zur Therapie: Sie hatte Angst, in der Öffentlichkeit (Theater, Kino etc.) die Kontrolle über ihren Stuhlgang zu verlieren und sich zu blamieren. Ärzte, soziales Umfeld und sie selbst hatten sie deshalb für »psychisch krank« erklärt. Sie berichtete, dass sie trotz dieser Ängste ihren Vermeidungstendenzen widerstanden und sich dazu gezwungen hatte, viele befürchtete soziale Situationen dennoch aufzusuchen.

Diese Information nutzte der Therapeut zur Einführung einer neuen Unterscheidung *in* die bisherige von »gesund/krank«: Er erklärte ihr im Duktus des Experten, dass sie damit deutlich gezeigt habe, dass sie starke gesunde Anteile habe und mit diesen die Ausbildung einer noch stärkeren Agoraphobie verhindert habe. Am Ende ihrer ca. 15-stündigen Therapie teilte sie dem Therapeuten mit, dass diese »Gesundschreibung« gleich am Anfang für sie die wichtigste und heilsamste aller therapeutischen Interventionen war. Anders als bei Herrn M. wurde hier die bisherige Unterscheidung »gesund/krank« nicht aufgehoben, sondern benutzt, um auf einer dieser Seiten – der »kranken« – eine weitere Unterscheidung einzuführen (»starke/schwache Agoraphobie«).

Deeskalation durch Integration
Herr S., von Beruf Taxifahrer, litt unter heftigen verbal aggressiven Impulskontrollverlusten im Umgang mit seiner Partnerin und seinen Kindern. Er selbst hatte unter den Schlägen seines Vaters gelitten. Er *betonte den Unterschied* zwischen ihm (verbal aggressiv, aber nie tätlich) und seinem Vater (verbal *und* tätlich aggressiv) und strengte sich an, friedlich-fair zu anderen zu sein. Auf diesem Bemühen baute er seine soziale Lebensgestaltung auf und »erlitt« immer wieder die beklagten verbalen Kontrollverluste. Der Therapeut führte eine »kleine« neue Unterscheidung ein: Er betonte die Ähnlichkeit zwischen ihm und seinem Vater in der aggressiven Entwertung anderer. Diese *Markierung einer Ähnlichkeit, wo der Patient den Unterschied* betonte, war die Einführung einer neuen Unterscheidung (Ähnlichkeit statt Differenz). Sie ermöglichte dem Patienten die Integration seiner aggressiven Seiten in sein Leben: Was er in sich integriert, kann er besser kontrollieren. Auf dieser Basis konnte er schließlich immer erfolgreicher die symmetrischen Eskalationen zwischen seiner Aggression und deren innerer Abwehr beenden. In seiner bisherigen Selbstorganisation war diese intrapsychische Eskalation nämlich seinen geäußerten verbalen Aggressionen vorausgegangen. Die Integration der Aggression wurde zur Deeskalation, d. h. zur rechtzeitigen Akzeptanz und Wahrnehmung von Aggressionen und ermöglichte die Entwicklung alternativer Aggressionsausdrucksformen.

Depressionen im Kontext von Partnerkonflikten
Mit der Diagnose einer Depression wurde Herr C., ein Optiker, vom Arzt zum Psychotherapeuten »überwiesen«. Er erarbeitete mit diesem, dass seine Unzufriedenheit an der Partnerschaft damit zusammenhing, dass er sein Verhalten an folgenden Kernunterscheidungen ausgerichtet hatte: »schuldig/unschuldig« und »glücklich/unglücklich«. Daraus ergaben sich vier Möglichkeiten: Schuldigwerden mit Glück (1) oder mit Unglück (2) sowie Unschuldigbleiben mit Glück (3) oder mit Unglück (4). Da für ihn »Unschuld« wichtiger war als »Glück«, hatte er bisher Lebensform Nr. 4 gewählt: »Im Zweifelsfall lieber unschuldig unglücklich.« Zum Glück, das wusste er nämlich seit langem, würde eine Trennung gehören. Dann aber würde er »schuldig«. Das hatte zum Verbleib in einer Partnerschaft geführt, aus der er sich innerlich längst verabschiedet hatte. In Erkenntnis dieser unterlegten Unterscheidungen entschied er sich für einen neuen Lebensstil: »Lieber schuldig glücklich als unschuldig unglücklich« – und trennte sich.

Varianten des Wollens
Herr R., ein 22-jähriger Mann, hat bisher alle Ausbildungen abgebrochen. Seine Eltern und Lehrer hatten dafür eine Erklärung parat: Es fehle ihm an der Ausbildung eines »eigenen Willens«. Man schickte ihn deshalb in Therapie, damit er einen eigenen Willen entwickle. Dort wird an der Stelle der Unterscheidung »willenlos/willensstark« eine andere eingeführt: die zwischen Menschen, die einmal eingeschlagene Wege auf jeden Fall weitergehen, koste es, was es wolle (»willensfixiert«), und solchen, die rechtzeitig aussteigen können (»willensflexibel«). Die einen laufen Gefahr, in verkrusteten Ehen oder auf ungeliebten Arbeitsplätzen steckenzubleiben, die anderen können alte Pfade verlassen und neue Wege beschreiten. Der junge Mann strahlte: Dass er kein Versager sei, sondern im Besitz einer Fähigkeit, hatte ihm noch keiner gesagt!

3.4.3 Andere Seiten andichten: Kompositionen neuer Lebensmelodien

Viele Psychotherapeuten operieren mit Diagnosen, die nicht einzelne Symptome, sondern ganze Lebensstile betreffen: »dependent, narzisstisch, passiv-aggressiv, Borderline« usw. Zur Einführung von Unterschieden, die Unterschiede machen, kann hier die Metapher der »Lebensmelodie« verwendet werden. Demnach zeigen Patienten mit den so diagnostizierten Stilen nur »einen Ausschnitt aus der Gesamtpartitur ihrer Lebensmelodien«. Therapeuten können sich zum einen üben, nettere Namen für die alte Melodie zu finden (»die Skeptiker, die Standhaften, die ihre Kritik Vortragenden, die sich nicht zu schnell Ändernden, die Widerstandsfähigen«). Im nächsten Schritt kann man diesen Patienten dann in der Vorstellung eine andere Lebensmelodie andichten, die auch in ihnen lebt und die sie mangels Gelegenheit nur noch nicht vorgespielt haben: ihre liebevolle, freundliche, zuversichtliche, kooperative, witzige, clevere ... Lebensmelodie. Eine Kollegin berichtete, dass sie mit dieser Metapher im Kopf ihrem »destruktiven Brummelpatienten«, der auf der ganzen Station unbeliebt war, einfach eine andere, noch nicht gespielte Melodie angedichtet hatte und mit dieser ihm innerlich und ohne sein Wissen zugeschriebenen neuen Lebensmelodie im Kopf ganz anders – freundlich – auf ihn zugegangen war: »Ich habe ihn am Ende richtig liebgewonnen.« Zur Übung kann man das auch einmal umdrehen und den netten, lieben und freundlichen Lebensmelodien einmal eine weniger nette Kehrseite andichten. Man kann auch in »netten« Rollen ungut feststecken. Der Theorie der zirkulären Kausalität und der sozialen Ko-Konstruktion von Weltbildern zufolge kann man vorhersagen, dass dieser therapeutischen Musterunterbrechung eine Melodieveränderung von Seiten des Patienten folgen dürfte. Man weiß nur nicht, wann und welche.

3.4.4 Interventionen bei eskalierenden Systemen: Gleichheitsdiagnosen

Eskalierende Systeme – z. B. Paare im Streit oder im Krieg – wähnen sich im Gegensatz, denken und handeln aber im gleichen Muster. Vereinfacht gesagt, kann ein Therapeut dann dadurch eine neue Unterscheidung einführen, dass er Unterschiede herausarbeitet, wo das System nur die Gemeinsamkeiten sieht, und Gemeinsamkeiten, wo es nur die Unterschiede sieht. Eskalierende Systeme kennen nur Unterschiede. Die Diagnose der Gleichheit, wenn vom System angenommen, führt in der Regel zur Deeskalation.

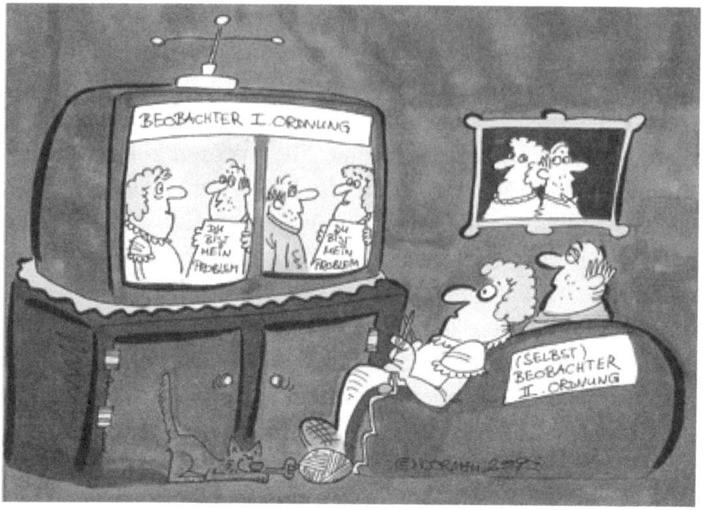

© Norman Zey, 2009

Abb. 18: Binnenperspektive und Außenperspektive bei eskalierenden Interaktionen

Eskalation basiert auf Gleichheit, da Eskalationen nur möglich sind, wenn beide Seiten das Gleiche tun. Das ist eskalierenden Systemen in der Regel nicht bewusst. Wenn sie sich dessen bewusst werden, kann das, zumindest auf Zeit, zur Deeskalation beitragen. »Was uns beim anderen am meisten ärgert, ist immer die Ähnlichkeit« – das ist das intrapsychische Pendant interaktioneller Eskalationen. Dieser »Lehrsatz« der systemischen Lehrtherapeutin Ulla Tröscher-Hüfner bringt den intrapsychischen Teil der Eskalationsdynamik zum Ausdruck. Wer ihn (selbstreflexiv als Reentry-Betrachtung von sich selbst durch sich selbst) mitten im Eskalationsprozess auf sich selbst anwendet, kann fast nicht anders, als zu deeskalieren.

In einer Supervision beklagt eine als Bewährungshelferin tätige Kollegin die Uneinsichtigkeit einer älteren Klientin. Diese stiehlt in Kaufhäusern, wurde dabei wiederholt ertappt, verurteilt und der Kollegin deshalb zur Bewährung unterstellt. Die Klientin selbst »verleugne« ihr Verhalten und erkläre, im hohen Alter könne im Supermarkt schon einmal ein Gegenstand beim Versuch, ihn vom Warenkorb auf das Verkaufsband zu legen, in die dazwischen hängende Einkaufstasche fallen. Die Kollegin gibt, um die Bewahrung der Bewährung bemüht, der uneinsichtigen alten Dame innerlich die »Diagnose« einer krankhaften Kleptomanie ohne Krankheitseinsicht. Sie glaubt, die Patientin einsichtig machen zu müssen – als Basis einer Veränderung. Da sich zwischen der Kollegin und der von ihr Betreuten eine Eskalation abzeichnet, stellt der Supervisor der Kollegin die Frage, worin die beiden sich ähnlich seien. Die Antwort war natürlich zuerst Empörung, dann Staunen, dann Neugierde. Schließlich findet die Kollegin zusammen mit den anderen in der Supervisionsrunde eine Gleichheit, die, einmal erkannt, ihr »die Augen öffnet«: Therapeutin und Klientin gleichen sich darin, ihr eigenes Weltbild vor der anderen heftig zu vertreten und die andere Seite davon überzeugen zu wollen. Beide ohne Erfolg: Die Therapeutin erzielt keine Krankheitseinsicht bei der Klientin, die Klientin kann ihre Therapeutin nicht von der Theorie versehentlicher Artikelabstürze überzeugen. Die Kollegin leidet darunter in diesem Fall mehr als die Klientin, weil sie bei der Wiederholung einer Straftat ihre Bewährungsarbeit in Frage gestellt sähe. Die Gleichheitsdiagnose führt nun zu neuen Unterscheidungen, die immer weitere und für die Bewährungsarbeit nützlichere Unterscheidungen hervorbringen: Die Kollegin beendet ihre Belehrungsversuche und schaltet um auf eine neugierige Exploration anderer Themen der Autopoiesis der Frau: Warum und wie geschehen ihr solche Versehen? Wie steht es mit ihren früheren und jetzigen Finanzen? Was glaubt sie, warum andere ihr nicht glauben? Ist ihr vielleicht das Leben etwas schuldig geblieben? Haben andere Menschen aus ihrem Leben ihr etwas zu verdanken oder sind ihr etwas schuldig geblieben? Ganz nebenbei ergeben sich auch einige nützliche Fragen an die Kollegin selbst: Was hat sie dagegen, dass manche Menschen sich für unschuldig erklären und sich dadurch Vorteile verschaffen? Beneidet sie manchmal Menschen, die einen leichteren Lebensstil pflegen wie diese Klientin? Wer sich auf solche Fragen einlässt, kann nicht leicht weiter eskalieren.

3.4.5 Veränderung durch Einführung neuer Bewertungen

3.4.5.1 Bewerten ist unvermeidbar

Zum Bild, das sich Systeme von sich und anderen machen, gehören aus konstruktivistischer Sicht Beschreibungen, Bewertungen und

Erklärungen dessen, worauf sie ihre Aufmerksamkeit richten. Therapeutische Interventionen können sich auf jeden dieser Bestandteile einer Weltkonstruktion richten. In diesem Abschnitt geht es um Interventionen auf der Ebene der Selbst- und Fremd*bewertung*. Jede Person bzw. jedes System erhält direkt oder indirekt bewertende Botschaften aus der Umwelt und reagiert darauf mit eigenen Bewertungen. Jede Person bzw. jedes System bewertet sich selbst, und jeder bewertet andere. Bewertungen können Teil des Problems oder Teil der Lösung sein. Manche explizit oder implizit wertenden Botschaften an ein System verschlimmern seine Probleme, manche wirken heilsam. Viele Interventionen der Systemtherapie und der Verhaltenstherapie zielen auf Veränderung von Selbst- oder Fremdbewertungen ab. Wenn ein Patient seine Körperreaktionen während einer Panikattacke als Energiebereitstellung und nicht mehr als Bedrohung sieht, ist das aus systemischer Sicht eine Bewertungsänderung durch Umdeutung. Man kann nicht *nicht* bewerten oder sich von anderen nicht *nicht* bewertet fühlen. Nehmen wir als Beispiel ein Ehepaar mit zwei Kindern. Der Mann bewertet sich als Ehemann und wird von anderen in dieser Rolle bewertet. Gleiches gilt für ihn als Vater und für die Frau als Ehefrau und als Mutter. Beide bewerten sich gegenseitig in diesen Rollen, und beide bewerten sich als Paar. Beide werden von anderen, z. B. von ihrer jeweiligen Herkunftsfamilie, auch als Paar bewertet (»Unser Traumpaar« oder »Die schaffen das nie ...«). Wenn die Kinder im Kindergarten oder in der Schule »verhaltensauffällig« werden, fühlen sich die Eltern nicht nur mitbeobachtet, sondern auch mitbewertet. Sitzen sie eines Tages vor einem Therapeuten, fühlen sie sich auch von diesem bewertet oder fürchten eine Abwertung durch ihn.

3.4.5.2 Therapeuten können nicht *nicht* bewerten

Auch Therapeuten können Patienten und ihre Systeme nicht *nicht* bewerten (vgl. hierzu auch Abschnitt 2.7). Den früheren Anspruch auf Bewertungsneutralität hat die systemische Welt aufgegeben. Stattdessen wird die strenge Trennung zwischen Beschreiben, Erklären und Bewerten empfohlen, was möglich und erlernbar ist. Viele in der Therapie verwendete Konstrukte enthalten direkte oder indirekte Wertungen. Der Begriff der »Persönlichkeitsstörung« kann nicht *nicht* wertend verwendet werden (vgl. Lieb 2009b). Da jeder Therapeut aus eigener Lebenserfahrung Lust und Last eines Lebens in Systemen kennt und für sein Leben darin Werte übernommen oder entwickelt hat, kann er diese nicht *nicht* auf ein vor ihm sitzendes Paar, auf ein verstricktes System und vor allem nicht *nicht* auf bestimmte Subsysteme des Systems anwenden. Auch scheinbar neutrale therapeutische Erklärungstheorien enthalten implizit Werturteile. Man denke nur an das Konzept »überfürsorglicher Eltern« (»overprotective«) oder an jene Mütter und Väter, die im Lichte der modernen Bindungstheorie ihren Kindern entwicklungspsychologisch ungute Bindungsmuster anbieten (vgl. zusammenfassend Grawe 2004, S. 192 f.; Bowlby 1988; Papousek 2001; Grossmann u. Grossmann 2004). Wenn ein Therapeut in seiner Ausbildung lernt, dass sich elterliche Überfürsorge, Unachtsamkeit, hohe emotionale familiäre Dichte (»high emotion«), Leistungsorientierung, Gefühlsunterdrückung, eskalierende Kommunikationsstile ... (diese Liste könnte noch lange fortgesetzt werden) auf die Entwicklung eines Menschen ungünstig auswirken und zu Symptomentwicklungen beitragen, kann er nicht umhin, eine Person, ein Paar oder eine Familie negativ zu bewerten, wenn er solche Merkmale feststellt. Auf der anderen Seite sind vor allem Systeme, die von Symptomen belastet sind und auf die deshalb die Aufmerksamkeit anderer Systeme gerichtet ist, hochsensibel für offene oder vor allem subtile Be-, Ab- und Entwertungen. Dies gilt umso mehr, wenn diese Systeme zu Bewertungsvorgängen gesellschaftlich »befugt« sind, was für Therapeuten oder therapeutische Einrichtungen gilt.

3.4.5.3 Heilsame Botschaften

Therapeuten können explizit oder implizit, offen oder verdeckt heilsame und unheilsame wertende Botschaften an ein System »senden«. Will ein Therapeut einem System grundsätzlich positiv wertende Botschaften zukommen lassen, tut er gut daran, damit sparsam und gezielt umzugehen. Zu rasche, zu viele oder zu globale positive Bewertungen machen Menschen skeptisch. Besser ist es, zuerst die im System selbst vorhandenen positiven und negativen Bewertungen zu erfragen und sich der eigenen positiven und negativen Systembewertungen bewusstzuwerden. Man sollte bei sich Akte der negativen Bewertung nicht negativ bewerten. Man sollte sich das Bewerten erlauben, weil werten normal ist, und dann entscheiden, ob man in einer bestimmten Systembewertung feststeckt, ob man eine neue Systembewertung braucht und was man davon wem wie mitteilen könnte. Das alles gelingt kaum, wenn der Therapeut auf Grund von gelernten Neutralitäts- oder Ressourcenorientierungspostulaten glaubt, Bewertungen, vor allem negative, seien per se schlecht. Er befindet sich dann in einer paradoxen Situation, weil er damit tut, was er nicht tun sollte.

Heilsame Botschaften können einem System in zwei Versionen angeboten werden:

- Als *direkte Botschaft an ein System*: »Ich finde, Sie ringen hier alle sehr um das gemeinsame Wohlbefinden – Sie sind eine fürsorgliche Familie.« Man kann auch bewusst negativ bewerten: »Ich finde, dass Sie als Eltern zu sehr mit sich selbst beschäftigt sind und dabei übersehen, was Ihr Kind in dieser Situation von Ihnen braucht.«
- Man kann *ein System anregen, sich selbst neu zu bewerten*: »Sie haben Ihre Ehe und damit sich selbst als langweilig beschrieben. Wie würde es sich anfühlen, wenn Sie das selbst einmal als Nebenprodukt eines vorsichtigen und fürsorglichen Umganges miteinander ansehen würden?«

Da Bewertungsprozesse starke Auswirkungen auf Systeme haben, seien für beide Varianten einige Beispiele aufgeführt.

Heilsame Botschaften an Systeme

Positiv anerkennende Kommentare am Ende einer Sitzung gehören zu Standardinterventionen der klassischen Systemtherapie. Sie werden als sogenannte Abschlussinterventionen einer Sitzung mitgeteilt. Sie können sich an Einzelne, an eine Untergruppe (die Kinder, die Eltern) oder an alle richten. Sie beziehen sich oft auf das vom System gezeigte Engagement, auf die präsentierte Offenheit, auf die emotionale Verbundenheit im System, die Ehrlichkeit, die Fürsorge füreinander, auf spezielle Kompetenzen in einem Bereich oder sehr allgemein auf das durch die Aufnahme der Therapie gezeigte Interesse an einer gemeinsamen guten Weiterentwicklung. Da alles, was ein System zeigt, dem Überleben Einzelner oder des ganzen Systems dient, kann jede Verhaltensweise mit Bezug darauf positiv bewertet werden. In der Regel wird vom System (oder auch von seiner Umwelt) bisher negativ Bewertetes durch den Therapeuten positiv beschrieben. Gelegentlich kann auch der umgekehrte Weg einmal heilsam sein. Das trifft z. B. zu, wenn negative Bewertungen einer bestimmten Person im System absolut tabu sind (»Nehmen wir an, jemand würde den Umstand, dass sich Frau X. ihrem Mann bzw. ihren Kindern permanent fürsorglich zuwendet, einmal als ›engelhaften Würgegriff‹ bezeichnen ...?«). Wenn dadurch bisher verbotene und tabuisierte Gedanken, Gefühle oder Verhaltensoptionen »zivilisiert«, d. h. in den Bereich normalen Fühlens und Denkens gehoben werden, dann kann sich in bestimmten Fällen auch ein »negatives Reframing« einmal als heilsame Botschaft erweisen. In der Regel sind positive Botschaften für ein System heilsam, weil bisher negative dominierten. Manchmal braucht ein System erst einmal eine Anerkennung für das, was es bisher erlitten und durchgemacht hat.

Die Übersichten 1 und 2 enthalten vom Autor unsystematisch zusammengestellte heilsame Botschaften, die für Erwachsene bzw. für Kinder in Systemen meistens eine heilsame Wirkung haben.

Übersicht 1: Heilsame Botschaften für einzelne Erwachsene, Paare, Familien

Diese Botschaften können vom Therapeuten gegeben werden, oder der Therapeut kann jemanden im System anregen, sie jemand anderem zu geben.

- Du hast genug getan.
  (Für Helfer, Beschützer, vor allem, wenn sie auf anderen Ebenen verstrickt sind, z. B. Kinder mit sich streitenden Eltern oder hilflose Helfer mit unerfüllbaren Erwartungen an sie.)
- Es ist vorbei.
  (Für nach schlimmen Erfahrungen Verängstigte oder für Systeme nach einer schlimmen Erfahrung.)
- Das kann man auch anders sehen.
  (= Wertschätzung negativ bewerteter Personen/Eigenschaften; für fremd- und selbstkritisierte Personen oder Systeme, vor allem für Pathologisierte.)
- Ihr seid verbunden.
  (In Kontakt miteinander bringen; für offen oder innerlich Getrennte und doch Zusammengehörige, für unter dauerndem Streit Leidende.)

- Du hast ein Recht auf ...
  (= Erlaubnis für Autonomie, z. B. etwas nicht verzeihen zu müssen, sich abzugrenzen, anders als andere zu sein und doch dazuzugehören.)
- Dichotomie aufheben: Sowohl-als-auch statt Entweder-oder.
  (= »Erlaubnis«, Widersprüchliches zu fühlen und zu zeigen: Abgrenzung und Nähe, Abneigung und Zuneigung, Sehnsucht und Abkehr ...)
- Erlaubnis und Normalisierung geheimer Sehnsüchte.
  (»Ihre Tochter wünscht sich sehr, ihren von der Familie ausgeschlossenen Bruder sehen und mögen zu dürfen, ohne dadurch von Ihnen auch verstoßen zu werden.« Für Paare: Normalisierungsfall der geheimen »kindlichen« und »verbotenen« Sehnsüchte, die man sowieso hat, was auch zur Befreiung von der Illusion werden kann, sie erfüllen oder erfüllt haben zu müssen.)
- Er/Sie gehört zu euch – du gehörst dazu.
  (= Ausgeschlossene hereinnehmen; an Ausschließende; an ausgeschlossene Verstorbene, Schlechtgeredete, Übergangene ...)
- Das musst du nicht mehr verstecken.
  (= Tabuisiertes erlauben: »Sie haben es wohl satt, angesichts Ihres behinderten Geschwisters immer auf Ihre Bedürftigkeit zu verzichten und Ihren Zorn darüber zum Wohle anderer geheim zu halten.«)
- Dein Opfer muss gesehen werden.
  (Für Personen, deren Opfer für ein System geleugnet, übersehen oder gar pathologisiert wird, z. B. bei Eltern gebliebene erwachsene Kinder und andere Opferbringende. »Täte es Ihnen gut, wenn Ihr Opfer gesehen und angenommen würde?«)
- Du bist noch .../nichts mehr schuldig.
  (= Bilanzen offenlegen; an Gewinner angesichts von Verlierern, an Hüter schwarzer Konten angesichts roter Bilanzen anderer. Oder: Die Heilung beginnt mit der Geben-Nehmen-Bilanztransparenz.)
- Erlaubnis, anders zu sein und doch dazuzugehören.
  (Für in bestimmten Systemen Sanktionierte oder Ausgeschlossene, z. B. Homosexuelle, Kindgebliebene, an Leistungsnormen Gescheiterte ...)

Übersicht 2: Heilsame Botschaften für Kinder

Diese Botschaften können vom Therapeuten gegeben werden, oder der Therapeut kann jemanden im System anregen, sie dem Kind zu geben.

Botschaftsbereiche:
- Zugehörigkeit
- Platz geben
- Abgrenzung – Begrenzung
- Freisprechen
- Erlauben.

Beispiele für Botschaften:
- Du bist nicht schuld an …
- Du musst/kannst nichts tun für …
- Du gehörst zu uns (auch wenn du – z. B. in puncto … – anders bist).
- Du darfst anders sein als wir und gehörst doch zu uns.
- Du darfst Vater *und* Mutter lieben.
- Ich habe dich lieb.
- Das hier ist dein Platz (z. B. als Geschwister, Pflegekind …).
- Du bist nur das Kind – du musst und kannst hier nichts tun.
- Du bist nur unser Kind.
- Auch wenn …, bleibe ich dein Vater/bleibe ich deine Mutter.

Die Botschaften wirken nur, wenn sie auf vorbereiteten Boden fallen: Der Empfänger definiert die Botschaft. – Die Liste ist nicht vollständig und wird es nie sein.

3.4.5.4 Anregung zu neuen Selbstbewertungen

Es kann in der Therapie wichtig sein, zwischen Fremdbewertung (ein System wird von außen bewertet) und Eigenbewertung (ein System bewertet sich selbst) zu unterscheiden und dabei explizit zu markieren, dass es hier Unterschiede geben kann und dass es möglicherweise nur neue Probleme erzeugt, wenn man um Übereinstimmung zwischen Fremd- und Selbstbewertung ringt. Sonst laufen Therapeuten Gefahr, ihre Systembewertungen davon abhängig zu machen, dass das System sie teilt und in seine Eigenbewertung übernimmt. Das führt oft zu unfruchtbaren Disputen, wessen Bewertung »richtig« ist. An Systeme gerichtete Fremdbotschaften sind manchmal sogar eher oder nur dann wirksam, wenn sie sich explizit von der Eigenbewertung unterscheiden und wenn die Metabotschaft an das System lautet, dass der therapeutischen Systembewertung nicht zugestimmt werden muss. Eltern, die sich negativ (oder positiv) sehen und nun mit einer positiven (oder negativen) Fremdbewertung konfrontiert sind, lernen vielleicht mehr, wenn dieser Unterschied »stehen gelassen« und nicht um Übereinstimmung gerungen wird. Das liegt dann daran, dass ein Streit über die Richtigkeit von Bewertungen prinzipiell unentscheidbar ist, weil Bewertungen sich der Kategorie »wahr/falsch« entziehen. Man kann ein System manchmal positiv verstören, wenn man mitteilt: »Ich finde Sie … (positive Bewertung) – und ich bitte Sie, das auszuhalten!«

Auf Dauer nachhaltiger sind natürlich jene heilsamen Botschaften, die ein System in die Selbstbewertung übernehmen und fortan als neue Gewohnheit auf sich selbst anwenden kann.

Will man ein System zu neuen Selbstbewertungen anregen, kann man das mit folgenden Schritten tun:

1. Identifikation der bisher verwendeten Eigenbewertungen (das sind meistens negative)
2. Anerkennung dieser negativen Selbstbewertungen als Teil der bisherigen Selbstorganisation eines Systems (also positive Bewertung der bisherigen negativen Bewertung)
3. Einführung neuer Bewertungen in Form »hypothetischer Bewertungsangebote«: »Man könnte das ja auch so bewerten …«
4. Gegebenenfalls Vorschläge, wie ein System diese neuen Bewertungen dauerhaft in das eigene Denken und Handeln überführen kann: Ausbildung neuer Bewertungsgewohnheiten.

Fallbeispiel einer in einer Supervision induzierten neuen Selbstbewertung:

- Ein junger Therapeut bewertet sich selbst als Therapeuten (und wohl auch in anderen Rollen) beständig negativ: »Ich bin ein schlechter Therapeut.« Das wird exploriert, und das Muster, wonach dieser Selbstabwertung jedes Mal eine Fremdaufwertung folgt, wird unterbrochen.

- Er wird für diese kritische Selbstbewertung anerkannt, und dabei wird seine Fähigkeit zur Selbstkritik hervorgehoben. Es wird auch betont, dass anderen, z. B. seinem Supervisor und seiner Supervisionsgruppe, ein Urteil über die »Wahrheit« oder Angemessenheit seiner Selbstbewertung nicht zustehe und man deshalb vorsichtshalber (und hier natürlich mit geheimer Absicht, dadurch eine Änderung seiner Selbstbewertung zu provozieren) erst einmal von der »Richtigkeit« seiner negativen Selbstbewertungen ausgehe: Er kenne sich selbst wohl am besten.
- Es wird dann ein etwas differenzierteres Bewertungsschema vorgeschlagen: Wann sind seine Therapien eher »gut« und wann eher »schlecht«, und vor allem: Wann oder warum kann von einer dieser bewerteten Therapiephasen auf den ganzen Therapeuten geschlossen werden, und was spricht gegen eine solche Generalisierung?
- Es wird dann vereinbart, wie er fortan diese differenziertere Selbstbewertung nach jeder Therapiestunde auf sich selbst anwenden und dann mit den Bewertungen von Kollegen oder auch einmal mit einem Patienten abgleichen kann.

Manchmal lohnt es sich, ein System zu fragen, wie seine Umwelt auf seine kommunizierten positiven oder negativen Selbstbewertungen bisher reagiert hat. Oft zeigt sich dann, wie die Interaktion zwischen Selbstbewertung und Fremdbewertung die Erstere stabilisiert. Z. B. stabilisieren sich bei Depressionen negative Selbstbeschreibungen und aufmunternde Fremdbeschreibungen oft gegenseitig. Oder das System kennt es umgekehrt, negativer Fremdbewertung immer eine positive Selbstbewertung entgegenhalten zu müssen. Hat man solche Bewertungsinteraktionen exploriert und erkannt, hat man als Therapeut die Chance, sie in der Therapie nicht zu wiederholen.

3.4.6 Veränderung durch Aufmerksamkeitslenkung

Jedes System beobachtet mit seinen Beobachtungsorganen und -verfahren seine Umwelt. Sprach- und bewusstseinsfähige Systeme beobachten sich zusätzlich selbst. Die Aufmerksamkeit jeder Wahrnehmung ist gerichtet: Sie hat notgedrungen einen Fokus. Deshalb geht jede Beobachtung und Wahrnehmung mit der Nichtbeobachtung und Nichtwahrnehmung von etwas anderem einher, das vom System auch beobachtet und wahrgenommen werden könnte. Was beobachtet und was nicht beobachtet wird, hängt einerseits vom Systemzustand ab und beeinflusst ihn andererseits. Ein System im Angstzustand nimmt potenzielle Gefahren wahr. Die Wahrnehmung potenzieller Gefahren erzeugt Angst.

Diese Wechselwirkung kann man therapeutisch nutzen, indem man ein System zu einer neuen Wahrnehmung anregt, die seinen Zustand ändert. Veränderungen entstehen dann dadurch, dass das System neue Beobachtungen anstellt. Therapeutisch kommt es darauf an, genau die Beobachtungen oder den Aufmerksamkeitsfokus zu verändern, die Teile der bisherigen Problemerzeugung eines Systems sind. Dann bestehen systemische Interventionen darin, das System zu solchen Beobachtungen anzuregen, die der üblichen Problemerzeugung im Wege stehen oder diese ganz oder teilweise verstören.

Eine geschiedene, alleinerziehende Mutter ist in Sorge um ihren achtjährigen Sohn. Sie hat den Medien entnommen, dass Scheidungen Kindern schaden, vor allem wenn die Scheidungen schwierig waren. Bei ihr war es so. Tatsächlich beobachtet sie bei ihrem Sohn Auffälligkeiten. Auch aus der Schule kommen Berichte über »unschönes Verhalten«. Sie ist in Sorge und sucht professionelle Hilfe. Entgegen ihrer Vermutung, dass sich die Aufmerksamkeit dort auf ihr Kind richtet, wird sie darüber aufgeklärt, dass diese Medienberichte einseitig bis falsch seien, dass es auch ganz andere empirische Befunde über Scheidungskinder gebe und dass es jede Menge Probleme mit Kindern nicht geschiedener, zusammenlebender Eltern gebe. Dann erhält sie zwei Beobachtungsaufgaben dazu: 1. Kinder von zusammenlebenden Eltern auf Ähnlichkeiten mit dem bei ihrem Kind als problematisch eingeschätzten Verhalten hin zu beobachten und 2. bei ihrem Kind auf Anzeichen einer positiven Entwicklung zu achten.

Wenn diese Mutter durch diese »Aufgabe« bei ihrem Kind »Normalität« und bei Kindern nicht geschiedener Eltern »Auffälligkeiten« feststellt, muss sie etwas verändern: entweder die Bewertung ihres Kindes oder ihren Erklärungsansatz (»Scheidung ist schuld ...«).

Beobachtungsaufgaben in der *Verhaltens*therapie dienen in der Regel dazu, festzustellen, wie es *ist* (z. B. Erstellung einer Symptombaseline). Beobachtungsaufgaben in der *System*therapie zielen eher darauf ab, die Wirklichkeitskonstruktion eines Systems zu verstören: wie es oder was noch *sein könnte*. Neue Beobachtungen sind aber weder in der VT noch in der ST ein Selbstzweck. In der VT dienen sie in der Regel der Diagnose oder der Verhaltensanalyse, in der ST sollen sie das bisherige Weltbild eines Systems ins Wanken bringen.

Es gibt fünf Möglichkeiten für neue Beobachtungen:

- *Beobachtung bisher nicht beobachteter Phänomene.* Im ressourcenorientierten Ansatz wird die Wahrnehmung auf Problemausnahmen und auf Ressourcen gerichtet: »Sie sagen, Sie seien depressiv. Sind Sie das 24 Stunden am Tag? Auch wenn Sie schlafen? Oder gibt es Sekunden, Minuten, Stunden oder Tage, in denen Sie nicht oder weniger depressiv sind?« »Gibt es Momente, in denen Ihr Partner seine Aufmerksamkeit nicht seiner Arbeit, sondern Ihnen schenkt?«
- *Beobachtung von Phänomenen, die Systemannahmen belegen oder widerlegen können.* Wenn ein System bei »verdichteten« Beschreibungen (zu diesem Begriff vgl. 2.7.4) globale Konstrukte verwendet (»unzuverlässig, erfolgreich, verwöhnend, egozentrisch, altruistisch ...«), kann man es auffordern, Beobachtungsbelege dafür oder dagegen zu finden. Veränderungen ergeben sich, wenn für verwendete Begriffe keine oder nur wenige Belege gefunden werden oder wenn die gefundenen Belege der Anwendung dieser Begriffe oder Konstrukte widersprechen. Die kognitive Verhaltenstherapie macht sich das im sogenannten empirischen Diskurs zunutze, wenn sie z. B. Patienten auffordert, »Beweise« für ihre negativen Selbstaussagen (»Ich bin ein Versager«) zu finden.
- *Beobachtung der Kontextabhängigkeit von Phänomenen.* Verhaltenstherapeuten ist es vertraut, Patienten beobachten zu lassen, unter welchen Stimulusbedingungen ihr Problemverhalten auftritt. Das hat in der VT oft schon allein Wirkung, weil es Patienten zeigt, dass sie nicht »an sich« depressiv, ängstlich ... sind, sondern nur in bestimmten Situationen. Man kann das dazu nutzen, die Aufmerksamkeit einer Person auf ihren Einfluss auf

diese »Auslösebedingungen« (VT-Sprache) bzw. »Kontextvariablen« (ST-Sprache) zu richten: »Es hat sich gezeigt, dass Sie Ihr Problem vor allem dann haben, wenn Z das Verhalten X zeigt. Beobachten Sie nun bitte genauer, was Sie selbst tun oder unterlassen können, um Verhalten X bei Z auszulösen.«

- *Differenzierung globaler Beobachtungen.* Das ist eine z. B. in der Behandlung von Schlafstörungen oft eingesetzte Methode: Schlafgestörte Patienten überschätzen in der Regel die Dauer ihres nächtlichen Wachseins. Das ist oft Folge einer globalen oder selektiven Wahrnehmung. Sie registrieren z. B. sehr bewusst die im nächtlichen Wachzustand wahrgenommenen Kirchturmuhrschläge und schließen daraus am Morgen auf eine Unmenge nicht geschlafener Zeit. Fordert man sie zu genaueren Registrierungen der Dauer nächtlicher Wachzustände auf, sind sie oft über die tatsächlich geschlafene Zeit erstaunt. Man kann in die vom Patienten gewählte globale Beobachtungseinheit gezielt beobachtbare Untereinheiten einführen. Solche genaueren Beobachtungen können dann neue Erklärungen oder Bewertungen erzwingen. Die Aussage »Ich kann mich nicht durchsetzen« beruht z. B. auf einer sehr globalen Unterscheidung »Durchsetzen/Nichtdurchsetzen« und könnte untergliedert werden in: (1) Meinung sagen, ohne gehört zu werden – (2) Meinung sagen und gehört werden – (3) Meinung sagen und gehört werden und in seiner Intention auch verstanden werden.
- *Intensitätsskalierungen.* Wenn globale Beobachtungskategorien verwendet werden, kann man ein System auch zur Beobachtung von Ausprägungsgraden der jeweiligen Kategorie anregen. Das macht man sich in der Schmerztherapie oder in der Angstbehandlung zunutze, wenn »Schmerz« und »Angst« hinsichtlich ihrer Intensität zwischen 0 und 100 genauer eingeschätzt werden.

Alle diese Beobachtungsaufgaben können dem System innerhalb eines Gespräches in Form von Fragen gestellt werden. Dann »beobachtet« der Patient in der Therapiestunde gedanklich, was er außerhalb der Therapie zu Hause oder bei der Arbeit macht. Diese Aufgaben können auch in Form von Beobachtungshausaufgaben mitgegeben werden. Wenn sich ein System darin verstrickt hat, sich selbst oder andere Systeme verändern zu wollen und daran gescheitert zu sein, kann die Aufgabe, vorerst bewusst nichts zu verändern, sondern »nur« zu beobachten, zu Deeskalationen beitragen: »Ich schlage vor, dass Sie bis zur nächsten Sitzung aufhören, Person X von Ihrer Meinung Y zu überzeugen, und stattdessen beobachten, in welchem Teilaspekt X Ihnen bereits zustimmt oder wo Sie einem Aspekt von X zustimmen.«

3.4.7 Verändern durch Erklären – Veränderung von Erklärungen

Mit diesen Interventionen macht man sich eine weitere Zirkularität systemischer Selbstorganisation zunutze: die zwischen der Erklärung eines Phänomens und den daraus abgeleiteten Handlungen. Wer anders erklärt, handelt anders, und wer anders handelt, entwickelt andere Erklärungen. Wenn Eltern sich die »Verhaltensauffälligkeit« eines Kindes mit ihren mangelnden erzieherischen Konsequenzen erklären, werden sie versuchen, »konsequenter« zu erziehen. Jedes System hat explizite oder implizite Erklärungshypothesen darüber, wie es zu jenem Zustand gekommen ist, den man in der Therapie verändern will. Gelingt es, ein System dazu zu bringen, sich auf neue Erklärungen eines Problems einzulassen, verändert es einen wichtigen problembezogenen Parameter.

3.4.7.1 Veränderung von Erklärungen in Verhaltenstherapie und Systemtherapie

Im Therapiesystem treffen in der Regel zwei Erklärungen aufeinander: die der Klienten und die des Therapeuten. Sie sind selten hundertprozentig identisch. Der Therapeut kann die Erklärung eines Patienten oder eines Systems explorieren mit seinen dafür vorgesehenen Fragetypen. Er kann sie nur abfragen oder schon gezielt »irritieren« und verstören. Dafür hat die kognitive Verhaltenstherapie die Methoden des »logischen Disputes« entwickelt (vgl. z. B. Stavemann 2008; Hautzinger 2000, 2003). Mit dieser Methode wird eine Person oder ein System aufgefordert, die logische Konsistenz einer Erklärung zu testen und sie gegebenenfalls zu verändern.

Erklärt sich ein Patient seine Probleme z. B. mit Erfahrungen aus seiner Kindheit oder Erziehungsfehlern seiner Eltern, wird diese Kausalität, die ihn zum Opfer von Vergangenem macht und ihm wenige Handlungsspielräume übriglässt, logisch hinterfragt: »Wie erklären Sie sich, dass Kinder mit gleicher Kindheitserfahrung Ihre Probleme nicht haben?« Wenn Patienten sich ihre Unsicherheiten, Aggressivitäten oder ihre Symptome mit grundsätzlichen Defiziten oder gar »Störungen« ihrer Persönlichkeit erklären, verstören kognitive Verhaltenstherapeuten diese festgefahrenen Erklärungen durch Befragung oder durch Angebote anderer Erklärungen: »Wären Sie auch dann noch eine Defizitperson, wenn Sie einmal Ihre Meinung sagen und nicht schweigen? Haben Sie an Ihrem Verhalten schon einmal etwas geändert? Wenn ja: Wie erklären Sie sich, dass eine Defizitperson ihr eigenes Verhalten ändern kann? Wenn Sie so selbstkritisch über sich sprechen: Ist diese Selbstkritik jetzt Ausdruck eines Defizits oder einer Stärke Ihrer Person? Wenn Letzteres: Wie passt das zu dem negativen Konzept von sich selbst?« Dieser Dialog könnte auch aus einer systemischen Therapie stammen.

In diesem Sinne kann jede Erklärungslogik be- und hinterfragt werden. Auch wenn kognitive Verhaltenstherapie und Systemtherapie ganz verschiedene theoretische Ausgangspositionen haben: In der Technik der Verstörung von problemerzeugenden Erklärungen und der Verführung von Patienten zu alternativen Erklärungen sind sie sich gleich. Man kann einem System gezielt andere Erklärungen anbieten, die zu anderen Gedanken, Gefühlen und Handlungen führen. Jener türkische Vater, der sich das Verhalten seiner Tochter mit einer Krankheit erklärt hatte, war irritiert und in seinem Erklärungsgebäude durch die therapeutische Frage irritiert worden, warum er von seiner kranken Tochter erwarte, sie solle sich wie ein gesundes Kind verhalten. Der Disput zwischen ihm und dem Therapeuten endete damit, dass er mit diesem herausfinden wollte, wie man »gut mit einem kranken Kind« umgehen könne. Das führte (in diesem Fall mit heimlicher Freude des Therapeuten, der zuvor mit dem Versuch gescheitert war, dem Vater eine kommunikationstheoretische Erklärungstheorie zu verkaufen) dann zur Entwicklung jener Änderungen auf Seiten der Eltern des Kindes, die der Therapeut zuvor mit seinem Erklärungsmodell hatte anregen wollen.

Im Bereich störungsspezifischer Therapien verfügen Verhaltenstherapeuten über Erklärungsmodelle, die sie ihren Patienten anbieten und vermittels derer sie Patienten zu Handlungen anregen, die laut Erklärungsmodell die Symptom- oder Problemproduktion unterbinden können. Systemtherapeuten können und sollten auf dieses breite, empirisch untermauerte Angebot zurückgreifen. Umgekehrt können Verhaltenstherapeuten dann, wenn diese störungsspezifischen Erklärungen von Patienten nicht übernommen oder nicht zu Veränderungen verwendet werden können, jene systemischen Kompetenzen nutzen, mit denen man genau die Aspekte der autopoietischen Selbstorganisation eines Patientensystems erfasst, die dem Erfolg des störungsspezifischen Ansatzes bei einem Patienten oder einem System entgegenstehen.

3.4.7.2 Systemische Erklärungen – systemische Interventionen

Systemtheoretische Erklärungen sind von anderer Bauart als die meisten jener Erklärungsmodelle, die in störungsorientierten Ansätzen verwendet werden. Letztere enthalten zwar häufig systemische Elemente in Form von zirkulären Kreisläufen zwischen einzelnen Teilkomponenten ihrer Modelle. Auch wenn es daher Überschneidungen und Ähnlichkeiten gibt, folgen systemische Erklärungen in ihrem Aufbau, ihrer Architektur und in ihrem Veränderungsansatz doch einer anderen Logik. Dazu gehört, dass sie sich selbst nicht für »wahrer« als andere Erklärungsformen halten, sondern sich in ein Ergänzungsverhältnis dazu bringen in einer Welt, in der es Wahrheit nur im Plural gibt. Eine der häufigsten Arten, mit einer hypothetischen systemischen Erklärung eines Problems oder eines Symptoms zu arbeiten, ist die, dem System diese Hypothese offen mitzuteilen und mit ihm dann gemeinsam zu erarbeiten, ob dadurch Entwicklungen möglich werden, die die bisherigen Erklärungen nicht enthielten. Das gilt auch dann, wenn ein System mit der Formulierung »Ich kann mir das ... nicht erklären« zum Ausdruck bringt, dass die eigenen bisherigen Erklärungen ihren Dienst versagt haben und dass die ihm von anderen bisher angebotenen nicht plausibel waren. Es kann mit diesem Satz auch deutlich zum Ausdruck bringen, dass es einen Erklärungsnotstand hat und dass es wie alle anderen Systeme nicht ohne Erklärungen für wichtige Ereignisse funktionieren kann und will. Ein transparentes Vorgehen, bei dem Therapeuten eine neue Erklärungsmöglichkeit offen präsentieren, ist aber nicht immer möglich und auch nicht immer sinnvoll. Oft hat man als Therapeut ja auch keine passende zur Hand. Manchmal empfiehlt es sich, aus einer neuen Erklärungshypothese direkt spezifische Fragen oder Interventionen abzuleiten, sie an das System zu richten und zu prüfen, ob das System das aufgreifen kann und ob das in eine erwünschte positive Richtung geht.

3.4.7.3 Exkurs: Funktionale Erklärungen als systemische Interventionen

In Abschnitt 2.6 wurde als Merkmal systemtheoretischer Erklärungen aufgeführt: Sie beschreiben das zu erklärende Phänomen als Produkt der Eigendynamik eines Systems selbst (Autopoiese/Selbstorganisation) in der Interaktion zwischen System und seiner Umwelt. Eine Sonderform dieser systemischen Erklärungen ist die auch von einigen Verhaltenstherapeuten verwendete »funktionale«, »funktional-teleologische« (griechisch: *telos* = »Zweck, Ziel«) oder auch »systemisch-interaktionelle« Erklärung. Hier hat sich im deutschen Sprachraum noch kein einheitlicher Sprachgebrauch durchgesetzt. Die Begriffe »teleologisch«, »funktional«, »systemisch-interaktionell« und »systemisch-funktional« werden hier deshalb als Synonyme verwendet. Diese funktionale Erklärungsfigur ist fachlich und alltagspsychologisch sehr verbreitet. Sie wird in den Verhaltenstherapieausbildungen gelehrt und von vielen VT-Kollegen praktisch verwendet. Deshalb und wegen ihres hohen therapeutischen Nutzens wird hier näher auf sie eingegangen.

Eine systemisch-funktionale Erklärung hat drei Komponenten, wie Abbildung 19 zeigt.

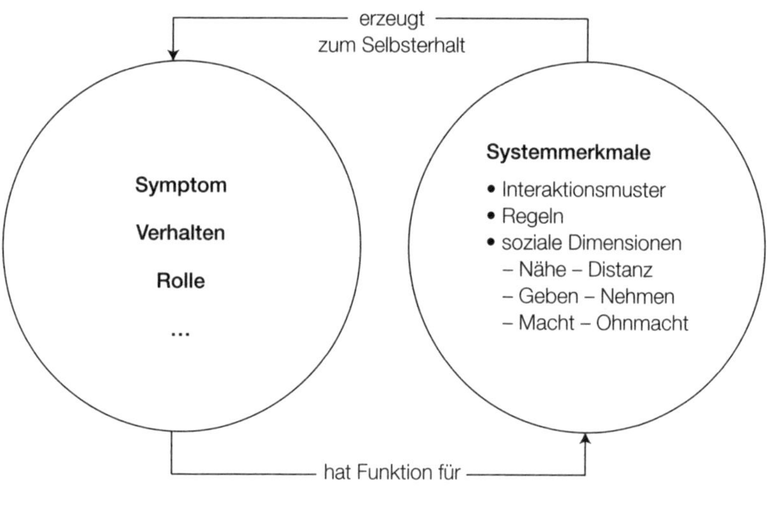

Abb. 19: Drei Komponenten einer systemisch-funktionalen Erklärung: (1) Symptom, (2) Systemmerkmale und (3) Wechselwirkung zwischen (1) und (2).

Will ein Therapeut eine solche entwickeln, muss er seinen Blick abwechselnd auf diese drei Komponenten richten, um dann zu einer »funktionalen Sicht« zu gelangen.

- *Blick 1:* Er geht in Abbildung 19 zum linken Kreis. Welches ist das Hauptsymptom oder Hauptproblem, für das eine Erklärung gesucht wird? Der Therapeut muss in Absprache mit dem Patienten oder dem System eine Auswahl vornehmen. Er kann sich dabei von der Problemdefinition des Systems leiten lassen (»Das Problem ist die ständige Übelkeit«: somatoforme Störung). Er kann als therapeutischer Beobachter auch eine ganz andere Auswahl vornehmen als vom Patientensystem vorgeschlagen. Solche Auswahlen beruhen auf Patientenseite ebenso wie auf Therapeutenseite auf Vorannahmen, Wertvorstellungen und therapieschulenspezifischen Erklärungsangeboten. Man sieht ja gerne das, wofür man schon eine Erklärung parat hat. Für Therapeuten empfiehlt sich als Faustregel, sich hier der Auswahl des Patienten anzuschließen: Worunter dieser leidet oder wofür dieser eine Erklärung sucht, ist Fokus von Blick 1.
- *Blick 2:* Er geht in Abbildung 19 zum rechten Kreis. Vermittels der in Kapitel 1 vorgestellten Fragen und Beobachtungen macht sich der Therapeut ein Bild vom System und seiner Dynamiken – zum einen rund um das Problem, zum anderen bewusst unabhängig von der »Problem«- oder »Symptomtrance«: Er wird dabei auf das System blicken müssen, in dem der Patient mit seinem Symptom lebt oder in dem »das Problem« zu Hause ist. Er muss also auch hier eine Auswahl vornehmen, welches System er sich ansieht und was er sich darin ansieht. Meistens (aber nicht immer) kann und sollte sich der Therapeut auch hier der Auswahl der Patienten anschließen. Welches sind die Nöte im System? Welches ist das Thema? Welche Interaktionen finden rund um diese Nöte und Themen statt? Um welche Dimensionen geht es? Kommt ein Paar von sich aus zur Therapie, hat es meistens im Vorhinein die Auswahl getroffen: »Wir sind das Problem.« In anderen Fällen muss man sich erst noch nach relevanten Systemen umsehen (vgl. zu den diesbezüglichen »Angeboten« Abschnitt 3.2.8). Welches sind im System die dominanten Themen, die auffallenden Interaktionsmuster, die primären Beziehungsdimensionen, die vorherrschenden Systemregeln,

welches die inneren, problemrelevanten »Filme« der Systemmitglieder, welches die im Stress bevorzugten Kommunikationsstile? Wenn man den Blick nach links auf das Problem im Auge hat, kann einen das davor schützen, auf Irrelevantes abzugleiten. Man sollte sich vom Symptom oder von der Symptompräsentation des Systems aber auch nicht hypnotisieren lassen, weil das die Systemdiagnose einschränkt und diese Verengung dann Teil der Problemerzeugung werden könnte.

- *Blick 3:* Er geht in Abbildung 19 zu den Pfeilen zwischen den Kreisen. Dazu benötigt der Therapeut einen Weitwinkelblick. Um es mit der in der Einleitung dieses Buches verwendeten Metapher der Beobachtung eines Fußballspiels zu sagen: Mit dem Blick nach rechts hat man Spiel und Spielregeln einigermaßen verstanden und hat die Merkmale dieser Mannschaft, dieses Trainers und der offenen und verdeckteren Themen erfasst – Koalitionen, symmetrische Eskalationen in der Kabine nach dem Spiel bei der Mannschaft, wenn sie verloren hat, usw. Für den Blick nach links hatten Trainer und Mannschaft schon die Vorauswahl getroffen, und der Therapeut konnte darauf aufbauen: Das Symptom sei, dass zu wenig abgegeben werde und die Spieler sich auf zu viele Einzeldribblings mit dem Gegner einließen, was zu häufigen Ballverlusten führe. Nun nimmt der Therapeut innerlich Abstand und fragt sich mit Blick 3: Wie erzeugt das System das Symptom bzw. Problem? Welche Rolle oder Funktion hat das Symptom »häufige Ballverluste« für das System? Wie führen Einzeldribblings zu Konkurrenz zwischen den Spielern, und wie erzeugt Konkurrenz Einzeldribblings? Systemtheoretisch geht es darum, das Symptom oder das Problem als Produkt des interaktionellen Geschehens zu rekonstruieren und vice versa das interaktionelle Geschehen als Produkt des Symptoms.

Eine systemisch-funktionale Erklärung für ein Problem oder ein System zu erstellen bedeutet im Kern, zwischen linkem und rechtem Kreis einen zirkulär-interaktiven Zusammenhang herzustellen. Hierzu fragt man sich, wie ein Symptom das System in einem bestimmten Zustand halten kann (wie helfen Ballverluste, die Mannschaftskonkurrenz zu erzeugen?) oder wie das Symptom befürchtete schlimmere Systemzustände zu vermeiden hilft (»Wenn ständig abgegeben würde, gäbe es zu viel ›Wir‹, und das mögen die vielen ›Ichs‹ hier nicht«). Symptomen kann z. B. die Funktion, Nähe und Distanz im System zu regulieren oder Macht-Ohnmacht-Verhältnisse auszugleichen, zugeschrieben werden. Oft haben aus lösungsorientierter Perspektive Symptome oder Probleme ein »Doppelgesicht«: Sie zeigen gleichzeitig an, dass im System Veränderungen möglich sind, und sie können dem System helfen, das Alte und das Leiden am Verlieren zu bewahren (»Der Streit in der Kabine wegen zu vieler Einzeldribblings verbindet uns – das Einzelkämpfertum auf dem Platz markiert das ›Ich‹«).

3.4.7.4 Von der Kunst, sich von einer liebgewonnenen Hypothese zu verabschieden

Zur Bildung guter Erklärungshypothesen gehört es, sie auch wieder fallenlassen zu können. Die Verliebtheit in die eigenen Hypothesen ist ein häufiger Grund für therapeutische Stagnationen. Eine Erklärung ist und bleibt nichts als eine Konstruktion im Kopf von Therapeuten. Ihre Passung und ihr Nutzen müssen immer wieder neu überprüft werden. Eine solche Überprüfung wird möglich, indem aus ihr Vorhersagen über das Verhalten eines Systems und daraus dann Fragen an das System abgeleitet werden: »Wenn die Angst von A hypothetisch die Funktion hat, zu B gleichzeitig Nähe und Distanz herzustellen, dann müsste im System ebenso Angst vor Nähe wie vor Distanz vorhanden sein, und es müsste eine Sehnsucht nach beidem geben.« Also fragt man: »Wer im System ist ein Vertreter des ›Wir‹ und wer der des ›Ich‹? Wem würde es Sorgen bereiten, wenn A mehr und mehr eigene Wege gehen würde?« Usw. Aus jeder These kann man Vorhersagen und Fragen ableiten und diese so testen. Man kann auch dem System die dahinter liegende Hypothese mitteilen: Im Moment stelle ich mir vor, dass »das Symptom bei Ihnen dazu dient ...«. Funktionale Thesen sind für Systeme besonders gut ausschlussfähig, weil sie jedem vertraut sind: »Wir atmen, um zu überleben.« Die logische Figur dieses »um zu« kennt jeder. Alltagspsychologische Theorienbildungen sind voller funktionaler Erklärungen (»Das tut er doch nur, um ... zu ...«). Systemisch-funktionale Erklärungen können auch widerspruchsfrei in verhaltenstherapeutisches Denken eingebaut werden und sind dort hoch anschlussfähig. Das hat Hand (2008) an vielen Fallbeispielen gezeigt.

Hinweis zur Einhaltung einer systemtheoretisch logischen Buchführung: »Um-zu«-Erklärungen verführen dazu, einem System oder gar einem Symptom Zweck- oder Zielrationalität zu unterstellen. Wie in Abschnitt 2.8 ausgeführt, gibt es in sprach- und bewusstseinsfähigen Systemen zwar zweckorientierte Episoden. Die Gesamtdynamik eines Systems unterliegt aber keinem Ziel oder Zweck. Es gibt keine Instanz im System, die dieses von ihm gesetzten Zwecken unterwerfen könnte. Symptome verfolgen keine Zwecke, und keine Systeminstanz könnte es zur Erfüllung bestimmter Zwecke ins Leben rufen. Die als teleologisch-funktionalen Erklärungen formulierten »Um-zu«-Zwecke gehören daher zum Beobachter des Systems, der sich dessen Geschehen dadurch erklärt. Das gilt auch für Selbstbeobachter, die sich dadurch ihr eigenes Verhalten erklären. Eine logische Buchführung unterscheidet also zwischen System und Systemerklärung. Hat man diese Unterscheidung im Kopf, dann lässt sich praktisch gut damit arbeiten.

***Fallbeispiel:* Funktion von Zwangsverhalten in einer Familie**

Ein Ehepaar, beide Mitte 40, wendet sich nach einer wenig erfolgreichen Einzeltherapie ihres zweiten Sohnes zusammen mit diesem an den Therapeuten im Wissen, dass dieser »auch mit Familien« arbeite. Der Vater, Herr E., ist Leiter einer Erwachsenenbildungseinrichtung, Frau E. war pharmazeutisch-technische Angestellte in einer Pharmafirma und ist seit vielen Jahren Hausfrau. Ihr Sohn hat exzessive Wasch- und Kontrollzwänge. Dem unterwerfen sich über weite Strecken sowohl die Eltern wie auch der ältere Bruder. Die Eltern haben gemäß ihrem Verständnis einer christlichen Lebensführung den Umgang miteinander und mit ihren Kindern nach den Prinzipien der Fürsorge, der Empathie und der Gleichberechtigung aller Personen im System gestaltet. Der jüngere Sohn hatte in der Zeit der Frühpubertät Kontroll- und Waschzwänge entwickelt, die einzeltherapeutisch (mit verhaltenstherapeutischen Expositionen) vorübergehend symptomlindernd behandelt worden waren. Um es hier vorwegzunehmen: Auch die Bildung einer teleologisch-systemisch-funktionalen Hypothese erbrachte nicht das Wunder einer Symptomelimination, wohl aber eine gute Basis für einige Veränderungen im Familiensystem, denen dann wieder weitere und deutliche Fortschritte in der Einzeltherapie des jungen Mannes folgen konnten. Die Anwendung des »Dreifachblickes« der systemisch-funktionalen Erklärung erbrachte Folgendes:

- *Blick 1*, auf den Sohn: Der jüngere Sohn (mittlerweile 17 Jahre) ist der Symptomträger. Das Symptom besteht aus Wasch- und Kontrollritualen, die zu langen Zwangsritualen im Bad führen, wobei Eltern und Bruder ihn nicht stören dürfen (dann ist das Bad für andere tabu). Auf vielen Gebieten des Familienlebens wird er entlastet, weil Belastungen bei ihm zu Zwangsverhalten führen.
- *Blick 2*, auf das System: Systemkennzeichnend sind die erwähnten beschwichtigenden und fürsorglichen Kommunikationsstile. Mutter und Vater lehnen z. B. eine Autofahrt für den Patienten nie ab, auch wenn sie gute Gründe dafür hätten.
- *Blick 3*, auf die Wechselwirkung zwischen System und Symptom: Einerseits ermöglicht das Symptom den Eltern, ihre Zuneigung und ihre Fürsorge für ihr Kind zu zeigen, sie opfern viele eigene Interessen zum Wohl des »kranken Kindes«. Auch der ältere Bruder wird dazu erfolgreich aufgefordert und stellt viele eigene Interessen zurück. Zum Streit zwischen den Eltern kommt es angesichts ihrer Aufmerksamkeitsfixierung auf den Sohn erst gar nicht. Die Söhne formulieren keinerlei prinzipielleren Widerspruch gegen die von ihren Eltern vorgelebte christliche Lebensführung. Andererseits erzeugt die geschilderte Systemdynamik auch das Symptom. Denn dieses ermöglicht aus einem anderen Blickwinkel etwas, das es auch braucht und das es den geschilderten Familiennormen nach sonst gar nicht haben könnte: die Ausübung von »Macht« eines Systemmitgliedes über andere und die Formulierung deutlicher Grenzen. Dem Sohn sind als »krankem Zwangspatienten« die Interessen der anderen Systemmitglieder während seiner stundenlangen Rituale ziemlich gleichgültig. In der Dimension Nähe/Distanz und Bindung/Autonomie würde im System ohne Symptom die Dimension des »Wir« komplett dominieren. Das Symptom führt die Position des »Ich« ein.

In der Therapie werden dem System diese Hypothesen transparent vorgestellt als ein mögliches Beschreibungs- und Erklärungsmodell für das Symptom. Es folgt die »Erklärung«, dass »das Symptom als Familiengast« das System herausfordert, etwas zu entwickeln, was ohne diesen Gast tabu wäre: »Ich statt Wir« und die Beantwortung der Frage, wie man aus einem solchen fürsorglichen »Harmoniesystem« aussteigen könnte. Diese These ist für alle anschlussfähig. Die Eltern entwickeln nun ihrerseits Abgrenzungen – z. B. seitens der Mutter: »Am Morgen zwischen 7.00 Uhr und 7.30 Uhr gehört das Bad mir!« Der Vater weigert sich, nach einem anstrengenden Seminartag seinen Sohn von einem Arbeitskreis abzuholen, nur weil das für diesen stressfreier wäre, als mit dem Bus zu fahren. Im Rahmen dieser Entwicklung entscheidet sich der junge Mann, seine berufliche Ausbildung in einem Internat mit Schule fortzusetzen.

3.4.7.5 Ein System sagt Nein: Umgang mit Dissens

Zeigt ein System ein offenes Nein zu angebotenen funktionalen oder anderen hypothetischen Erklärungen, sollte das vom Therapeuten immer als Form der Kooperation begrüßt werden. Man kann jedes Nein nutzen, um nachzufragen: »Was habe ich nicht verstanden?« Jeder Dissens kann therapeutisch utilisiert und sollte nicht abwertend als »Widerstand« gedeutet werden. Stimmt ein System auch nach einer solchen »Würdigung des Neins« einer angebotenen These grundsätzlich nicht zu, sollte sie für die praktische Arbeit mit ihm fallengelassen werden. Man kann sie als falsifiziert ansehen, oder es ist vielleicht nicht der richtige Zeitpunkt, mit ihr zu arbeiten. Oft ist der Dissens eines Systems ein Zeichen dafür, dass man etwas ganz anderes und für das System Wichtiges übersehen hat – z. B. dass dem System oder Teilen davon eine Anerkennung für etwas fehlt. Funktionale Thesen passen nicht, wenn das Symptom eine späte Reaktion auf eine traumatische Erfahrung darstellt. Manchmal zeigt sich, dass das Symptom Ausdruck davon ist, dass der »Symptomträger« mit einem ganz anderen als mit dem in der Hypothese beschriebenen System verstrickt ist.

3.4.7.6 Ein System sagt Ja: Nutzung des Konsenses

Zeigt das System Konsens zu einer hypothetischen Erklärung, kann man üblicherweise mit einer von drei nun möglichen Interventionen *weitermachen:*

- *Symptomverschreibung:* Der Person oder dem System wird empfohlen, dass das Symptomverhalten »noch eine Zeit lang« weiter gezeigt werden soll – mit einer durch die Hypothese möglich gewordenen neuen sinnstiftenden Begründung. Diese kann auch einmal provozierender Art sein: »Sie sind aus meiner Sicht noch nicht in der Lage, zu Ihrem Partner Abstand herzustellen ohne das Symptom – also brauchen Sie es noch eine Weile.«

- *Therapieziel Risikofolgenabschätzung:* Da auf Grund der funktionalen Hypothese das Symptom oder Problem eine positive Funktion hat und deshalb bei Wegfall des Symptoms eine »Lücke« entstehen würde, sieht man sich mit dem System die potenziellen Risiken an, die diese Lücke für das System haben könnte. Wenn das Symptom z. B. wichtig ist für die Regulierung von Nähe und Distanz, Macht- und Ohnmachtsverteilung: Welche Probleme oder Konflikte sind dann zu erwarten, wenn dieser »Familiengast« verschwindet? Ist die Person oder das System bereit, den Preis zu bezahlen, der mit einem Symptomverzicht einhergehen könnte (was im Extremfall bei einem Paar ja auch einmal eine Trennung sein könnte)?
- *Entwicklung und Etablierung eines zum Symptom funktionsäquivalenten alternativen Verhaltens:* Das ist die wichtigste und häufigste Intervention, wenn das System Konsens zu einer funktionalen Erklärung zeigt. Mit welchem alternativen Verhalten kann die Funktion, die das Symptom bisher erfüllt hat, erzielt werden? Wenn das selbstverletzende Verhalten einer jungen Frau im System die Funktion hatte, den Eltern vor Augen zu führen, dass sie sich in der Familie bisher schlecht behandelt oder vernachlässigt fühlte, kann man sich fragen: Mit welchen anderen (heilsameren) Verhaltensweisen könnte das Mädchen diese Botschaft senden? Was könnten die Eltern tun, um ihr dabei zu helfen? Was könnten die Eltern tun, um ihr das Gefühl eines guten Platzes in der Familie zu geben?

Die Umsetzung solcher funktionsäquivalenten Handlungen nehmen manche Systeme dann von alleine vor. Manchmal bedarf das weiterer therapeutischer Unterstützungen. Hier lassen sich sehr gut Verfahren aus der Verhaltenstherapie einsetzen: Rollenspiel, Hausaufgaben, Selbstkontrollverfahren, Kontrakte. Wenn neue Kommunikationsformen notwendig sind, damit das System ohne Symptom gut leben kann, können sie in der Therapie eingeübt werden: Vorwürfe artikulieren, nachfragen, abgrenzen, danken, bitten, Zuneigung zeigen, Anerkennung aussprechen usw. Hier erweisen sich auch unter therapeutischer Anleitung erstellte Briefe an ein oder an mehrere Systemmitglieder als gute Methode.

Eine 68-jährige Mutter, deren Ehemann kürzlich verstorben war, hatte z. B. ein großes Bedürfnis nach emotionalem Beistand durch ihre zwei erwachsenen, entfernt wohnenden Kinder. Diese hatten sich nach dem Tod des Vaters zurückgezogen. Solche Bedürfnisse auszudrücken hatte noch nie in das Kommunikationsrepertoire dieser Familie gehört. Die Mutter drückte ihr Bedürfnis nach Nähe zu ihren Kindern über ihr Symptom der Depression und der Somatisierung aus, so die therapeutische Hypothese. Mit dieser funktionalen These im Rücken inspirierte der Therapeut die Witwe, ihren Kindern einen offenen Brief über ihre Gefühle und ihre Wünsche zu schreiben. Sie fragte die Kinder darin ehrlich und klar nach den Gründen ihrer Distanzierung und ob sie bereit wären, ihr in der Trauerphase beizustehen. Wie oft in Systemen, kam die Antwort auf den Brief verzögert: zuerst ein längeres Schweigen, dann ein Blumenstrauß der Tochter und dann die Absprachen, wer wann wen besucht.

Nicht immer kann das alte Symptomverhalten durch ein funktionsäquivalentes Verhalten ersetzt werden. Wenn Symptom und Problemverhalten Versuche darstellen, etwas zu erlangen oder einen Systemzustand aufrechtzuerhalten, den aufrechtzuerhalten nicht möglich ist, der sich überlebt hat oder der nicht mehr wiederherzustellen ist, steht vielleicht ein Abschied an. Dem muss sich dann der Einzelne oder das ganze System stellen. Systemtheoretisch geht es hier um einen Phasenübergang von einem in einen anderen Systemzustand auf personaler oder systemischer Ebene. Das braucht vor allem Zeit. Dazu bedarf es meistens einer eigenen Systemdiagnose: »Ihr System ist in einer Krise, und Krisen brauchen Zeit.« Das kann der Therapeut einem System auch sagen.

Das Symptomverhalten von Erwachsenen kann vor diesem Hintergrund gelegentlich als Versuch gedeutet werden, vom aktuellen System etwas zu erhalten, was man im Herkunftssystem als Kind oder Jugendlicher schmerzlich vermisst hat: Fürsorge, Zuspruch, Geborgenheit, Entlastung von überfordernden Lasten. Das Symptomverhalten wäre dann ein Versuch, dadurch etwas zu erhalten, was man früher vermisst hat. Sich auf eine solche Sicht nicht nur kognitiv, sondern auch emotional einzulassen kann zu einer Krise im Selbstverständnis und im Erleben einer Person führen. Neben authentischeren Formen, solche Wünsche, Gedanken und Gefühle im aktuellen System zum Ausdruck zu bringen als durch Symptome, kann es auch um die schmerzliche Erkenntnis gehen, dass die Geschichte nicht revidierbar ist, dass es also darum geht, Sehnsüchte loszulassen. Das gilt im Paarsystem für Partner, die vom anderen bewusst oder unbewusst das erwarten, was sie von den Eltern nicht bekommen haben. Hier können Sätze heilsam sein, die den Partner und sich selbst davon freisprechen, für das Erfüllen alter Sehnsüchte sorgen zu müssen: »Meine an dich gerichtete Sehnsucht (oder: Mein Zorn auf dich, meine Angst vor dir, meine Angst um dich, meine Kontrollversuche dir gegenüber ...) haben mit dir nichts zu tun. Das gehört zu mir, in ein anderes System und in eine andere Zeit. Du kannst mir aber nun, da du diese wunde Seite in mir kennst, helfen, leichter damit zu leben, indem du ... (mich umarmst, ab und zu ein liebes Wort zu mir sagst, mich nicht mehr anschreist, mich bei deinen Entscheidungen nicht mehr übergehst usw.).«

3.4.8 Interventionen auf der Verhaltensebene: Veränderung von Interaktionsmustern

Man kann ein System oder ein Systemmitglied dazu anregen, bisheriges Verhalten zu unterlassen oder ein neues zu erproben. Wenn in einem interaktionellen Muster eine Seite das Verhalten ändert, wird das Muster unterbrochen. Therapeuten können konkrete neue Verhaltensweisen oder die Unterlassung bestimmter alter Handlungen vorschlagen. Man kann einen solchen Vorschlag an ein ganzes System richten (»Jeder von ihnen könnte ...«) oder nur an einen Einzelnen (»Bis zur nächsten Sitzung könnten Sie ...«). Verhaltensverschreibungen können mit Beobachtungsaufgaben kombiniert werden (»... und beobachten Sie dabei, wie andere darauf reagieren«).

In der Systemtherapie wurde der der medizinischen Welt entnommene und heute nicht mehr unproblematische – weil einseitige instruktive Interaktionen unterstellende – Begriff »Verschreibung« verwendet, der zum Ausdruck bringen sollte, dass ein Therapeut eine bestimmte Verhaltensweise in seiner Rolle als Experte »verordnet«. Verschreibungen sollten mit einer sinnstiftenden Begründung einhergehen, die angibt, warum ein Verhalten oder eine Verhaltensunterlassung empfohlen wird. Solche Verhaltensverschreibungen führen indirekt auch den Gedanken ein, dass die Systemmitglieder aktiv Handelnde sind: Wer etwas tut oder unterlässt, ist dabei aktiv.

3.4.8.1 Als-ob-Verschreibungen

Paul Watzlawick hat in seinen Werken vom Erfolg seiner »Als-ob-Verschreibungen« berichtet (vgl. etwa 1981). Im Kern wird einem System empfohlen, so zu tun, »als ob« das Problem gelöst sei. Diese Methode ist schlicht, enthält aber, wenn sie vom System befolgt wird, Veränderungspotenzial. Sie ist aus Sicht des Autors nur wirksam, wenn auch einige Erfolgsbedingungen dafür gegeben sind: ein hohes Vertrauen des Systems in die Vorschläge des Therapeuten, gepaart mit einer gewissen Risikobereitschaft, vom Alten loszulassen. Gehört zum Als-ob, dass ein bestimmtes Verhalten unterlassen wird, darf dieses keine wichtige Funktion für das System haben. Ein Leben ohne Symptomverhalten sollte eine gewisse Anziehungskraft haben. Der Systemzustand, der durch das Als-ob-Verhalten hergestellt wird, darf nicht besonders angstbesetzt sein. Das sind fünf Bedingungen, die nicht immer gegeben sind oder die erst hergestellt werden müssen. Die wichtigste Variante dieses Interventionstypus besteht darin, dass ein Patient aufgefordert wird, eine Zeit lang so zu tun, als sei das Problem gelöst.

In einer Paartherapie begründete die Ehefrau die Zurückhaltung ihrer Interessen oder auch ihrer Kritik ihrem Partner gegenüber stets mit dem somatopsychischen Leidenszustand ihres Mannes, den sie nicht durch neues Verhalten verschlimmern wolle. Der Therapeut führte hier eine Als-ob-Verschreibung ein und schlug vor, der Ehemann solle vier Wochen lang stets so tun, als gehe es ihm gut. Er solle auf keinen Fall seine Frau erkennen lassen, falls es ihm schlecht gehe. Der Mann hielt sich daran. Die Frau veränderte nichts. In der nächsten Sitzung konnte der Mann daher aus der Rolle des »Verursachers« ihrer Zurückhaltung entlassen werden, und die Aufmerksamkeit der Frau konnte auf andere »Kontexte« ihres Kommunikations- und Interaktionsstils gerichtet werden. Diese wurden nun in ihrem Herkunftssystem gefunden und betrafen dort die Systemregeln für »Ehefrauen und Mütter«.

Jetzt war die Tür dafür offen, dass die Frau sich einmal mit sich selbst und nicht mehr mit den Leiden ihres Mannes beschäftigte.

Für manche Musterunterbrechungen ist es sinnvoll, dass sie in Anwesenheit des Therapeuten konkret operationalisiert und entwickelt werden. Wenn das neue, funktionsäquivalente Verhalten nicht oder nur in geringem Maße zum bisherigen Verhaltensrepertoire eines Patienten oder eines Systems gehört, d. h., wenn hierzu keine Wiederholungen oder Gewohnheiten vorliegen, empfiehlt es sich, das neue Verhalten in der Therapiestunde selbst genau durchzuspielen und dort mit der Bildung neuer Gewohnheiten zu beginnen. Wer z. B. bisher nur Vorwürfe gemacht hat, um seine Interessen auszudrücken, könnte den »Ich-wünsche-mir-von-dir«-Stil in Wortwahl, Tonfall und Gestik vielleicht erst mal im therapeutischen Setting trainieren. Was in der Verhaltenstheorie »Prompting« genannt wird (der Therapeut gibt das neue Verhalten anleitend vor), wäre aus systemischer Sicht dann eine Anleitung zur Musterunterbrechung.

3.4.8.2 Tun und lassen: Lösungsorientierung auf der Verhaltensebene

Die von de Shazer (1989) entwickelte Lösungsorientierung hält für Veränderungen im Verhaltensbereich zwei Regeln bereit: »Wenn etwas nicht klappt, mach etwas anderes« und »Wenn du weißt, was hilft, mach mehr davon«. Man kann daraus zwei Varianten von Verhaltensänderungen ableiten. Die eine besteht »nur« aus einer Unterlassung. Aus der Sicht einiger Systemtheoretiker wird die Bedeutung der Unterlassung als Musterunterbrechung oft unterschätzt (so etwa bei Lenz et al. 2000). Vertraut man der Selbstorganisation eines Systems, »weiß« man, dass ein System die Unterlassung eines alten Musters mit der Entwicklung eines neuen beantworten wird. Zeigt sich z. B. in der Anwendung der ersten Regel von de Shazer für den Partner eines Patienten mit Wasch- und Kontrollzwängen, dass weder die Teilnahme des Partners an den Zwangsritualen noch seine Versuche, den anderen durch Dispute vom Unsinn der Zwangsrituale zu überzeugen, am Zwang selbst irgendetwas verändern, kann man ihn zur Unterlassung einer oder beider Handlungen auffordern. Folgt er dem nachhaltig, kann der »Zwangskranke« bzw. das Paarsystem gar nicht anders, als sich darauf neu einzustellen. Ein weiteres Beispiel einer »großen Wirkung« auf eine »kleine Unterlassung«: Ein junger, beruflich sehr engagierter Mann berichtet von zähen Verstrickungen, in denen er sich in den Teambesprechungen permanent verfängt. Kommen Themen auf den Tisch, über die es im Team verschiedene bis kontroverse Meinungen gibt, gehe der Kampf um die richtige Meinung los. Er sei dann von Anfang an mittendrin und könne nicht mehr »aufgeben«. Die Unterlassungsempfehlung lautete: »Ergreife nicht das Wort, bevor nicht mindestens drei andere gesprochen haben.« Die Wirkung überraschte ihn, und wie von selbst stellte sich eine gelassene Zurückhaltung ein. (Konkrete Fallgeschichten zur Wirkung von Unterlassungen finden sich bei Lenz et al. 2000.)

Ideen zu Verhaltensänderungen, die sich aus der zweiten Regel von de Shazer (»... mach mehr davon«) ergeben, folgen meistens der »Ausnahme« – oder der »Wunderfrage«. Mit beiden wird erforscht, woran genau eine Person oder ein System erkennen würde, dass das Problem gelöst sei (Wunder), oder was genau getan wurde, als es in der Vergangenheit nicht auftrat (Ausnahme). Hat man nämlich herausgefunden, was jemand konkret tut oder unterlässt, wenn es ihm gut geht oder wenn er das Problem nicht hat, kann man die übliche Abfolge ändern: »Warte nicht, bis es dir gut geht, um das zu tun, was du dann tätest, sondern tu das gleich und beobachte, wie es dir geht.«

3.4.9 Veränderung durch Systemaufstellungen

Aufstellungen (vgl. 3.3.3.3) bieten sich außer zur Systemdiagnose auch dafür an, Veränderungen direkt in ein System einzuführen. Aufstellungen sind im Sinne von Grawe (2004) »Problemaktualisierungen«: Im aufgestellten System zeigt sich das Problem im Hier und Jetzt. Die problematischen Beziehungen oder Positionen sind im System aktuell im Raum sichtbar und werden von den Teilnehmern gefühlt. Der therapeutische Leiter kann in dieser Situation »live« Musterunterbrechungen durchführen. Das betrifft zum einen Positionsveränderungen im Raum. Wo es zu dicht ist, wird mehr Distanz hergestellt. Wer »dazwischen« steht, kann »gegenüber«gestellt werden. Wer auf ungute Art »draußen« steht, kann »hereingeholt« werden. Wer am »falschen« Platz steht (z. B. ein Kind als Partnerersatz bei Vater oder Mutter), kann sich an die »richtige« Stelle zu seinen Geschwistern begeben. Zum anderen betrifft es Musterunterbrechungen durch *neue Sprechakte* während einer Aufstellung.

In Aufstellungen haben mehr als in anderen therapeutischen Settings nämlich ganz spezifische Sprechakte ein hohes Veränderungspotenzial. Nach Simon (in Weber et al. 2005, S. 54 f.) sind Therapiegespräche üblicherweise Metakommunikationen *über* das, was im Alltag von Systemen geschieht oder nicht geschieht.

In therapeutischen Aufstellungen sind sonst sehr seltene Sprechakte des »Erklärens«, des »Bekanntmachens« oder des »Mitteilens« in *aktueller Inszenierung* möglich. Gemeint sind Sätze wie »Ich danke dir für ...«, »Hiermit lasse ich es bei dir«, »Ich habe dir verziehen«, »Du bist mir nichts mehr schuldig«, »Du gehörst zu uns« usw.: Solche Sätze werden mit einer gewissen Dramaturgie gesprochen, die zeigt, dass das jetzt Sätze sind, die ihre Bedeutung durch einmaliges Aussprechen erlangen und nicht durch Wiederholung (zugleich *vollzieht* sich ihre Bedeutung, indem sie gesprochen werden). Man befindet sich dann an einer Stelle, an der Veränderung nicht die Bildung neuer Gewohnheiten bedeutet, sondern durch einmalige Akte des Erklärens, Bekanntmachens und Mitteilens *stattfindet.* Der Aufstellungsleiter kommuniziert in diesen Momenten nicht auf einer Metaebene mit dem Klientensystem, sondern regt die Teilnehmer der Aufstellung an, diese – eventuell wechselseitigen – Sprechakte des Mitteilens, des Verkündens oder des Erklärens »hier und jetzt« vorzunehmen. In der Regel geht es inhaltlich bei diesen Akten um »heilsame Botschaften« füreinander (vgl. 3.4.5.3): dass jemand jemandem einen Platz gibt, seinen Platz einnimmt, jemandem dankt, zu etwas steht, jemanden für etwas anerkennt, einen Dank annimmt oder jemandem etwas »lässt« (z. B. einen Schmerz oder ein Glück). Wenn das heilsam wirkt, war der im therapeutischen Raum vorgenommene Sprechakt selbst die Veränderung. Er hat »Hiermit-...«-Charakter, d. h., ab jetzt ist etwas anders als vorher. Das wird von allen Beteiligten sofort erfahren. Systemtheoretisch und praktisch wird der Erfolg einer solchen Intervention in einem System sich allerdings nur daran messen lassen, ob sich nachhaltig neue Gewohnheiten (Iterationen) bilden: neues Fühlen, neues Denken, neues Handeln. Zu deren Etablierung braucht es aber oft noch weitere therapeutische Begleitung.

4. Systeminformationen und Systeminterventionen in verhaltenstherapeutischen Fallberichten

Wenn ambulant oder stationär tätige Verhaltenstherapeuten Systemdaten oder Systeminterventionen in ihre Fallkonzeptionen integrieren wollen, muss das auch in ihren verhaltenstherapeutischen Falldokumentationen seinen Platz finden.

Dass Daten und Methoden aus anderen Psychotherapieverfahren in die Verhaltenstherapie integriert werden, ist nicht neu. Konstrukte wie »nicht wahrgenommene Bedürfnisse«, »intrapsychische Konflikte«, »sich in Träumen zeigende Persönlichkeitsanteile« oder »sich somatisch äußernde Gefühle« entstammen sämtlich anderen Therapieschulen und werden in vielen VT-Fallkonzeptionen nutzbringend verwendet. Dass sie Eingang in verhaltenstherapeutisches Denken und Handeln gefunden haben, hat gute Gründe: Der *Gegenstandsbereich* aller Psychotherapieverfahren ist menschliches Leiden, das mit psychologischen Theorien und Verfahren beschrieben, erklärt und behandelt werden kann. Keine Schule kann es sich auf Dauer leisten, Beschreibungs- und Behandlungsmöglichkeiten, die in Zusammenhang mit diesem Leiden stehen, zu übergehen, wenn diese sich als heilsam erwiesen haben, aber aus einer anderen Schule stammen.

Wenn der Systemblick oder die Systemtheorie einem Behandler Informationen über einen Patienten, seine Systeme oder sein Umfeld liefert, deren Berücksichtigung die Therapie effektiver macht, sollte sich keine Schule dem entziehen. Das gilt auch umgekehrt: Wenn z. B. das störungsspezifische Wissen der Verhaltenstherapie es ermöglicht, einem Patienten besser zu helfen, sollte kein Systemiker prinzipiell darauf verzichten. Verhaltenstherapeuten, die ihrer VT-Identität treu bleiben wollen, müssen und können das »systemische Material« in ihrer VT-Sprache darstellen – auch wenn sie dabei an Grenzen der Übersetzungsmöglichkeiten stoßen und diese dann anerkennen müssen. Das kann wichtig dafür sein, dass man innerhalb einer Schule mit Kollegen im Diskurs bleiben kann. Dass und wie es möglich ist, systemische Aspekte in VT-Falldokumentationen einzubeziehen, soll im Folgenden kurz dargestellt werden. Sechs Bereiche sind davon betroffen:

- *Zur systembezogenen Anamnese:*
  - Geschichtliche Daten eines Systems, die dieses geprägt haben, inklusive Daten aus der Mehrgenerationenperspektive; Systemregeln (frühere, gegenwärtige); systemtypische Kommunikations- und Interaktionsmuster (frühere, gegenwärtige); typische Systemstorys; systemtypische Werte und Redewendungen.
  - *Aktuelle Beziehungsmuster oder Beziehungsaspekte,* die hypothetisch mit der Genese eines Problems in Zusammenhang gebracht werden oder die für eine Symptomatik funktionale Bedeutung haben könnten. Das betrifft z. B. die Beziehungsdimensionen (Nähe/Distanz, Macht/Ohnmacht usw.), den Platz oder die Rolle des »Symptomträgers« im System oder die bisherigen Problemlösemuster des Systems.
  - *Symptomerklärungen:* Welche Symptomerklärungen (»Krankheitsmodelle«) liegen im System selbst vor? Welche systemischen Erklärungen hat der Therapeut (z. B. teleologisch-funktionale Erklärungen)?
- *Systemische Problemdefinition:* Kann aus systemischer Perspektive ein Problembereich definiert werden, der nicht eine Person, sondern ein Muster beschreibt (z. B. eine symmetrische Eskalation, eine komplementäre Lähmung, ein Kommunikationsstil, ein Interaktionsmuster, eine Systemregel)?
- *Behandlungsziele:* Ziele, die den Einzelpatienten und sein Verhalten im System oder sein Verhältnis zum System betreffen. Ziele, die eine Beziehung betreffen: Welche Systemmuster (Denkweisen, Regeln, Interaktionsmuster, Kommunikationsstile) sollen verabschiedet, welche neu eingeführt werden?
- *Therapieplanung:* Was kann der Therapeut tun oder was gedenkt er auf Grund einer systemischen Hypothese gezielt zu unterlassen, um mit dem Einzelpatienten oder mit dem ganzen System Ziele zu erreichen: Anwendung klassischer VT-Methoden? Anwendung von Methoden, die der Systemtherapie entnommen sind?

5. Evaluation: Wem nützt die Systemtherapie?

Aus systemtheoretischer Sicht kann Evaluation ein eigenes System oder Teil des Therapiesystems sein. In ersterem Falle evaluiert eine andere Organisation mit ihren eigenen Konzepten die Therapie von außen. Im anderen Falle ist die Evaluation Bestandteil der Therapien. Kurt Ludewig (1988) hat für die evaluative Bewertung von Therapien die Grundkategorien Nutzen, Schönheit und Respekt vorgeschlagen. Evaluationssysteme, die Therapien von außen evaluieren, verwenden üblicherweise primär die Kategorie des Nutzens, manchmal unter Einbeziehung des ökonomischen Aspektes der Effizienz (Verhältnis von Aufwand, Zeit, Geld und Ergebnis). Auch für Evaluationssysteme gilt, dass sie nach den Gesetzen ihrer eigenen Autopoiese funktionieren. Auf Grund dieser Autopoiese haben sie ihre eigenen Subsysteme entwickelt (Geldbeschaffung, Forschungsdesign, Datenerhebung, Datenauswertung, Datenpräsentation) und treffen sie ihre spezifische Auswahl (z. B. hinsichtlich Fragestellungen, Nutzenoperationalisierungen, Datenerhebungs- und Auswertungsformen usw.). Auch sie interagieren dabei mit Umwelten, die sie durch ihre Eigenoperationen selbst definieren: Geldgeber, andere Wissenschaftszweige, Forschungsgegenstände, Adressaten ihrer Forschungsergebnisse. Von Interesse für die Entwicklung einer Therapieschule ist die Frage, ob und, wenn ja, wie Therapiesystem und Evaluationssystem aneinander ankoppeln: Sind sie gegenseitig anschlussfähig? Was nimmt das eine System vom jeweils anderen wahr, und wie reagiert es darauf? Was wird ignoriert? Wohin driften beide Systeme, wenn sie sich strukturell koppeln?

Zur Frage der Evaluation des systemischen Ansatzes sei der Schwerpunkt hier auf den Aspekt der Nützlichkeit gelegt. Dazu bieten sich vier Perspektiven an:

- Inwiefern nutzt der systemische Ansatz Patienten?
- Inwiefern nutzt er dem System, in dem der Patient lebt?
- Welchen Nutzen hat der systemische Ansatz für eine Gesellschaft, die ihn finanziert?
- Inwiefern nutzt er Therapeuten, die mit diesem Konzept arbeiten?

Auf die ersten drei Perspektiven soll kurz eingegangen werden.

5.1 Nutzen des systemischen Ansatzes für Patienten

Auf politischer und juristischer Ebene ist die Frage, ob die systemische Therapie wissenschaftlich und für Patienten nützlich und effektiv ist, entschieden. Das Oberverwaltungsgericht Nordrhein-Westfalen hat am 4.8.2008 mit einstimmigem Beschluss das Land NRW verpflichtet, eine Ausbildungsstätte gemäß Psychotherapeutengesetz auf dem Vertiefungsgebiet »Systemische Therapie/Familientherapie« zumindest im Bereich der Kinder- und Jugendlichenbehandlung zuzulassen. Dabei ging es um die *Bestätigung der Wissenschaftlichkeit* des systemischen Ansatzes. Seine generelle politische und wissenschaftliche Anerkennung durch den wissenschaftlichen Beirat im Dezember 2008 gründete primär auf dem *Nachweis seines Nutzens und seiner Effektivität bei der Behandlung psychischer Störungen von Erwachsenen, Kindern und Jugendlichen.* Damit ist im juristischen ebenso wie im politischen System zur Kenntnis genommen und positiv bewertet worden, was Evaluationssysteme über viele Jahre an Wissen produziert haben zur empirischen Evaluation der Systemtherapie. Das breite Spektrum empirischer Befunde hierzu findet sich in Sydow et al. (2007; vgl. zusammenfassend Schweitzer et al. 2007). Nach der Metaanalyse der Autoren ist die Wirksamkeit der Systemtherapie mit 43 (von 50) randomisierten kontrollierten Studien bei kindlichen und jugendlichen Patienten gut belegt für Störungen des Sozialverhaltens und der jugendlichen Delinquenz, Substanzstörungen, Essstörungen, Hyperaktivitätsstörungen sowie schweren psychischen Krisen. In Kombination mit anderen Interventionen (z. B. Pharmakotherapie) bei Kindern und Jugendlichen ist Systemtherapie auch für die Behandlung von psychischen Problemen im Zusammenhang mit der Bewältigung schwerer körperlicher Erkrankungen und Schizophrenie indiziert.

Bei erwachsenen Patienten ergibt sich ein ähnliches Bild. Hier ist die Wirksamkeit der Systemtherapie durch 27 (von 33) randomisierte kontrollierte Studien u. a. für die Behandlung von Depressionen, Substanzstörungen, Schizophrenie und psychischen Problemen sowie für die Bewältigung chronischer somatischer Erkrankungen belegt. Als Besonderheit gilt, dass der Nutzen des systemischen Ansatzes gerade bei schwereren Störungsbildern gut nachgewiesen werden konnte, was wichtig ist für die Einschätzung der Effizienz und des gesundheitspolitischen Wertes einer Therapieschule. Die in der Metaanalyse verarbeiteten Forschungen wiesen sowohl eine deutliche Beeinflussung der Leitsymptomatiken bzw. der störungsspezifischen Symptombereiche wie auch der störungsübergreifenden Aspekte durch die systemische Therapie nach. Zum Beispiel sind Drop-out-Raten bei der Systemtherapie meistens geringer als bei anderen Verfahren. Dem systemischen Ansatz gelingt es etwa in der Therapie mit dissozialen Jugendlichen gut, das Gesamtsystem in die Behandlung einzubeziehen. Auch die subjektive Patientenzufriedenheit ist bei systemischer Therapie hoch und meistens höher als bei anderen Verfahren. Besonders gut untersucht ist diese Therapie bei Drogenkonsum und bei Essstörungen.

Ein anderer Zweig der Evaluation des systemischen Ansatzes ist die Erforschung seines Nutzens und seiner Effizienz innerhalb der Verhaltenstherapie, wenn diese mit systemischen Ansätzen arbeitet. Hier stellt die »funktionale Familientherapie« eine der bestevaluierten systemischen Behandlungsformen dar mit positiven und zum Teil besseren Ergebnissen als andere Therapieansätze bei der Behandlung delinquenten Verhaltens von Jugendlichen (vgl. zusammenfassend Heekerens 2002).

In dieses gesamte Datenmaterial, das sich ausschließlich auf die Beforschung von Störungsbildern gemäß ICD oder DSM bezieht, geht das breite Spektrum systemischen Arbeitens in Erziehungs-, Familienberatungs- und Paarberatungsstellen gar nicht ein. Nach Auskunft der *Bundeskonferenz für Erziehungsberatung* geben 60 Prozent der Mitarbeiter von Lebens- und Erziehungsberatungsstellen an, über eine systemische Zusatzqualifikation zu verfügen (vgl. Angaben in Schweitzer et al. 2007, S. 14).

Nutzen für das Ehepaar W.

Die wichtigsten systembezogenen Interventionen und ihr Nutzen für das Paar waren:

- Beide hatten einen Brief an ihre »nicht gelebte Vergangenheit« – d. h. an das vermisste Ideal – geschrieben und hatten darin ebenso ihre Sehnsüchte wie ihre Trauer über ihre Nichterfüllung zum Ausdruck gebracht. Das Ergebnis war ein Gefühl des Loslassenkönnens.

- Herr und Frau W. wurden angehalten, vor ihren Kindern anerkennende Sätze zum Erziehungsstil des jeweils anderen auszusprechen.
- Von besonderer Bedeutung war die Erneuerung ihres »Paarkontraktes«: Als sie sich bewusst wurden, dass sie sich beide ungewiss waren, ob der andere »noch zur Partnerschaft stehe«, konnten sie sich dessen gegenseitig vergewissern mit entsprechenden direkten Botschaften aneinander.
- Entpathologisierung: Frau W. hatte immer gespürt, dass sie sich in ihrer Existenz über ihre Kinder und deren Wohlbefinden definiere – was sie an sich selbst negativ bewertet hatte. In der Therapie wurde das als akzeptable Variante ihrer weiblichen Lebensform rekonstruiert – mit großer Erleichterung für sie.
- Von großer Hilfe war es, die Nöte und Verstrickungen in der Familie nicht als Ausdruck persönlicher Probleme oder Defizite zu sehen, sondern als »Normalfall«, wenn zwei Menschen mit zwei sehr verschiedenen familiären Erfahrungen und Lebensentwürfen in einer Stieffamilie zueinanderkommen.
- Erkenntnisse: Für Frau W. was es wichtig zu erkennen, wie sehr ihre Erfahrung als Adoptivkind ihre Ideale geprägt hat und dass es nicht die Aufgabe ihres Mannes ist, diese alten Sehnsüchte zu erfüllen. Herr W. hat verstanden, wie sehr ihn die Abwesenheit seines leiblichen Vaters in seiner Herkunft geprägt hat und wie nahe er ihm ist, wenn er nach autonomer Existenz neben der Familie strebt, und dass dies die Quelle seines Zornes ist, wenn aus seiner Sicht seine Frau bestimmen will, welchen Platz er einzunehmen habe.

5.2 Nutzen für Angehörige, Paare und Familien

Wenn ein »identifizierter Patient« im Fokus steht, bietet der systemische Ansatz konzeptuell eine Entlastung von die Beschuldigten ebenso wie die Beschuldiger belastenden Schuldfragen. Weder der identifizierte Patient noch andere werden vom systemischen Ansatz einseitig verantwortlich für systemisch-interaktionelle Dynamiken und ihre Resultate gemacht. Diese Haltung wird Einzelnen und Systemen auf vielen Ebenen ebenso mitgeteilt wie die grundsätzliche

Unterstellung, dass jedes System, sei es auch noch so belastet oder »verhaltensauffällig«, zu seinem Überleben getan hat, was es dazu tun konnte. Dadurch relativiert sich die Frage nach Schuldigen. In der Systemtheorie erfahren Paare und Familien grundsätzlich Achtung und Respekt für ihre Selbstorganisation und ihre Autonomie. Das Reframing (positive Beschreibung oder Bewertung derer, die im System sonst negativ beschrieben oder bewertet werden) kann Einzelne oder das ganze System entlasten. Wenn Therapeuten nicht nur eine Einzelperson, sondern das ganze System, nicht nur die »Individualseele«, sondern auch die »Systemseele« im Auge haben, besteht weniger die Gefahr, dass es dem einen schlechtergeht, weil es dem anderen durch Einzeltherapie bessergeht.

5.3 Gesundheitsökonomischer Nutzen des Systemansatzes

Hier geht es v. a. um die Kosteneffektivität der systemischen Therapie. Aus den USA liegen Studien vor, die die hohe Effektivität der Systemtherapie nachweisen (vgl. zusammenfassend Crane 2007). Die dabei gewonnenen Ergebnisse zeigen, dass familientherapeutische Maßnahmen die Häufigkeit von Arztbesuchen signifikant reduzieren. Besonders eindrucksvoll sind die Ergebnisse einer Analyse der Gesamtkrankenkosten, die für die Betreuung »verhaltensgestörter« Jugendlicher in den USA anfielen. Für 3753 »betreute« Jugendliche zeigte sich: Die durchschnittlichen Krankheitskosten für Jugendliche ohne Familientherapie beliefen sich auf 16 260 Dollar in einem Zeitraum von 2,5 Jahren. Für Jugendliche mit Familientherapie in den Räumen des Therapeuten wurden 11 116 Dollar in einem Zeitraum von 2,5 Jahren benötigt. Handelte es sich um »aufsuchende« Familientherapie, sank der Betrag auf 1622 Dollar (90 Prozent weniger als bei Jugendlichen ohne Familientherapie)!

In einer anderen Studie wurde bei der Behandlung von Schizophrenen ermittelt, dass jede einzelne Familientherapiesitzung 586 Dollar an sonst insgesamt aufzubringenden Gesundheitskosten »einspart«. Eigene Untersuchungen der *CIGNA* (einer nationalen Krankenversicherungsgesellschaft in den USA mit 9 Millionen Versicherten) ergaben ca. 38 Prozent weniger Psychotherapiestunden bei Patienten, die familientherapeutisch behandelt wurden, im Vergleich zu solchen, die ausschließlich Einzeltherapie erhielten. Dieses Ergebnis entspricht dem Ergebnis einer Studie aus dem Bereich der psychiatrischen Versorgung. Sie hatte ergeben, dass sich die Anzahl der Gesamtbehandlungsstunden reduziert, wenn der Partner oder die Familie in die Therapie einbezogen worden war (Hafner et al. 1983). Man kann solche Daten nicht ohne Weiteres auf andere Länder übertragen und muss sich vor einfachen kausalen Schlussfolgerungen hüten. Man darf sie aber als Hinweise auf den Nutzen sehen, den eine Gesellschaft vom systemischen Ansatz hat.

Versorgungsrelevanz des systemischen Ansatzes

Systemische Therapie ist in fast allen europäischen Ländern verbreitet. Der systemische Ansatz wird von ca. einem Viertel bis Drittel der in Deutschland approbierten Kinder- und Jugendlichenpsychotherapeuten, die in Institutionen arbeiten, bei ihren Behandlungen verwendet (Schweitzer et al. 2007, S. 14). 14 Prozent der niedergelassenen und kassenzugelassenen Therapeuten haben eine systemische Ausbildung. 24,5 Prozent geben an, dass der systemische Ansatz für ihre Arbeit hohen Nutzen hat; 41 Prozent bejahen, dass er auch ihre therapeutische Identität präge (Schindler u. von Schlippe 2006). 60 Prozent der Mitarbeiter von Beratungsstellen haben eine systemische Zusatzqualifikation. Im stationären Bereich gehört die Familientherapie seit 1991 zum Regelangebot in kinder- und jugendpsychotherapeutischen Kliniken. 90 Prozent der Leiter solcher Einrichtungen geben an, dass Systemtherapie auch wirklich durchgeführt wird (Daten aus Schweitzer et al. 2007, S. 14). In Suchtkliniken und psychosomatischen Einrichtungen wird standardmäßig mit dem systemischen Ansatz gearbeitet. Das betrifft natürlich manchmal »nur« die Einbeziehung von Angehörigen (z. B. in »Partnerseminaren«), die auf der Basis anderer Therapieschulen erfolgt. Das betrifft aber auch die explizite Anwendung klassischer systemischer Verfahren wie der Aufstellungsarbeiten oder der systemisch-zirkulären Befragungen von Systemen mit daraus entstehenden Veränderungen.

6. Was Therapeuten brauchen: Eigentherapie, Selbsterfahrung und Selbstreflexion aus systemtheoretischer Sicht

6.1 Traditionelle Selbsterfahrungskonzepte

Selbsterfahrung oder Eigentherapie ist Bestandteil der Ausbildung in allen Schulen. Als Gründe werden angeführt:

- Therapeuten hätten einen psychisch belastenden Beruf und benötigten das zur eigenen Psychohygiene.
- Patienten könnten sich nur dann gut im Kontakt zu ihren Therapeuten entwickeln, wenn es diesen selbst einigermaßen gut gehe.
- Therapeuten könnten auf Dauer nur dann mit Energie, Kraft und konzeptueller Klarheit gute Therapien durchführen, wenn ihre Energien nicht durch eigene Belastungen oder Probleme gebunden seien. Mehr als in vielen anderen Berufen würden bei Psychotherapeuten nämlich persönliche Probleme mit professioneller Effizienz interferieren.

Aus systemischer Sicht kann dem zugestimmt werden. Bei der Antwort, was deshalb zu tun sei, kommen Systemtheorie und Konstruktivismus dann aber zu einigen anderen Schlussfolgerungen über Selbsterfahrung und Eigentherapie als andere Therapietheorien. Das liegt daran, dass die Systemtheorie Psychotherapie als ein eigenes autopoietisches System versteht, für das die Person des Therapeuten »nur« Umwelt ist. Mit Hilfe der Abbildung 20 über das Therapiesystem soll das erläutert werden. Sie stellt konzeptuell die herkömmliche Sicht dar.

<table>
<tr><td>Der Therapeut</td><td>• verändert durch eine Intervention</td><td>• einen Patienten</td></tr>
<tr><td colspan="3" align="center">Das Therapiesystem</td></tr>
</table>

Abb. 20: Die klassische Sicht auf das Therapiesystem: Trennung von Therapeut, Intervention, Patient

Aus diesem einleuchtenden Modell kann man für Selbsterfahrung und Eigentherapie folgern:

- Die Person des Therapeuten ist Bestandteil der Therapie. Die Therapie soll nicht dadurch gestört werden, dass dieser prominente Teil des Therapiesystems eigene ungelöste Probleme hereinbringt. Er kann und soll prüfen, ob solche vorliegen, und, wenn ja, sich davon freimachen. Das hat nun aber einen nicht unproblematischen Umkehrschluss: Wenn es Störungen im Therapiesystem gibt, könnte daraus auf Störungen im Therapeuten geschlossen werden. Zur Klärung solcher eventueller Störungen bei sich selber benötigen Therapeuten Eigentherapie (psychoanalytische Sichtweise) oder eine personenorientierte Selbsterfahrung (verhaltenstherapeutische Sicht, vgl. Hippler u. Görlitz 2001; Lieb et al. 1998).
- Therapeuten sollen herausfinden, auf welche Art von Patienten sie ablehnend, mit Stress oder anderen Varianten der Gegenübertragung reagieren.
- Therapeuten sollen gut für sich sorgen, und wenn sie das nicht können, soll ihnen eine ressourcenorientierte Selbsterfahrung oder Eigentherapie dabei helfen.

Auch wenn systemtheoretisch diesen Zielen wieder zugestimmt werden könnte, enthalten sie zwei Probleme:

- Wenn ein Therapeut in Eigentherapie oder Selbsterfahrung angibt, er habe keinerlei Probleme, und wenn Selbsterfahrungsleiter unter Selbsterfahrung die Bearbeitung von Eigenproblemen von Therapeuten verstehen, gibt es zwei Arten von Problemen: Wenn Ersteres stimmt, ist Selbsterfahrung überflüssig, und man müsste den nicht unproblematischen Weg gehen, ihn von diesem Ausbildungsbaustein freizustellen. Oder man nimmt an, diese Behauptung sei selbst ein Problem, und hat nun das Problem, den Teilnehmer davon überzeugen zu müssen. Selbsterfahrungsleiter in Verhaltenstherapieausbildungen kommen, wenn sie diesem Ansatz folgen, mit dieser Sorte Teilnehmer in eine schwierige Beziehung. Der Selbsterfahrungsleiter ist dann nämlich vom Einbringen von Problemen durch die Teilnehmer abhängig. Das macht die Beziehung zwischen beiden schwierig, wenn Teilnehmer wirklich kein eigenes Problem haben oder ein solches nicht vor anderen oder nicht vor diesem Leiter artikulieren wollen oder können. Bei dieser Art von Problemen in der Selbsterfahrung handelt es sich aus systemischer Sicht um Probleme, die sich ausschließlich aus dem klassischen Selbsterfahrungskonzept ergeben und die man nicht hätte, würde man ein anderes Modell verwenden.

- Aus diesem Modell kann abgeleitet werden und wird gelegentlich auch abgeleitet, dass man nach einer bestimmten Anzahl von eigentherapeutischen Sitzungen oder von Selbsterfahrungsstunden diesen Teil der Ausbildung »abgeschlossen« hat und danach keiner nennenswerten Selbstreflexion mehr bedarf. Das ist eine aus systemtheoretischer Sicht problematische Annahme.

6.2 Lösungen für Probleme, die sich aus dem traditionellen Selbsterfahrungskonzept ergeben

6.2.1 Lösung I: Selbsterfahrung als Selbstanwendung therapeutischer Methoden

Um diesen Problemen zu entgehen, kann man im Bereich der Selbsterfahrung die Lösung wählen, Selbsterfahrung mit der Anwendung therapieschulenspezifischer Methoden an sich selbst gleichzusetzen. Dazu müssen Teilnehmer keine echten oder wirklich belastende Probleme haben. Selbsterfahrung bedeutet dann, dass angehende Verhaltenstherapeuten Angstexposition, kognitive Disputation, Verhaltensverträge usw. an oder mit sich selbst durchführen oder durchführen lassen. Sie erfahren dabei, wie das auf Patienten wirkt. Umgekehrt erstellen angehende Systemtherapeuten dann Genogramme, untersuchen selbst oder lassen von anderen ihre Beziehungen untersuchen mit der Lupe systemischer Beziehungsdiagnosen und Fragetechniken. Diese Selbsterfahrungsansätze sind ausgesprochen positiv für die Therapeutenausbildung. Gelegentlich wird Selbsterfahrung ausschließlich in dieser Weise definiert.

Diese Lösung birgt allerdings die Gefahr, dass Selbsterfahrung oberflächlich bis trival wird, wenn die Therapiemethoden auf kaum belastende, banale oder für das Leben der Therapeuten unwichtige Themen oder Verhaltensweisen angewandt werden. Mit ihren wirklich tieferen Nöten mit sich, ihrem Beruf oder mit Patienten bleiben junge Therapeuten dann alleine. Diese Nöte können sie aber möglicherweise nur schwer ansprechen, wenn das im oben genannten klassischen Modell bedeuten würde, dass sie nun ein Problem hätten oder – noch schlimmer – selbst das Problem wären.

6.2.2 Lösung II: Selbstreflexion des Systems – Unterscheidung zwischen System und Umwelt

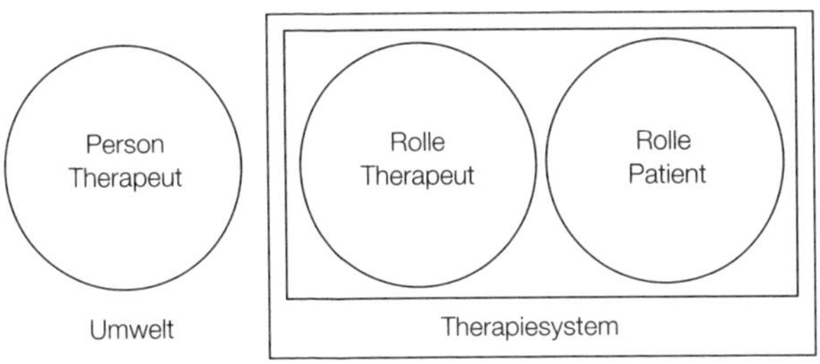

Abb. 21: Systemtheoretische Sicht auf das Therapiesystem: Personen als Umwelt

Abbildung 21 stellt die systemtheoretische Sicht auf das Therapiesystem dar. Dieses besteht ausschließlich aus dem, was Therapeuten und Patienten darin tun, und aus den Rollen, in welchen sie das tun. Als Personen gehören sie nicht dazu: weder die Autopoiese ihrer Psyche noch die ihres Körpers. Das führt zu ganz anderen Schlussfolgerungen hinsichtlich Inhalt und Verlauf therapeutischer Selbsterfahrungen. Sie stehen den oben genannten Gründen und Zielen für Selbsterfahrung und Eigentherapie nicht entgegen.

Ihr Ausgangspunkt ist nicht mehr, dass die Person des Therapeuten eine Intervention anwendet und dazu von Eigenbelastungen frei sein sollte. Sie geht vielmehr davon aus, dass im System Therapie kein Element einseitig die Kontrolle hat und dass die wesentlichen Elemente des Systems Therapie das *Verhalten* des Therapeuten und das *Verhalten* des Patienten sind. Was üblich und nicht üblich ist, ist strukturell durch Rollen vorgegeben. Dazu gibt es für beide Seiten gesellschaftlich vorgegebene Regeln, die normalerweise eingehalten werden. Z. B. fragt der Patient den Therapeuten nicht genauer nach dessen Befinden und belegt das dann mit einer Diagnose. Das Therapiesystem hat also allgemeine und je nach Therapeut oder Therapeut-Patient-Interaktion einige spezifische Regeln, Interaktionsmuster und Tabus. Selbsterfahrung aus systemischer Sicht bedeutet dann vor allem zu untersuchen, a) ob der Therapeut diese Regeln hinreichend kennt, b) welchen er in seinen Therapien bewusst oder unbewusst folgt oder welchen er nicht folgt und, vor allem, c) welchen Regeln und Mustern im Therapiesystem gefolgt wird, wenn dort Störungen auftreten. Besonders Letzteres ist aus dieser Sicht Ausgangspunkt relevanter Selbsterfahrungen. Die »Produktion« von Störungen oder Stagnationen im Therapiesystem ist aus dieser Sicht nicht Folge von Problemen oder gar Störungen in der Umwelt dieses Systems, nämlich in der Person des Therapeuten oder des Patienten, sondern sie ist der im Therapiesystem zu erwartende Normalfall. Wenn ein Therapeut die Sprache der personalen Problemzuschreibung für sich verwendet (»Ich habe ein Problem, ich bin das Problem, das Problem liegt in mir«), kann der Selbsterfahrungsleiter daran problemlos kommunikativ anschließen. Er muss diese Perspektive aber nicht zur Bedingung oder zum Ausgangpunkt von Selbsterfahrung machen.

Eine weitere Konsequenz ist, dass alle Themen und Aspekte der Person des Therapeuten, die mit dem System »Therapie« nicht interagieren, nicht zur therapeutischen Selbsterfahrung gehören. Will ein Teilnehmer »persönliche Probleme« bearbeiten, kann das in der Selbsterfahrung aufgegriffen und bearbeitet werden. Das tut auch aus systemtheoretischer Sicht dem Therapiesystem gut: Wenn es der Umwelt eines Systems gut geht, nutzt das auch dem System selbst – wenn es dem Therapeuten gut geht, profitiert auch das Therapiesystem davon. Das eine ist aber keine Bedingung für das andere. Das Einbringen persönlicher Probleme ist dann jedoch ein rein fakultativer Bereich therapeutischer Selbsterfahrung.

Ein obligatorischer Ausgangspunkt, der nun allerdings für jeden Therapeuten gilt, ist die Frage, *wie* die Person des Therapeuten als Umwelt das System »Therapie« durch sein Tun und durch sein Unterlassen prägt. Man kann als Umwelt eines Systems nämlich nicht nicht zu dessen Geschehen beitragen. Es geht also nicht um das Ob und nicht um »problematisch oder nichtproblematisch«, sondern nur um das Wie. Die Untersuchung dieser Frage kann im Einzelfall bestimmter Therapien banal sein. Dann sollte man ihr nicht weiter nachgehen. Sie ist aber nicht banal, wenn sie untersucht, wie die Person des Therapeuten als Umwelt es ermöglicht (Achtung: nicht »verursacht«), dass im Therapiesystem Symptome, Störungen oder Stagnationen auftreten. Und man kann umgekehrt untersuchen, wie bestimmte Ereignisse im Therapiesystem sich auf die Person des Therapeuten als seine Umwelt auswirken. Auch das ist keine Frage des Ob, sondern nur des Wie. Für die Untersuchung der Beziehung System/Umwelt können hier alle jene Fragen angewandt werden, die in Abschnitt 3.2.8 zur Analyse der System-Umwelt-Beziehung beschrieben worden sind.

Mit dieser systemtheoretischen Konzeption von Selbsterfahrung wird zum einen der zu respektierende Intimitätsraum der Person des Therapeuten in Selbsterfahrungsprozessen größer. Es wachsen zum anderen aber auch die professionellen Ansprüche an Selbsterfahrung als Teil der therapeutischen Profession. Sie sind im Grunde nie »erledigt«, weil potenziell permanent vorhanden, solange man diesen Beruf ausübt. Es gibt also keine »abgeschlossene« Selbsterfahrung. Sie endet, wenn der Beruf der therapeutischen Tätigkeit endet, und nicht früher. Solange Therapien stattfinden und daher notgedrungen die Person des Therapeuten und das Therapiesystem als Systeme aneinanderkoppeln bzw. füreinander Umwelten sind, »gibt es potenziell etwas zu reflektieren«. Das ist dann eine permanente Möglichkeit, aber nach Ausbildungen keine permanente Notwendigkeit mehr.

6.3 Selbsterfahrung und Selbstreflexion

6.3.1 Die Selbsterfahrungsgruppe: Das Thema des einen ist immer auch das Thema der anderen

Die systemtheoretische Sicht hat für den Gruppenprozess in Selbsterfahrungen eine sehr nützliche Seite. Wenn es nicht um das Ob, sondern nur um das Wie geht, betrifft ein von einem Teilnehmer bearbeitetes Thema immer auch die Frage, wie andere damit umgehen. Die in Selbsterfahrungsgruppen erörterten Themen sind dann keine Einzelthemen. Der Teilnehmer, der einen für ihn relevanten Aspekt anspricht (z. B. seine Not in einer bestimmten Therapiesituation oder mit einem bestimmten Patienten), tut das aus systemtherapeutischer Sicht auch für alle anderen. Wenn z. B. ein junger Kollege Schwierigkeiten mit Patientenäußerungen hat, die ihn als Therapeuten entwerten, kann man alle fragen, wie sie mit Entwertungen umgehen. Wer sich nie entwertet fühlt, kann herausfinden, wie er das schafft, und seine Erfahrung anderen zur Verfügung stellen. Wer sich entwertet fühlt, zeigt damit nicht ein persönliches Problem. Er zeigt nur, auf welche Merkmale therapeutischen Geschehens er hier reagiert. Man kann dann andere fragen, auf welche Prozessmerkmale therapeutischen Geschehens sie besonders reagieren.

6.3.2 Selbsterfahrung ist keine Therapie: Die Bedeutung des Kontextes für Selbsterfahrung

Wenn Selbsterfahrung Teil curricularer Ausbildungsgänge ist, die mit Zertifikaten und mit institutionellen oder staatlichen Prüfungen enden, hat dieser Kontext grundsätzlich Einfluss auf das, was in den Gruppen geschieht. Auch hier geht es nicht darum, ob das geschieht, sondern wie. Es empfiehlt sich, dieses Wie gelegentlich und vor allem dann zu untersuchen, wenn es im Selbsterfahrungssystem selbst Symptome, Verstrickungen, Lähmungen gibt. Die Frage ist dann nicht, ob das mit solchen Kontextfaktoren zusammenhängt, sondern wie diese hier mitwirken. Vor allem empfiehlt es sich, weder das Ob noch das Wie selbst zu problematisieren. Das wäre der Fall, wenn man annähme, man müsste das Hereinwirken solcher äußeren Faktoren auf den Selbsterfahrungsprozess irgendwie ausschalten und innerhalb der Selbsterfahrung davon unabhängige Beziehungen herstellen.

Auch wenn es Prozessähnlichkeiten zwischen professioneller Selbsterfahrung auf der einen und Therapie von Patienten auf der anderen Seite gibt, handelt es sich aus systemischer Sicht um zwei verschiedene Systeme. Wer Selbsterfahrung konzeptuell als Therapie anlegt, macht aus systemischer Sicht den Fehler, aus der Ähnlichkeit von Prozessmerkmalen zwischen zwei Systemen auf ihre Gleichheit zu schließen. Eine Folge davon, Selbsterfahrung mit Therapie gleichzusetzen, wäre es, zu verkennen, dass es in therapeutischer Selbsterfahrung professionelle Ansprüche an die Teilnehmer gibt, was in Therapien nicht der Fall ist. Selbsterfahrungsleiter erheben in dieser Rolle Reflexionsansprüche an Auszubildende. Das tun sie im Namen des Ausbildungszieles, für Patienten nützlich tätige Behandler hervorzubringen. Derlei Ansprüche können Therapeuten an ihre Patienten nicht oder nur im Fall von Fremdgefährdung haben. Zum Kontextraum therapeutischer Selbsterfahrung gehören Patienten, die therapeutische Professionalität von denen erwarten, die eine Ausbildung durchlaufen haben. Daraus leiten sich Selbstreflexionsansprüche an Therapeuten ab, die nun ihrerseits klären können und müssen, wie sie auf diese Erwartungen an ihre Professionalität reagieren und ob bzw. wie sie ihnen entsprechen können. Das gilt nicht für Therapeuten im Umgang mit Patienten: Solange Patienten keine ethischen oder anderen Gesetze verletzen, kann ein Therapeut eigentlich keine Erwartungen an sie richten, die nicht irgendwie mit den persönlichen Therapiezielen der Patienten selbst zu tun haben.

6.3.3 Von der Unendlichkeit in Selbsterfahrung bearbeitbarer Themen und der Notwendigkeit einer Auswahl

Da die Person des Therapeuten als Umwelt des Systems »Therapie« nicht *nicht* auf dieses System und umgekehrt das Therapiesystem nicht *nicht* auf die Person des Therapeuten als seine Umwelt reagieren kann, kann die Reflexion dieser Beziehung an jeder beliebigen Stelle mit den Fragen beginnen: »Wie reagiert die Person gerade auf die Therapiesituation? Wie beeinflusst diese Reaktion gerade das Geschehen im Therapiesystem? Wie reagiert das Therapiesystem gerade auf die Person des Therapeuten? Usw.« Diese Fragen sind permanent möglich und können jederzeit zu weiter gehenden Fragen führen. Man muss also auswählen: »Wann fängt man an, und wann hört man auf? Wonach fragt man und wonach nicht? Kommt bei Reflexion etwas Nützliches heraus oder nicht? Schadet Nichtreflexion dem Therapiesystem oder nicht?«

Auch wenn sich der Begriff Selbsterfahrung etabliert hat, passt der Betriff der Selbstreflexion aus systemischer Sicht besser. Der Begriff der Selbsterfahrung richtet die Aufmerksamkeit zu sehr auf den Therapeuten und sein »Selbst«. Er suggeriert, dass es Individuen seien, die Erfahrungen machen, und ignoriert, dass Erfahrung das Produkt sozialer Interaktionen ist. Vor allem aber kann man in diesem Begriff jenen Teil der Selbstreflexion nicht unterbringen, bei dem *ein System sich selbst reflektiert und nicht eine Person.* Wenn ein Teilnehmer mit anderen zusammen sich das ansieht, was in seinen Therapien geschieht, reflektiert er über ein System und nicht über ein »Selbst«. Wenn eine Selbsterfahrungsgruppe zusammen mit dem Leiter erwägt, welchen Einfluss Kontextfaktoren auf dieses Selbsterfahrungssystem haben, welchen Einfluss dieses System auf die Person der Teilnehmer hat oder wie es umgekehrt von diesen geprägt wird, ist das systemtheoretisch die Selbstreflexion eines ganzen Systems. Und schließlich verleitet der Begriff der Selbsterfahrung thematisch dazu, nach Problemen dieses Selbst zu fragen, und man hat dann ein Problem, wenn das Selbst kein Problem hat. Deshalb empfiehlt sich systemtheoretisch der Begriff der *Selbstreflexion von Personen oder Systemen,* auch wenn dieser holprig und in der Alltagssprache und in Fachkreisen weniger vertraut ist.

6.3.4 Das Themenspektrum der Selbstreflexion

Nachfolgende Liste enthält potenzielle Themen, mit denen solche Selbstreflexionen von Personen oder Systemen begonnen werden könnten.

- Wie geht es der Person des Therapeuten als Umwelt des Systems »Therapie« bei besonderen Ereignissen in diesem System? Bei welchen Ereignissen in diesem System geht es ihr besonders gut, bei welchen schlecht? Worauf richtet sie ihre Aufmerksamkeit, wenn sie den einen, und worauf, wenn sie den anderen Zustand erzeugt? Mit welchem Verhalten geht das einher – wie beeinflusst das das Therapiesystem?
- Welche Regeln oder Denkweisen aus anderen Systemen bringt die Person des Therapeuten in die Rolle des Therapeuten mit, die dafür besonders hilfreich sind oder die deren Arbeit erschweren? Als Ausgangspunkt für solche Reflexionen empfehlen sich »Symptome im System ›Therapie‹« – mit den dazu dann zu erforschenden Fragen: Wie wird das Symptom im System »Therapie« in Koproduktion von Therapeut und Patient erzeugt? Wie reagiert die Person des Therapeuten auf Symptome im System »Therapie«?
- Welche Rolle spielt der institutionelle Kontext, in dem der Therapeut arbeitet: Arbeitsplatz, Therapieschule, Ausbildungsinstitut usw.? Welche Einflüsse hat dieser auf die Therapie? Welche auf die Person des Therapeuten? Wie verhält sich diese zu diesen Kontexten? Welche Rolle spielen diese Kontexte eventuell in der aktuellen Selbsterfahrung?
- Was braucht die Person des Therapeuten von wem, um potenziellen Leistungsdruck im Therapiesystem zu reduzieren und mit mehr Freude und Kreativität mit dem System »Therapie« zu interagieren?
- Was braucht der Therapeut an Abwehrkräften oder Filtern, damit seine Person als Umwelt des Systems »Therapie« von diesem nicht auf ungute Weise »infiziert« wird? Das ist eine beson-

ders wichtige Frage, wenn man bedenkt, wie hoch die Selbstmordrate von Psychotherapeuten ist (siehe Hoffmann u. Hoffmann 2008).

Die Beantwortung solcher Fragen führt in der Regel rasch zu zentralen privaten oder beruflichen Fragen der Therapeuten nach ihren früheren und jetzigen Erfahrungen in Systemen. Oft wird bei der Erörterung dieser Themen deutlich, ob und warum ihre Beantwortung in einem Selbsterfahrungssystem sinnvoll und möglich ist oder ob und warum das redundant oder schädlich ist. Wo auch immer der einzelne Therapeut, der Selbsterfahrungsleiter oder die Selbsterfahrungsgruppe dann »landen«: Das ist aus systemtheoretischer Sicht nie Ausdruck eines »mangelhaft gelösten Problems« – schon gar nicht des Problems einer einzelnen Person. Es ist immer nur die Art, wie Personen und Systeme aufeinander reagieren. Es gibt hier prinzipiell keine »Grenze«, die festlegen würde, worüber bei solchen reflexiven Vorgängen gesprochen werden darf und worüber nicht. Es handelt sich immer um eine begründbare und deshalb richtige Auswahl, weil es keine falsche gibt. Man sollte bei dieser Auswahl das Recht jedes Teilnehmers auf seine Intimitätsgrenze achten. Fragen, die sich nicht aus dem Themenspektrum des Systems »Therapie« selbst ergeben, sondern aus einer ganz anderen Perspektive, gehören nicht zur Selbsterfahrung. Die Art und Weise beispielsweise, wie eine Therapeutin oder ein Therapeut spricht, sich kleidet oder in ihren Privaträumen lebt, gehört nicht zum Themenspektrum von Selbsterfahrung, wenn sie für das Verhalten in der Rolle im Therapiesystem gegenüber Patienten irrelevant ist.

Danksagung

Ich danke meinen verhaltenstherapeutischen Wurzeln: dem Team der Psychosomatischen Fachklinik Windach am Ammersee unter Leitung von Dr. Dieter Schwarz; dem Team der Fachklinik Furth im Wald unter der damaligen Leitung von Ralf Schneider; der AHG (Allgemeine Hospitalgesellschaft) und der Psychosomatischen Fachklinik Bad Dürkheim unter der damaligen Leitung von Dr. Jochen Sturm und Dr. Norbert Mark; dem IFKV (Institut für Fort- und Weiterbildung in Klinischer Verhaltenstherapie) mit seinen Mitbegründern Dr. Jochen Sturm, Dr. Peter Kosarz und Jochen Weidhaas.

Ich danke meinen systemischen Wurzeln: Dem IFW (Institut für Systemische Ausbildung und Entwicklung Weinheim), meiner Lehrtherapeutin Ursula Tröscher-Hüfner und den lehrtherapeutischen Kollegen des Institutes. Mein besonderer Dank gilt Herrn Prof. Dr. Hans Reinecker von der Universität Bamberg, dem Doktorvater meiner Dissertation zur Begegnung von Verhaltenstherapie und Systemtherapie.

Speziell danken möchte ich Martina Bohrmann und Ute Stöhr, die in engagierten Tag- und Nachtschichten die Fertigstellung des Buches möglich gemacht haben.

Literatur

Anderson, H. u. H. Goolishian (1990): Menschliche Systeme als sprachliche Systeme. *Familiendynamik* 15 (3): 212–243.

Asay, T. P. u. M. J. Lambert (2001): Empirische Argumente für die allen Therapien gemeinsamen Faktoren: Quantitative Ergebnisse. In: M. A. Hubble, B. L. Duncan u. S. D. Miller (Hrsg.): So wirkt Psychotherapie. Empirische Ergebnisse und praktische Folgerungen. Dortmund (Modernes Lernen).

Bateson, G. (1979): Geist und Natur. Eine notwendige Einheit. Frankfurt a. M. (Suhrkamp).

Bateson, G. (1985): Ökologie des Geistes. Frankfurt a. M. (Suhrkamp).

Bateson, G., D. D. Jackson, J. Haley a. Weakland (1956): Towards a theory of schizophrenia. *Behavioral Science* 1: 215–246.

Bauer, J. (2008): Warum ich fühle, was du fühlst: Intuitive Kommunikation und das Geheimnis der Spiegelneurone. Berlin (Heyne).

Beck, A. (2007): Störungen der korrekten Informationsverarbeitung führen zu Stimmungsproblemen. (Interview von M. Linden.) *Verhaltenstherapie* 17: 195–196.

Bodenmann, G. (2004): Verhaltenstherapie mit Paaren. Ein modernes Handbuch für die psychologische Beratung und Behandlung. Bern (Hans Huber).

Bowlby, J. (1988): A secure buse: Parents-child attachment and healthy human development. New York (Basic).

Cecchin, G. (1988): Zum gegenwärtigen Stand von Hypothetisieren, Zirkularität und Neutralität – Eine Einladung zur Neugier. *Familiendynamik* 13 (3): 190–203.

Clement, U. (2007): Guter Sex trotz Liebe. Wege aus der verkehrsberuhigten Zone. Berlin (Ullstein).

Crane, D. R. (2007): Effektivitätsstudien zu den Kosten von Familientherapie. *Psychotherapeutenjournal* 1: 20–24.

de Shazer, S. (1989): Der Dreh. Überraschende Wendungen und Lösungen in der Kurzzeittherapie. Heidelberg (Carl-Auer), 10. Aufl. 2008.

Fiedler, P. (1997): Therapieplanung in der modernen Verhaltenstherapie: Von der allgemeinen zur phänomen- und störungsspezifischen Behandlung. In: H. Reinecker u. P. Fiedler (Hrsg.): Therapieplanung in der modernen Verhaltenstherapie. Eine Kontroverse. Berlin (Papst), S. 1–27.

Foerster, H. von (1976): Gegenstände: Greifbare Symbole für (Eigen-)Verhalten. In: H. von Foerster (1985): Sicht und Einsicht. Versuche zu einer operativen Erkenntnistheorie. Heidelberg (Carl-Auer), Online-Ausgabe 2006, S. 207–216.

Foerster, H. von (1984): Erkenntnistheorie und Selbstorganisation. *Delphin* 4: 6–19.

Foerster, H. von (1988): Abbau und Aufbau. In: F. B. Simon (Hrsg.): Lebende Systeme. Berlin/Heidelberg (Springer).

Foerster, H. von u. M. Bröcker (2007): Teil der Welt. Fraktale einer Ethik – oder Heinz von Foersters Tanz mit der Welt. Heidelberg (Carl-Auer), 2., korr. Aufl.

Friesen, J. D. (1985): Structural-strategic marriage and family therapy. New York (Gardener).

Gadamer, H. G. (1990): Wahrheit und Methode. Grundzüge einer philosophischen Hermeneutik. Tübingen (Mohr).

Geertz, C. (1973): Dichte Beschreibung. Beiträge zum Verstehen kultureller Systeme. Frankfurt a. M. (Suhrkamp).

Gendlin, E. T. (1993): Die umfassende Rolle des Körpergefühls im Denken und Sprechen. *Deutsche Zeitschrift für Philosophie* 4: 693–706.

Gergen, K. J. (1985): Sozial ionstructionist inquiry: Context and implications. In: K. J. Gergen a. K. E. Davis (eds.): The sozial construction of the person. New York (Springer), 3–18.

Gergen, K. J. (1990): Die Konstruktion des Selbst im Zeitalter der Postmoderne. *Psychologische Rundschau* 41: 191–199.

Gergen, K. J. (1996): Das übersättigte Selbst. Identitätsprobleme im heutigen Leben. Heidelberg (Carl-Auer).

Gilligan, C. (1985): Die andere Stimme. Lebenskonflikte und Moral der Frau. München (Piper).

Gottman, J. (2002): Die 7 Geheimnisse der glücklichen Ehe. München (von Schröder).

Grabbe, M. (2001): Lieber das bekannte Unglück als ein unbekanntes Glück. Veränderungsprozesse in Familien und Organisationen. *Systhema* 15 (1): 5–16.

Grawe, K. (1998): Psychologische Therapie. Bern (Hogrefe).

Grawe, K. (2004): Neuropsychotherapie. Göttingen (Hogrefe).

Grawe, K., R. Donati u. F. Benauer (1994): Psychotherapie im Wandel. Von der Konfession zur Profession. Göttingen (Hogrefe).

Groeben, N. (1986): Handeln, Tun, Verhalten als Einheiten einer verstehend-erklärenden Psychologie. Berlin (Springer).

Grossmann, K. u. K. E. Grossmann (2004): Bindungen – das Gefüge psychischer Sicherheit. Stuttgart (Klett-Cotta).

Hafner, R. J., A. Badenoch, J. Fisher a. H. Swift (1983): Spouse-aided versus individual therapy in persisting psychiatric disorders: A systematic comparison. *Family Process* 22: 385–399.

Hahlweg, K. (1995): Einfluß interpersoneller Faktoren auf Verlauf und Therapie psychischer und somatischer Erkrankungen. *Verhaltenstherapie* 5 (1): 1–8.

Hahlweg, K. u. H. J. Markman (1988): Effectivenes of behavioral marital therapy: Empirical status of behavioral techniques inpreventing alleviating marital distress. *Journal of Consulting and Clinical Psychology* 56: 440–447.

Hahlweg, K., L. Schindler u. D. Revenstorf (1982): Partnerschaftsprobleme: Diagnose und Therapie. Springer (Berlin).

Haken, H. (1981): Erfolgsgeheimnisse der Natur. Synergetik: Die Lehre vom Zusammenwirken. Stuttgart (DVA).

Hand, I. (1986): Verhaltenstherapie und kognitive Therapie in der Psychiatrie. In: K. P. Kisker et al. (Hrsg.): Psychiatrie der Gegenwart. Berlin/Heidelberg/New York (Springer), S. 277–306.

Hand, I. (2002): Systemische Aspekte in der Verhaltenstherapie von Zwangsstörungen. In: W. Ecker (Hrsg.): Die Behandlung von Zwängen. Bern/Göttingen (Huber), S. 81–100.

Hand, I. (2008): Strategisch-systemische Aspekte der Verhaltenstherapie. Eine praxisbezogene Systematik in ihren historisch-autobiografischen Bezügen. Wien/New York (Springer).

Hautzinger, M. (Hrsg.) (2000): Kognitive Verhaltenstherapie bei psychischen Störungen. Weinheim (Beltz PVU), 3., vollst. überarb. u. erw. Aufl.

Hautzinger, M. (2003): Kognitive Verhaltenstherapie bei Depressionen. Weinheim (Beltz PVU).

Hayes, S., K. Strohsal u. K. Wilson (Hrsg.) (2004): Akzeptanz und Commitment-Therapie. München (ZIP).

Heekerens, H. P. (2002): Die funktionale Familientherapie. In: S. Sulz u. H. P. Heekerens (Hrsg.): Familien in Therapie. Grundlagen und Anwendung kognitiv-behavioraler Familientherapie. München (CIP), S. 159–184.

Heidenreich, T. u. F. Michalak (Hrsg.) (2004): Achtsamkeit und Akzeptanz in der Psychotherapie. Ein Handbuch. Tübingen (DGVT).

Herpertz, S. C., S. Caspar u. C. Mundt (Hrsg.) (2008): Störungsorientierte Psychotherapie. München (Urban und Fischer).

Hiller, W., E. Leibing, F. Leichsenring u. S. K. D. Sulz (2007): Lehrbuch der Psychotherapie. Bd. 3: Verhaltenstherapie. München (CIP).

Hippler, B. u. G. Görlitz (2001): Selbsterfahrung in der Gruppe. Personen- und patientenorientierte Übungen. Stuttgart (Klett-Cotta).

Hoffmann, N. u. B. Hofmann (2008): Psychotherapeuten: Schluss mit der Selbstüberforderung. *Psychologie Heute* 3: 70–74.

Holm-Hadulla, R., J. Kriz, H. Lieb, M. Broda u. W. Senf (2004): Ist Beziehung alles und ohne Beziehung alles nichts? *Psychotherapie im Dialog* 4: 321–334.

Honneth, A. (2005): Verdinglichung. Frankfurt a. M. (Suhrkamp).

Institut für Familientherapie in Weinheim (1995): Kommunikationsstile nach Satir. (Unveröffentl. Seminarunterlagen.)

Institut Systemische Therapie (2008): Ana Ex. Wie die Magersucht siegt und wie sie scheitert. [DVD (Film).] Heidelberg (Carl-Auer).

Jellouschek, H. (1999): Wie Partnerschaft gelingt. Spielregeln der Liebe. Freiburg (Herberg).

Jones, E. u. E. Asen (2002): Wenn Paare leiden. Wege aus der Depressionsfalle. Dortmund (Borgmann).

Joung, J. E., J. S. Klosko u. M. E. Weißhaar (2005): Schematherapie. Ein praxisorientiertes Handbuch. Paderborn (Junfermann).

Kanfer, F. H., H. Reinecker u. D. Schmelzer (1991): Selbstmanagementtherapie. Heidelberg (Springer).

Kanfer, F. H. a. B. K. Scheft (1988): Guiding the process of therapeutic change. Champaign, IL (Research).

Keupp, H. (1972): Der Krankheitsmythos in der Psychopathologie. München (Urban und Schwarzenberg).

Keupp, H. (1974): Modellvorstellungen psychischer Störungen: »Medizinisches Modell« und mögliche Alternativen. In: C. Kraiker (Hrsg.): Handbuch der Verhaltenstherapie. München (Kindler).

Keupp, H. (2007a): Und die im Dunkeln sieht man nicht: Von der alten und der neuen Armut und ihren psychosozialen Konsequenzen. *Verhaltenstherapie und psychosoziale Praxis* 39: 9–24.

Keupp, H. (2007b): Wege aus einer erschöpften Gesellschaft – Eine Empowerment-Perspektive. *Verhaltenstherapie und psychosoziale Praxis* 39 (3): 525–540.

Keupp, H. u. B. Röhrle (Hrsg.) (1987): Soziale Netzwerke. Frankfurt a. M. (Campus).

Kitchener, R. F. (1980): Ethical relativism, ethical naturalism, and behavior therapy. *Journal of Consulting and Clinical Psychology* 48 (1): 14–16.

Korzybski, A. (1933): Science and sanity. New York (International Non-Aristotelian Library), 5. ed. 1993.

Kuhn, T. (1967): Die Struktur wissenschaftlicher Revolutionen. Frankfurt a. M. (Suhrkamp).

Langlotz-Weis, M. (2003): Familienaufstellung in der Verhaltenstherapie – Erweiterung des Repertoires oder Modeerscheinung? *Verhaltenstherapie* 13: 299–302.

Leibetseder, M. u. K. V. Greimel (2007a): Verhaltensbeschreibung. In: W. Hiller (Hrsg.): Lehrbuch der Psychotherapie. Bd. 3: Verhaltenstherapie. München (CIP), S. 3–8.

Leibetseder, M. u. K. V. Greimel (2007b): Verhaltenserklärung. In: W. Hiller (Hrsg.): Lehrbuch der Psychotherapie. Bd. 3: Verhaltenstherapie. München (CIP), S. 9–18.

Lenz, G., G. Osterhold u. H. Ellebracht (2000): Erstarrte Beziehung – heilendes Chaos. Freiburg (Herder).

Lewinsohn, P. M. (1974): A behavioral approach to depression. In: R. J. Friedman a. M. M. Katz (eds.): The psychology of depression. New York (Wiley), pp. 157–186.

Lieb, H. (1991): Sind Verhaltenstherapeuten ethische Relativisten? Zur Rolle der Person in der Verhaltenstherapie. In: H. Lieb u. R. Lutz (Hrsg.): Verhaltenstherapie. Ihre Entwicklung – ihr Menschenbild. Göttingen (Hogrefe), S. 149–164.

Lieb, H. (1995): Verhaltenstherapie, Systemtheorie und die Kontrolle menschlichen Verhaltens. Ein Beitrag zur Paradigmendiskussion in der Psychotherapie. Regensburg (Roderer).

Lieb, H. (1997): Sinn statt Pathologie: Von der störungsorientierten zur personorientierten Verhaltenstherapie. In: H. Reinecker u. P. Fiedler (Hrsg.): Therapieplanung in der modernen Verhaltenstherapie. Eine Kontroverse. Lengerich (Pabst), S. 91–97.

Lieb, H. (1998a): Macht und Psychotherapie. [Audiokassette in der Reihe: P. Kosarz (Hrsg.): Verhaltenstherapie.] Heidelberg (Carl-Auer).

Lieb, H. (1998b): Selbsterfahrung für Psychotherapeuten. Konzepte, Praxis, Forschung. Göttingen (Hogrefe).

Lieb, H. (2002): Kausal – intentional – funktional: Formen wissenschaftlicher Erklärungen in der Verhaltenstherapie am Beispiel einer »Sozialphobie«. In: S. K. Sulz u. H. P. Heekerens (Hrsg.): Familien in Therapie. Grundlagen und Anwendung kognitiv-behavioraler Familientherapie. München (CIP), S. 107–126.

Lieb, H. (2006): Das Kriegsbeil begraben. In: S. Fliegel u. A. Kämmerer (Hrsg.): Psychotherapeutische Schätze. 101 bewährte Übungen und Methoden für die Praxis. Tübingen (DGVT).

Lieb, H. (2007): Systemtherapie trifft Verhaltenstherapie. Systemkompetenz meets Störungskompetenz in Theorie und Praxis. *Psychotherapie im Dialog* 8 (2): 177–187.

Lieb, H. (2009a): Kontextsensibilität – Eine erlernbare systemische Wirkvariable. (Unveröffentl. Manuskript.)

Lieb, H. (2009b): Persönlichkeitsstörung aus systemischer Sicht. *Familiendynamik* 34 (1): 60–72.

Lieb, H. (2009c): Teleologisch-funktionale Verhaltensanalyse: Der systemisch-interaktionelle Ansatz in Diagnose und Therapie. *Verhaltenstherapie und Verhaltensmedizin* 30 (1): 69–88.

Lieb, H. (2009d): Krisen: Herausforderung und Chance. Teil 1: Krisenbewältigung als schöpferischer Prozess. *Systhema* 1: 25–39.

Lieb, H. u. B. Brink (2009): Krisen: Herausforderung und Chance. Teil 2: Krisenbewältigungstypen: Merkmale und Therapie. *Systhema* 2: 151–165.

Lieb, H., E. Koppenhöfer, M. Langlotz-Weiss u. M. Weyrauch (1998): Selbsterfahrung im Institut für Fort- und Weiterbildung in klinischer Verhaltenstherapie: Konzept – Ziele – Praxis. In: H. Lieb (Hrsg.): Selbsterfahrung für Psychotherapeuten: Konzepte, Praxis, Forschung. Göttingen (Hogrefe), 109–136.

Lieb, H. u. A. von Pein (2009): Der kranke Gesunde. Stuttgart (Trias).

LPK (LandesPsychotherapeutenKammer) Rheinland-Pfalz (o. J.): Informationen über Psychotherapie: Kognitive Verhaltenstherapie. Verfügbar unter: http://www.lpk-rlp.de/web/fuer_patienten_informationen_verhaltenstherapie.php4 [16.6.2009].

Ludewig, K. (1988): Nutzen, Schönheit, Respekt – 3 Grundkategorien für die Evaluation von Therapien. *System Familie* 1: 103–114.

Ludewig, K. (1992): Systemische Therapie. Grundlagen klinischer Theorie und Praxis. Stuttgart (Klett).

Luhmann, N. (1975): Macht. Stuttgart (Klett-Cotta).

Luhmann, N. (1988): Wie ist Bewußtsein an Kommunikation beteiligt? In: H. Gumbrecht u. R. Pfeiffer (Hrsg.): Materialität der Kommunikation. Frankfurt a. M. (Suhrkamp), S. 884–905.

Luhmann, N. (2002): Einführung in die Systemtheorie. Heidelberg (Carl-Auer), 4. Aufl. 2008.

Luhmann, N. (2005): Was ist Kommunikation? In: N. Luhmann: Short Cuts. Frankfurt a. M. (Zweitausendeins).

Luhmann, N. (2006): Organisation und Entscheidung. Wiesbaden (Verlag für Sozialwissenschaften.)

Maturana, H. F. u. F. J. Varela (1970): Biologie der Kognition. In: H. F. Maturana (1982): Erkennen: Die Organisation und Verkörperung von Wirklichkeit. Braunschweig (Vieweg), S. 32–80.

Maturana, H. R. u. F. J. Varela (1985): Der Baum der Erkenntnis. München/Bern/Wien (Scherz).

McGoldrick, M. (2007): Wieder heimkommen. Auf Spurensuche in Familiengeschichten. Genogrammarbeit und Mehrgenerationen-Perspektive in der Familientherapie Heidelberg (Carl-Auer), 2. Aufl.

McGoldrick, M. u. R. Gerson (1990): Genogramme in der Familienberatung. Stuttgart (Huber).

McNamee, S. a. K. J. Gergen (1992): Therapy as social construction. London (Sage).

Minuchin, S. (1977): Familien und Familientherapie. Freiburg (Lambertus).

Minuchin, S., L. Rosman u. L. Baker (1981): Psychosomatische Krankheiten in der Familie. Stuttgart (Klett-Cotta).

Nardone, G. (1997): Systemische Kurztherapie bei Zwängen und Phobien. Bern (Hans Huber).

Nardone, G. (2003): Den Tiger reiten. Strategische Kurztherapie bei zwangsneurotischen Patienten. *Psychotherapie im Dialog* 4 (3): 247–249.

Papousek, M. (2001): Störungen des Säuglingsalters. In: G. Esser (Hrsg.): Lehrbuch der klinischen Psychologie und Psychotherapie des Kindes- und Jugendalters. Stuttgart (CIP).

Popper, K. (1935): Logik der Forschung. Tübingen (Mohr Siebeck).

Prigogine, I. u. I. Stengers (1980): Dialog mit der Natur. München (Piper).

Prior, M. (2002): MiniMax-Interventionen. 15 minimale Interventionen mit maximaler Wirkung. Heidelberg (Carl-Auer), 8. Aufl. 2009.

Reinecker, H. (1987): Grundlagen der Verhaltenstherapie. München (Psychologie Verlags Union.)

Rödel, G. (1990): Praxis der Genogrammarbeit. Dortmund (Borgmann).

Rogers, C. R. (1973): Die Entwicklung der Persönlichkeit. Stuttgart (Klett).

Santos-Dodt, M. d. B. (2008): Oberverwaltungsgericht Nordrhein-Westfalen bestätigt die wissenschaftliche Anerkanntheit der systemischen Therapie/Familientherapie. *Psychotherapeutenjournal* 4: 356.

Satir, V. (1990): Kommunikation, Selbstwert, Kongruenz. Paderborn (Junfermann).

Schiepek, G. (1991): Systemtheorie der Klinischen Psychologie. Braunschweig (Vieweg).

Schindler, H. u. A. von Schlippe (2006): Psychotherapeutische Ausbildungen und psychotherapeutische Praxiskassen zugelassener psychologischer PsychotherapeutInnen und Kinder- und JugendlichentherapeutInnen. *Psychotherapie im Dialog* (7): 334–337.

Schlippe, A. von, H. Molter u. N. Böhmer (1995): Zugänge zu familiären Wirklichkeiten. *Systhema* (Sonderheft 1).

Schlippe, A. von u. J. Schweitzer (1996): Lehrbuch der systemischen Therapie und Beratung. Göttingen (Vandenhoeck & Ruprecht).

Schlötter, P. (2005): Vertraute Sprache und ihre Entdeckung. Systemaufstellungen sind kein Zufallsprodukt – Der empirische Nachweis. Heidelberg (Carl-Auer), 2. Aufl.

Schorr, A. (1984): Die Verhaltenstherapie. Ihre Geschichte von den Anfängen bis zur Gegenwart. Weinheim (Beltz).

Schuhmacher, B. (2008a): Systemische Angsttherapie – in einer Sitzung. Teil I. *Familiendynamik* 33 (1): 16–33.

Schuhmacher, B. (2008b): Systemische Angsttherapie – in einer Sitzung. Teil II. *Familiendynamik* 33 (2): 177–193.

Schulte, D. (Hrsg.) (1991): Therapeutische Entscheidungen. Göttingen (Hogrefe).

Schuster, K. (1999): Abenteuer Verhaltenstherapie. Neue Erlebnisse mit sich und der Welt. München (Deutscher Taschenbuchverlag).

Schweitzer, J. u. A. von Schlippe (2007): Lehrbuch der systemischen Therapie und Beratung. Bd. 2: Das störungsspezifische Wissen. Göttingen (Vandenhoeck & Ruprecht).

Schweitzer, J., S. Beker, K. v. Sydow, R. Retzlaff (2007): Systemische Therapie/Familientherapie. *Psychotherapeutenjournal* 1: 4–17.

Schweitzer, J. u. B. Schumacher (1995): Die unendliche und die endliche Psychiatrie. Zur Dekonstruktion von Chronizität. Heidelberg (Carl-Auer).

Seligmann, M. E. P. (1975): Helplessness. On depression. San Francisco (Freeman). [Dt. (1992): Erlernte Hilflosigkeit. Weinheim (Psychologie Verlags Union).]

Selvini Palazzoli, M. (1982): Magersucht. Stuttgart (Klett).

Selvini Palazzoli, M., L. Boscolo, G. Ceccin u. G. Prato (1981): Hypothetisieren, Zirkularität, Neutralität: Drei Richtlinien für den Leiter der Sitzung. *Familiendynamik* 6 (2): 123–139.

Selvini Palazzoli, M. et al. (1983): Das Problem des Zuweisenden. *Zeitschrift für Systemische Therapie* 1 (3): 11–20.

Shadish, W. R., L. M. Montgomery, P. Wilson, I. Bright a. P. Okwumabua (1993): The effects of family and marital psychotherapies: A meter-analysis. *Journal of Consulting and Clinical Psychology* 59: 883–893.

Simon, F. B. (1995): Die andere Seite der Gesundheit. Ansätze einer systemischen Krankheits- und Therapietheorie. Heidelberg (Carl-Auer), 2. Aufl. 2001.

Simon, F. B. (2001): Tödliche Konflikte. Zur Selbstorganisation privater und öffentlicher Kriege. Heidelberg (Carl-Auer), 2., erw. u. korr. Aufl. 2004.

Simon, F. B. (2007): Einführung in die systemische Organisationstheorie. Heidelberg (Carl-Auer).

Simon, S. B. (2008): Einführung in Systemtheorie und Konstruktivismus. Heidelberg (Carl-Auer), 3. Aufl. 2008.

Simon, F. B. u. C. Rech-Simon (1999): Zirkuläres Fragen. Systemische Therapie in Fallbeispielen: Ein Lernbuch. Heidelberg (Carl-Auer), 8. Aufl. 2009.

Simon F. B., G. Weber, M. Stierlin, A. Retzer u. G. Schmidt (1989): Schizoaffektive Muster: Eine systemische Beschreibung. *Familiendynamik* (3): 190–213.

Skinner, B. F. (1953): Science and human behavior. New York (Macmillan). [Dt. (1973): Wissenschaft und menschliches Verhalten. München (Kindler).]

Skinner, B. F. (1963): Behaviorism at fifty. *Science* (140): 951– 958.

Sonntag, R. F. (2005): Akzeptanz- und Commitment-Therapie. Ein Beitrag zur dritten Welle der Verhaltenstherapie. *Psychotherapie* 10: 157–181.

Stavemann, H. H. (2008): KVT-Praxis: Strategien und Leitfäden für die kognitive Verhaltenstherapie. Weinheim (Beltz PVU).

Stierlin, H. (1984): Psychosomatische und schizophrene Familien: Wechselfälle der bezogenen Individuation. *Familiendynamik* 9 (3): 278–294.

Stierlin, H. (1988): Familie als Ort psychosomatischer Erkrankungen. *Familiendynamik* 13(4): 288–299.

Strotzka, H. (1975): Was ist Psychotherapie? In: H. Strotzka (Hrsg.): Psychotherapie: Grundlagen, Verfahren, Indikationen. München (Urban & Schwarzenberg), 3–6.

Sulz, S. K. D. u. H. P. Heekerens (Hrsg.) (2002): Familien in Therapie. Grundlagen und Anwendung kognitiv-behavioraler Familientherapie. München (ZIP).

Sydow, K. von, S. Beher, R. Retzlaff u. J. Schweitzer (2007): Die Wirksamkeit der systemischen Therapie/Familientherapie. Göttingen (Hogrefe).

Szapocznik, J. a. R. A. Williams (2000): Brief strategic family therapy: Twenty-five years of interplay among theory, research, and practice in adolescent behavior problems and drug abuse. *Clinical Child and Family Psychology Review* 3 (2): 117–134.

Tomm, K. (2001): Die Fragen des Beobachters. Schritte zu einer Kybernetik zweiter Ordnung in der systemischen Therapie. Heidelberg (Carl-Auer), 4. Aufl. 2004.

Trommel, M. J. van (1990): Die Person des Therapeuten als ein Interventionsinstrument. In: E. J. Brunner u. D. Greitemeyer (Hrsg.): Die Therapeutenpersönlichkeit. Wildberg (M. Bögner-Kaufmann), 179–183.

Trommel, M. J. van (1991): Das Selbst in der Systemtherapie. *Zeitschrift für systemische Therapie* 1: 43–52.

Varga von Kibéd, M. u. I. Sparrer (2000): Ganz im Gegenteil. Tetralemmaarbeit und andere Grundformen systemischer Strukturaufstellungen. Für Querdenker und solche, die es werden wollen. Heidelberg (Carl-Auer), 6., überarb. Aufl. 2009.

Walter, J. u. J. Peller (1994): Lösungsorientierte Kurztherapie. Ein Lehr- und Lernbuch. Dortmund (Modernes Lernen).

Watzlawick, P. (Hrsg.) (1981): Die erfundene Wirklichkeit. München (Piper).

Weber, G. (Hrsg.) (1993): Zweierlei Glück. Systemische Psychotherapie Bert Hellingers. Heidelberg (Carl-Auer), 15. Aufl. 2007.

Weber, G., G. Schmidt u. F. B. Simon (2005): Aufstellungsarbeit revisited ... nach Hellinger? Heidelberg (Carl-Auer).

Westmeyer, H. (1976): Verhaltenstherapie: Anwendung von Verhaltenstheorien oder kontrollierte Praxis? *Mitteilungen der GVT e. V.* (Sonderheft I).

White, M. (1992): Therapie als Dekonstruktion. In: J. Schweitzer, A. Retzer u. H. R. Fischer (Hrsg.): Systemische Praxis und Postmoderne. Frankfurt a. M. (Suhrkamp), 39–63.

Windelband, W. (1907): Geschichte und Naturwissenschaft. Tübingen (Mohr).

Wright, G. H. von (1991): Erklären und Verstehen. Königstein im Ts. (Athenäum).